品读生活┃优享人生

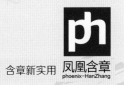

含章新实用　　凤凰含章
phoenix-HanZhang

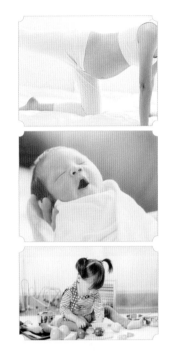

孕产育儿

百科一本通

刘子霞　主编

江苏凤凰科学技术出版社·南京

图书在版编目（CIP）数据

孕产育儿百科一本通 / 刘子霞主编 . — 南京 : 江
苏凤凰科学技术出版社 , 2019.6（2023.12 重印）
ISBN 978-7-5713-0222-1

Ⅰ.①孕… Ⅱ.①刘… Ⅲ.①妊娠期—妇幼保健—基
本知识②产褥期—妇幼保健—基本知识③婴幼儿—哺育—
基本知识 Ⅳ.① R715.3 ② TS976.31

中国版本图书馆 CIP 数据核字 (2019) 第 055498 号

孕产育儿百科一本通

主　　　　编	刘子霞
责 任 编 辑	陈　艺
责 任 校 对	仲　敏
责 任 监 制	方　晨

出 版 发 行	江苏凤凰科学技术出版社
出版社地址	南京市湖南路 1 号 A 楼，邮编：210009
出版社网址	http://www.pspress.cn
印　　　刷	天津丰富彩艺印刷有限公司

开　　　本	718 mm×1 000 mm　1/12
印　　　张	20
插　　　页	1
字　　　数	334 000
版　　　次	2019 年 6 月第 1 版
印　　　次	2023 年 12 月第 2 次印刷

标 准 书 号	ISBN 978-7-5713-0222-1
定　　　价	49.50 元

图书如有印装质量问题，可随时向我社印务部调换。

经历了漫长的孕育期，孕妇开始进入分娩期。新妈妈及其家人将会和小宝宝一起开启全新的人生。

宝宝的身体娇弱，特别是在 6 个月到 2 岁期间，身体的免疫力较低，如果照顾不好，很容易发热感冒。这些问题该如何解决？正是新妈妈和新爸爸需要学习的内容。

当然，在劳累的同时，你也会收获很多的快乐。看着可爱的小宝宝，你会下意识地傻笑，恨不得把全世界最好的东西捧到他面前，宝宝的健康成长也成为你最关心的问题。

为了帮助育龄父母更方便快捷地了解分娩育儿的常识，我们在育儿专家的指导下，综合近些年的研究成果，编纂了此书。我们精心地挑选了分娩育儿中最基本、最常见的知识进行详细讲解，内容简洁明了，开卷有益。

本书详细介绍了孕妈妈分娩和 0 ~ 2 岁宝宝的喂养、护理、早教开发等问题。在分娩部分，详细地阐述了孕妈妈分娩前和分娩后会遇到的各种问题，帮助产妇顺利分娩和保养身体；在育儿部分，详细地介绍了各个时间段宝宝的发育情况、应如何喂养、宝宝的智力开发、宝宝常见疾病的处理等，以指导家长科学喂养，为促进宝宝生理、心理、智能、体能各方面的全面发展打下良好的基础。

最后，祝每一对夫妇都拥有健康、可爱的宝宝，愿每一个宝宝在父母的细心呵护下都能快乐地成长！

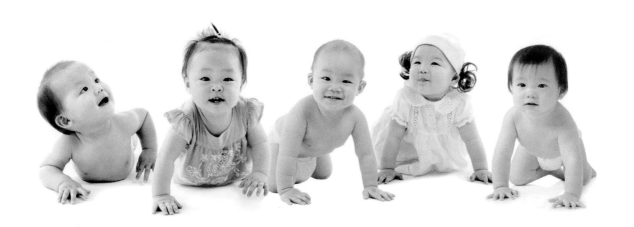

第一章　分娩

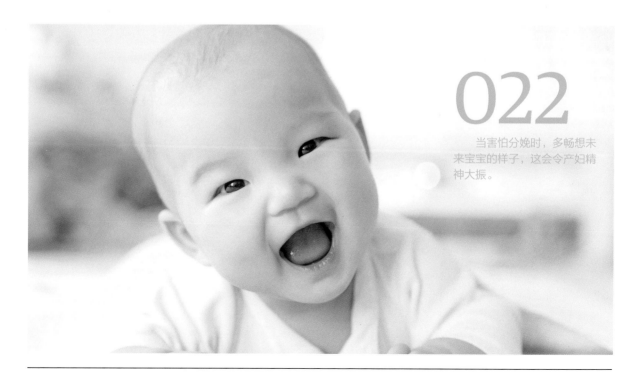

022

当害怕分娩时，多畅想未来宝宝的样子，这会令产妇精神大振。

第二章 产褥期保健

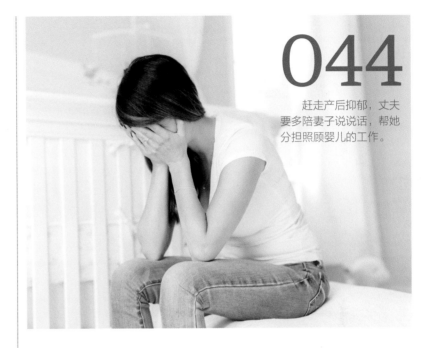

第三章　新生儿的护理

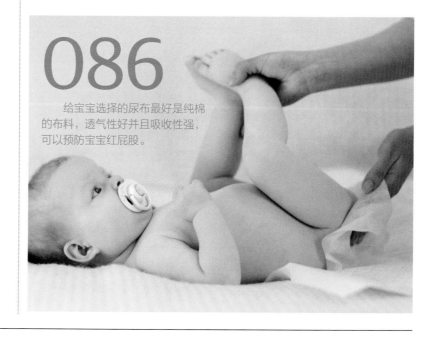

086

给宝宝选择的尿布最好是纯棉的布料，透气性好并且吸收性强，可以预防宝宝红屁股。

第四章 1~3个月宝宝的养育

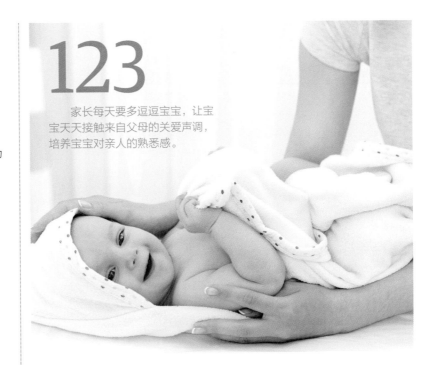

123
家长每天要多逗逗宝宝，让宝宝天天接触来自父母的关爱声调，培养宝宝对亲人的熟悉感。

第五章　4~6个月宝宝的养育

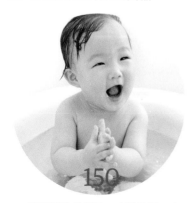

150

宝宝新陈代谢快，应勤洗澡，家长可鼓励用手轻轻拍水，让宝宝感到水中嬉戏很好玩。

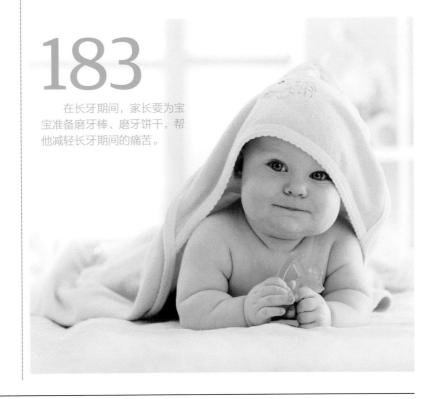

183

在长牙期间，家长要为宝宝准备磨牙棒、磨牙饼干，帮他减轻长牙期间的痛苦。

第七章　10～12个月宝宝的养育

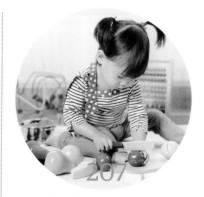

207

1周岁的宝宝还不懂得自己收拾玩具，家长要及时整理好，让宝宝明白玩具应该摆放整齐。

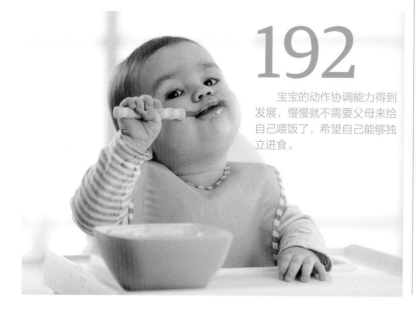

192

宝宝的动作协调能力得到发展，慢慢就不需要父母来给自己喂饭了，希望自己能够独立进食。

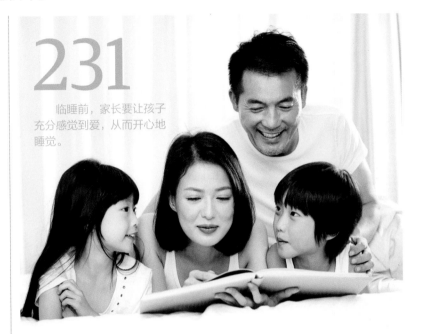

231

临睡前，家长要让孩子充分感觉到爱，从而开心地睡觉。

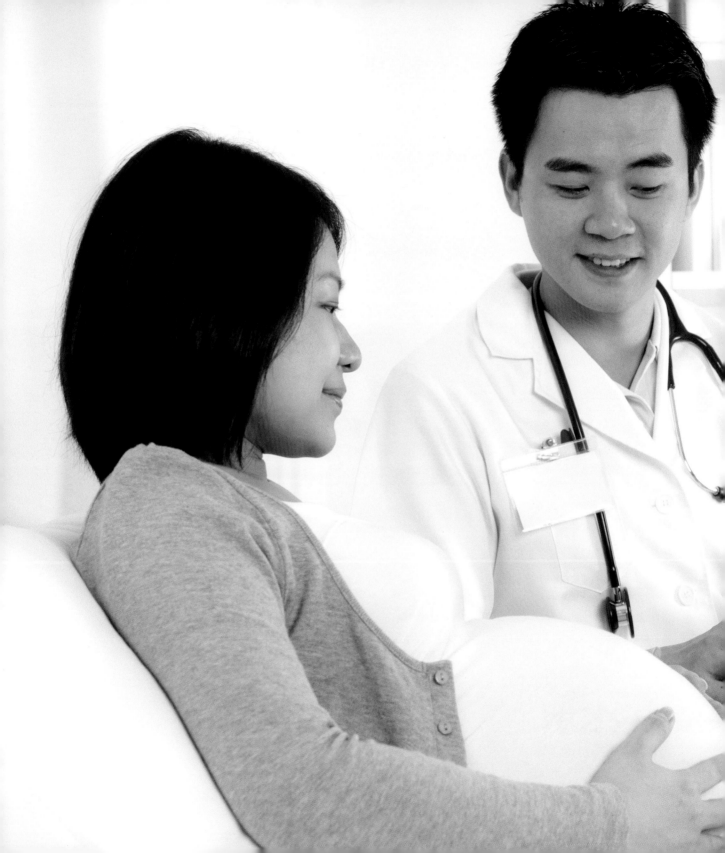

第一章

分娩

经过辛劳的十月怀胎，
宝宝早已做好了降生的准备，
而准妈妈也要做好备产工作，
才能顺利与宝宝见面。
为了轻松应对分娩，
准妈妈应及时调整好自己的心理状态。

做好产前准备，轻松应对分娩

妊娠第10个月时，就应把分娩时可能用到的物品准备齐全，并做好归纳，放在家人都熟悉的地方。在预产期的前两周内，宝宝随时可能和父母见面，因此准妈妈本身也要准备充分。

❶ 做好产前准备

分娩前的物质准备

这些物品一般包括：

住院需要的相关物品： 主要有医疗证、母子健康手册、病历表、住院押金、挂号证、产妇围产期保健卡、公费医疗证等。

需要准备新生儿用品： 主要有寝具，如婴儿床、尿垫、尿布、床单、床垫、枕头等；洗浴用具，如浴盆、浴巾、毛巾、爽身粉、婴儿香皂、棉球、沐浴露等；衣物，如棉内衣、上衣、手套、袜子等；喂养器具，如奶瓶、围嘴、奶瓶消毒锅等。

需要准备产妇用品： 主要有洗漱用具，如牙刷、牙膏、毛巾、香皂、脸盆、拖鞋、梳子、茶杯等；贴身用品，如换洗衣服、卫生巾、睡衣、喂奶胸罩等。

此外，还应准备好产妇分娩时的食物，如分娩时可食用的点心、饮料等。

分娩前的身体准备

此时，准妈妈会时常感觉到子宫不规则地收缩。为了保证分娩的顺利进行，准妈妈应从以下两个方面做好身体上的准备。

体力方面： 此时准妈妈应多吃营养丰富且易于消化的食物，保证分娩时有足够的体力，如喝些牛奶等。由于分娩需要耗费很大的体力，因而准妈妈在分娩前应保证充足的睡眠，如养成午睡的好习惯。

生活方面： 分娩前3个月一定不要过性生活，以免引发胎膜早破以及产后感染。另外，准妈妈一定要保持身体的清洁。分娩后不宜立即洗澡，因而准妈妈应在住院之前，洗个干净的温水澡。

分娩前的食物准备

分娩是一件非常消耗体力的事情，不少产妇在分娩的最后阶段已经精疲力竭，因此产妇的家人应尽量为产妇准备一些能够快速转化为能量的助产食物。如牛奶、酸奶、巧克力、鸡蛋汤、排骨汤等，让产妇补充能量，进而有足够的精力分娩。

❷ 做做简单的运动

锻炼腹肌

在分娩前，产妇适当地做一些锻炼腹肌的运动，对分娩有很好的帮助作用。腹肌指围绕腹腔壁的肌肉，主要有腹腔顶端的膈，腹前壁的腹直肌、腹横肌、腹内斜肌、腹外斜肌，腹后壁的腰方肌，以及腹腔底端的会阴肌。

　　腹肌不仅能够帮助人体保持健美的身材，还能对腹腔内的各种脏器起到保护作用。而且，腹内压力的维持需要腹肌，人的呼吸也需要腹肌的帮助。当腹肌收缩时，腹内压力会相应地增加，腹内脏器会受到挤压，进而实现人体所必需的各种生理机能，如排便、呼气、咳嗽以及腹腔静脉血液回流等。孕妇坚持锻炼腹肌，能够增强分娩时的产力，有助于顺产的进行。

骨盆摇摆运动

　　准妈妈在产前适当做骨盆摇摆运动，有助于缓解腰酸背痛的症状。在运动的时候，准妈妈先平躺下来，膝盖微微弯曲，双腿处于放松状态，双脚平放在床上。然后，准妈妈先呼气并向右摇摆骨盆，接着吸气并使骨盆回至中间，随后呼气并向左摇摆骨盆。如此反复进行，每天早上和晚上各做一次，每一次坚持做5个回合即可。为了安全有效地运动，准妈妈还需要把握一些技巧。比如，应提前排净尿液，不要在饭前或者饭后1小时内做运动。同时，还应选穿宽大、透气性好的衣服，并在硬板床上做运动。

分娩前的放松运动

　　进入分娩前期时，宫缩会变得有节奏起来，此时准妈妈应马上停止进食。为了预防生产时的呕吐，准妈妈在生产时最好不要吃东西。同时，准妈妈不要过度紧张，学会自我放松。比如，准妈妈可以适当地洗个温水澡，有助于放松心情。

　　如果准妈妈在洗浴后感到宫缩的程度减缓，这就表明真正的产程还没有开始。这时，准妈妈应耐心地等待，静静地享受这宫缩紧张前的片刻宁静，释放精神压力，找到自己感觉舒适的姿势。

　　此外，准妈妈还可以欣赏优美舒缓的音乐，并尝试着做简单的深呼吸。准妈妈在每次宫缩的时候应尽力放松身体，以便应对下一次宫缩。

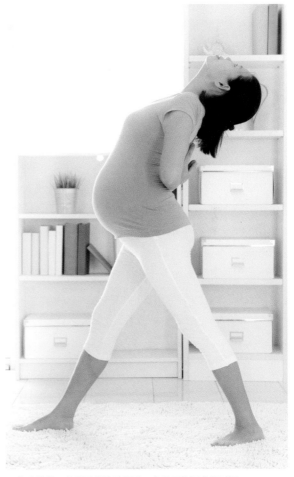

▲ 临产前做一些帮助分娩的运动，有助于缩短分娩时间。

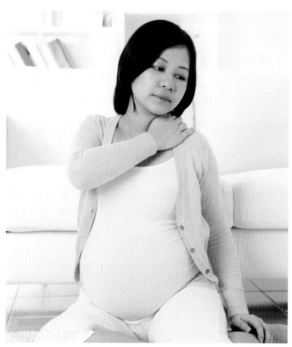

▲ 发现分娩迹象，应立即拨打120，简要介绍产妇情况，同时准备分娩所需物品。

❸ 分娩时在家怎么办

预产期，任何突发情况都有可能发生。如果产妇在家里出现分娩状况，产妇及家人切不可乱了阵脚。应按部就班地做好以下这些事情，以保证产妇和胎儿的安全：

◎ 产妇应尽最大的努力保持镇定，产妇的家人应立即寻找医生或接生者。

◎ 在时间许可的条件下，可以用肥皂水清洗产妇会阴部。另外，接生者的两只手要进行消毒处理。

◎ 为了更好地促进分娩，家人可以在产妇的臀部下面垫上一条洁净的毛巾或一件衣服或一个枕头。

◎ 胎儿的头部出来时，产妇应哈气以免胎儿娩出。必要时应向相反的方向压迫，以免胎儿出生过快。

◎ 为了尽快挤出胎儿口腔中的黏液以及羊水，胎头娩出后，接生者应自脖子和下巴轻柔地向上挤压，再自鼻子轻柔地向下挤压。

◎ 接着，接生者用双手轻托住胎头，并稍稍向下压。产妇也要用力，将胎儿的肩膀分娩出来。随后，接生者谨慎地抬高胎头，以便产妇将胎儿胳膊的下半部分分娩出来。之后，胎儿身体的其余部分就能顺势滑出。

◎ 在医生到来前，接生者不要试图以扯脐带的方式使产妇将胎盘分娩出。不过，假如医生到来前胎盘已经娩出，那么可以用干净的毛巾包住胎盘，并放在高于胎儿的水平位置上。

孕妇如果在前往医院的路上分娩，不要惊慌，要镇定下来，尽量安抚孕妇的情绪，以免对胎儿造成不良影响。叮嘱司机谨慎小心地驾驶，尽管情况很紧急，也不应超速行驶，否则会影响乘客和宝宝的妊娠安全。另外，家属应及时告诉医院，产妇已经在前往医院的路上了，以便医院做好各种准备。

❹ 应该何时入院待产

一般而言，孕妇最好不要过早地去医院待产。提前到医院不仅会影响孕妇的进食和休息，还会受到其他产妇影响而产生恐惧心理。当然，孕妇太晚去医院也不好，会让孕妇及家人手忙脚乱，增加发生意外的风险。以下几招教您怎样选择合适的入院待产时间：

根据宫缩来断定

通常，大部分产妇在分娩前24～48小时内，阴道中会流出少量的血性黏液，即"见红"。首次宫缩多会在见红不久出现，宫缩最初不太强烈，伴随时间的增加，宫缩会变得愈加规律，两次宫缩之间的间隔时间也会逐渐变短，且每次宫缩持续的时间会越来越长。此时，产妇会觉得疼痛从腹部直达腰部，一波接着一波，当这种阵痛开始时，意味着宝宝即将出生了，产妇应马上前往医院待产。若产妇宫缩的时间间隔很长，则产妇无须急着赶往医院待产。当宫缩间隔时间变为10分钟时，产妇就应准备去医院待产了。

根据破水来断定

若产妇阴道中流出白色或淡黄色的液体，则表明产妇已出现了破水现象。此时，无论产妇是否到了预产期、是否出现宫缩，都应马上去医院就诊。需要注意的是，在前往医院的路上，产妇一定要采用平卧位，保持头低脚高的姿势。

哪些情况需要提前入院待产

临近分娩时，假如产妇出现以下情况，则应立即入院待产：

羊水破裂：家人应安排孕妇躺下，避免站立，然后马上驱车送往医院。

腹部持续疼痛：当孕妇的腹部出现持续性的疼痛以及阴道流出与月经量相似的血时，家人也应立即送孕妇去医院。

重度水肿：当孕妇出现重度水肿以及体重过快增长，并伴有头晕头痛、眼花、咳嗽、呕吐、恶心、视物模糊等现象时，孕妇的家人应立即送孕妇到医院去。

胎动异常：如果孕妇感到胎动异常，或每个小时内胎动的次数少于3次，甚至消失时，孕妇的家人应马上将孕妇送至医院待产。

规律性宫缩：当孕妇的宫缩每隔10～15分钟就出现一次，并逐渐加强时，家人应马上送孕妇去医院。

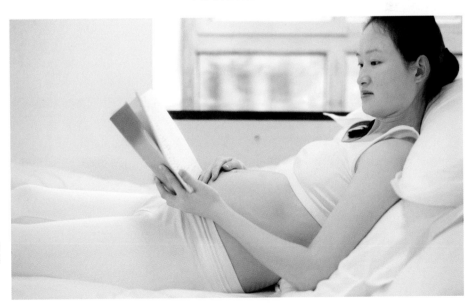

▶ 临产前，可提前到产房熟悉熟悉分娩环境，分娩时就不会那么紧张了。

❺ 分娩方式的选择

孕妇及家人不仅要做好精神、物质、身体上的准备，还应了解与分娩有关的知识。其中，孕妇对于分娩方式的选择是十分重要的。一般而言，分娩方式主要包括阴道自然分娩、人工辅助阴道分娩、剖腹分娩三种。

阴道自然分娩

阴道自然分娩，指在胎儿发育正常、孕妇骨盆发育正常以及孕妇身体条件允许的情况下，孕妇凭借子宫阵发的强有力的宫缩将胎儿生产出来的一种分娩方式。这种分娩方式符合孕妇正常的生理状况，是一种最佳分娩方式，不会对母体和新生儿造成多少影响，且孕妇产后容易恢复。

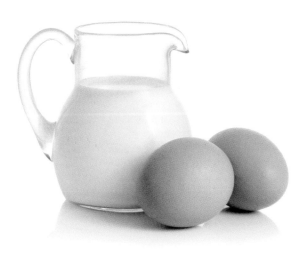

▲ 临产前，孕妇要吃一些营养价值高、能量高的食物，如鸡蛋、牛奶、瘦肉等。

人工辅助阴道分娩

在孕妇自然分娩时，如果孕妇出现子宫收缩疲乏无力、待产时间延长状况，医生会适量使用一些促进分娩的药物，以便孕妇更好地收缩子宫，从而减少生产时间。此外，在胎儿过大、产妇体力透支或子宫收缩无力时，医生会采取会阴侧切或使用胎头吸引器，以便更好地帮助产妇分娩。

剖宫分娩

当产妇骨盆狭小或胎盘和产道异常或羊水早破或胎儿异常时，医生会建议产妇采用剖宫产，以便确保母子安全。不过，剖宫产手术会导致产妇可能出现后遗症。因此，如果条件允许，孕妇最好选择自然分娩。

❻ 慎选剖宫产

若无特殊情况，产科医生一般不推荐产妇采取剖宫产。

尽管剖宫产手术中极少发生麻醉意外，但仍然有很大的风险。而且，出现麻醉意外后会危及产妇生命。

剖宫产手术过程中，万一发生意外，容易导致孕妇大出血、腹部内其他器官受损。而且手术后，产妇还可能出现泌尿、心血管以及呼吸系统等疾病合并症。

有时候，即便产妇安全地度过了剖宫产，在手术后也极易出现子宫切口愈合不佳、晚期产后出血、腹壁窦道、肠粘连、子宫内膜异位等症状。选择剖宫产的产妇，产后身体的恢复要比自然生产的产妇慢。而且，剖宫产后，产妇需要住院观察一段时间，需要的费用也不少。另外，经历过剖宫产的产妇，再次妊娠以及分娩时，容易发生子宫破裂。

对孩子来说，虽然少了一些出生的痛苦，但由于宝宝没有受到产道的挤压，因而肺部功能、免疫力都要弱于自然生产的宝宝，并有诱发呼吸窘迫综合征的可能。

以下情况可以考虑选择剖宫产：

◎ 剖宫产手术目标明确，麻醉与手术通常都能顺利进行。

◎ 如果孕妇在子宫还没有收缩的时候就已经进行手术，这样就可使产妇免受产痛之苦。

◎ 如果产妇腹腔内患有其他病症，如合并卵巢肿瘤、浆膜下子宫肌瘤等，在剖宫产的过程中可以通过手术一起解决。

◎ 当子宫出现病症不宜继续保留时，如重症感染、多发性子宫肌瘤等，如妇女不再有生育要求，可在剖宫产的时候顺便将子宫切除。

⑦ 各种各样的无痛分娩方式

无痛分娩即在产妇分娩时，医生采用多种方式减轻甚至消除产妇的疼痛感。无痛分娩的种类有很多，每种分娩方式有各自的特点。

导乐分娩

在产妇分娩时，由一位拥有分娩经验并善于沟通的女性或助产士陪伴产妇，为产妇讲述分娩全过程，给予产妇心理上的帮助，不断地鼓励产妇，以便于缓解产妇的紧张和压力，最终减轻产妇的疼痛。在产妇出现疼痛的最初阶段，助产士会为产妇做一些按摩，从而更好地缓解疼痛。

优点：没有一点副作用，是一种自然的无痛分娩方式。

缺点：镇痛效果较差，且孕妇应具备较好的心理素质。

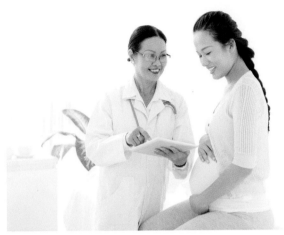

▲ 导乐分娩会使产妇分娩过程更舒适，母婴更健康。

注射镇痛分娩

产妇分娩时，经其静脉或肌肉注射一些药物，如杜冷丁或安定等，达到镇痛或镇静的效果。

优点：这种镇痛方式的效果相对于其他的方法比较明显。

缺点：容易导致产妇瞌睡，且注射的药物对新生儿的健康也有不利影响。

麻醉下分娩

硬膜外麻醉，指医师将药管（药管中麻醉剂的含量约占剖宫产的1/5）放入产妇腰部的硬膜外腔。一般这种方式持续10分钟后，产妇的疼痛感就会逐渐消失。

优点：这种方式能够极大地缓解产妇疼痛，且有助于产妇产后的活动。

缺点：极易导致产妇腹壁肌肉的收缩能力变差，有些产妇还会产生第二产程增加的现象，故在子宫口差不多全开的时候应减少药剂量。同时，一部分产妇还会产生局部麻醉、脊髓麻醉等并发症。

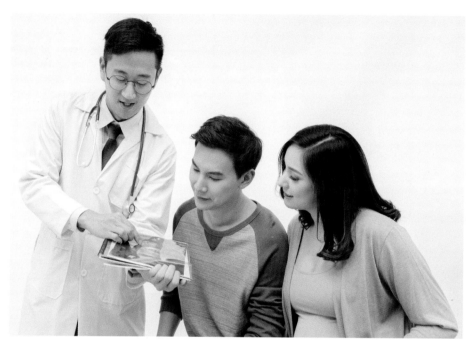

◀ 分娩不是产妇一个人的事，丈夫要多参与，帮助妻子排忧解难。

❽ 引产的一些常识

引产，指由于胎儿或孕妇的某些原因而必须采用特定方法使子宫出现收缩现象，并结束妊娠的一种过程。

引产有风险吗

引产是有一定风险的。大体来说，引产可能遇到的情况有：

产道受损： 在进行引产的时候，子宫收缩很强烈，而宫颈口较小且弹性不强，因而产道有可能出现后穹隆、阴道撕裂、宫颈口裂开等不良后果。

子宫破裂： 胎儿下降时有可能受到阻碍且无法通过阴道娩出，从而引起子宫破裂。

另外，如果催产素使用不当或过量，导致宫缩剧烈，使宫颈口无法完全张开，也会造成子宫破裂。

哪些情况需要引产

有慢性肾炎的孕妇： 患有慢性肾炎的女性在妊娠后会使肾脏负担变得更重，容易引发很多并发症，严重影响胎儿的生产和母体的安全。一旦出现这种病症，孕妇应及时引产。

胎儿宫内死亡： 当孕妇感觉不到胎动时，应马上到医院检查。一旦确定胎儿已经死亡，应立即引产。

羊水太多： 一旦羊水太多，孕妇的子宫底就会急速地升高，对孕妇的胃部形成压迫，并导致心脏移位。此时，孕妇就会出现心悸、无法休息和吃东西等状况。如果经检查确定，由于羊水太多而导致孕妇出现恶性循环、胎儿畸形的话，那么也应及时引产。

畸形胎且不容易存活： 通过超声波检查，检测到胎儿已发生严重畸形、无法继续存活时，也应马上引产。

❾ 了解会阴侧切

不少初产妇在分娩时，会阴部较紧，容易阻碍宝宝的出生，并导致宝宝受到严重性的外伤。这时，医生就会实施会阴侧切术。

一旦产妇出现下列情况，就需要做会阴侧切手术：

○ 会阴部弹性不足、会阴口较为狭窄、会阴部患有炎症和水肿等；

○ 宝宝过大，胎头位置异常，分娩时胎头容易受阻；

○ 在子宫颈口已经完全张开后，胎头仍然很低，胎儿缺氧症状明显、胎心率异常或跳动不均匀、羊水混浊或者有胎便掺杂医生会建议产妇及时实施会阴侧切术。

❿ 学习减轻分娩疼痛的方法

在分娩时，产妇应尽量忍受产痛，实在无法忍受时，可以采用以下方式来减轻分娩疼痛：

热敷：将一个盛满麦麸的布料袋子放在微波炉里加热几分钟，然后置于产妇背部，能够有效缓解产妇因宫缩而引起的疼痛。通常，这个麦麸袋能够保温一个小时左右。

采用正确的呼吸方式：在每次宫缩加剧和变弱的时候深深吸一口气，然后将气呼出并放松全身。然后，孕妇应采用嘴巴呼气、鼻子吸气，并放松嘴以及两颊肌肉，如此反复进行。在两次宫缩间隙，孕妇应注意休息。

心理方法：分娩疼痛是不可避免的，产妇要学会一些减轻疼痛的方法。如可以不断为自己加油，增强信心，使自己的情绪处于最佳状态，这有助于提高产妇对产痛的忍耐力；也可以不停地给自己暗示以及美好的想象，如可以想着自己的宫口正慢慢地打开，阴道在渐渐地扩展，胎儿在不停地下降；还可以暗示自己很快就能与宝宝见面了。

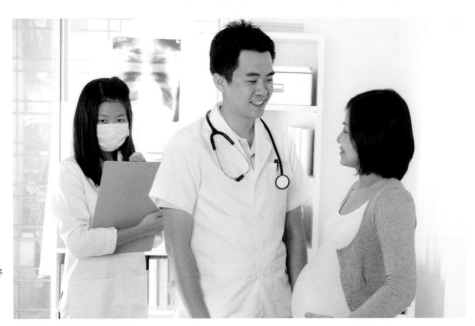

▶ 有疑虑及时与医生沟通，有助于减轻临产前压力，舒缓精神。

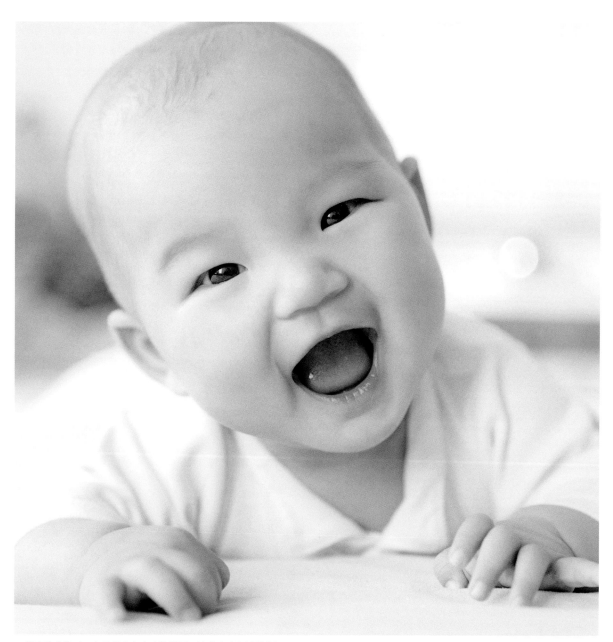

▲ 当害怕分娩时，多畅想未来宝宝的样子，这会令产妇精神大振。

⑪ 常见意外的处理方法

见红的处理办法

受到宫缩影响，胎头会逐渐下降并进入骨盆中，胎膜也会渐渐地与子宫壁剥离，从而导致血管裂伤而流血，即人们常说的"见红"。流出的血液一般呈现粉红色或褐色，较为黏稠，也有可能是分泌物中淡淡的血丝。通常，在阵痛开始前的24个小时内，孕妇会出现见红的症状，也有一些孕妇会在分娩前几天或一个星期之前就反反复复地出现见红。

假如孕妇流出的是淡淡的、少量的血丝，那么孕妇无须太过担心，只需留在家里继续观察即可。而且，此时，孕妇应注意休息，不要操劳过度，不要进行剧烈运动；假如孕妇流出的是鲜红的血液，并多于经期时的流血量，或者同时有腹痛感，那么孕妇就需要立即到医院进行诊断。

肚子痛的处理办法

产妇可以借助一些东西来帮助自己放松心情，最重要的是有一个舒适的环境。另外，丈夫及其家人应给予产妇最大的安慰，努力让产妇的心情保持愉悦。

此外，产妇应学会自我减压法，不要给自己制造压力。一旦肚子痛，产妇就应该说出来，让自己保持轻松愉快的心情。在产妇心理压力减轻之后，疼痛的敏锐度也会降低。

破水的处理办法

不论是否到了预产期，也不论是否出现宫缩，只要发现疑似破水的现象，准妈妈都应马上到医院进行检查，以便确认是不是真的破水。

一旦有迹象表明破水，准妈妈应马上躺下休息，不要站着活动，哪怕在前往医院的途中也要采用躺卧姿势。而且，为了防止羊水流出过多或者发生脐带脱垂，准妈妈可以用垫子垫在臀部，并在外阴部放置一片卫生棉。

同时，准妈妈此时应避免洗澡，更不要在阴道内放置任何东西，以保持阴道的清洁。

此外，准妈妈应避免做剧烈运动，也不要再提或拿重的物品，更不能长时间行走、跑步和去人群拥挤的地方。

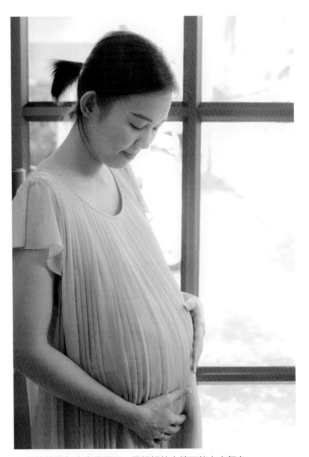

▲ 很快就要与宝宝见面了，孕妈妈的心情可能有点复杂。

了解产程，顺利迎接小宝贝

医学上一般将孕妇的生产过程分为三个产程，从孕妇感到有规律的宫缩开始，直至宝宝和胎盘娩出为止。

在第一产程（宫颈扩张期）中，从产妇出现5~6分钟的规律性宫缩至子宫颈口完全张开；

在第二产程（分娩时期）中，从子宫颈口完全张开至宝宝娩出，初产妇大约在1个小时内就可完成，经产妇则需要1~2个小时才可以完成；

在第三产程（胎盘娩出期）中，大部分产妇需要5~15分钟就可将胎盘娩出。不过，有的产妇或许会需要更长的时间，但不会超过半小时。

❶ 顺产的必备因素

产力

产力，指产妇将胎儿娩出来的力气。产力具有节律性、对称性、极性的特点，也具有收缩腹部的作用。这些特点能够保证产妇顺利地娩出宝宝，不会对宝宝的安全造成威胁，也能够让产妇的子宫下段、子宫口和阴道渐渐、被动地扩张开大，从而使宝宝顺利地娩出。

产道

产道，指胎宝宝从阴道娩出的通道，包括骨产道和软产道。其中，软产道主要是指由子宫下段、子宫颈、阴道、盆底软组织等构成的弯曲管道。软产道多是紧闭的，在产妇分娩时，受到强有力的宫缩的影响以及胎头降低的压迫，软产道会被迫渐渐地扩张变大，当这一扩张直径达到10厘米时，胎宝宝就可以顺利通过了。

产妇的精神因素

除了以上几种实质性的因素，选择顺产的准妈妈也要注意及时调整好自己的精神状况。过度的焦虑会使产妇产生各种不良情绪，造成产妇体力的过度消耗，增加分娩时的产痛，还会使产妇的大脑皮层的中枢神经陷入混乱状况，从而增加顺产的难度。

胎宝宝的降生、宫缩的大小力度、促使分娩顺利进行等，这些事情都需要准妈妈大脑皮层的中枢神经传达指令。因此，产妇精神因素的优劣，直接影响到大脑皮层中枢神经指令的传达，影响到产力的强弱，从而影响到产程的进展。同时，精神紧张还会增加产妇产后大出血的概率。所以，为了宝宝与自身的安全，产妇一定要保持良好的精神状态。

分娩征兆

很多孕妇不了解临产征兆，一有异常情况就兴师动众地赶往医院，其实这反而会影响分娩的进展。因此，孕妇非常有必要了解一些临产的征兆，稳定情绪，以便在真正将要分娩时做出准确的判断。一般产妇在临分娩时会有如下征兆。

子宫底下降：胎头入盆以后，子宫底就会降低，孕妇会感觉上腹部变得轻松起来，呼吸也更加顺畅了，胃部不适感也有所缓解，食欲渐渐增加。

下腹部坠胀：胎头入盆后，会加重骨盆受到的压迫，因而孕妇会觉得下腹部变得更加沉重，且有坠胀的感觉。

子宫收缩频率加速：当宫缩每小时出现1次或2次时，产妇应留心观察，因为这并不是真正的分娩时刻。当产妇每隔5~10分钟就出现一次宫缩时，应马上向医生咨询。当宫缩变得非常强烈时，也就是不到5分钟就出现一次宫缩时，产妇应及时与医生联系，准备进入分娩时刻。

见红：在胎头下降入盆以后，孕妇的阴道中出血。多在孕妇发生阵痛前一天出现。不过也不尽然，有的孕妇在阵痛一周之前就会出现。

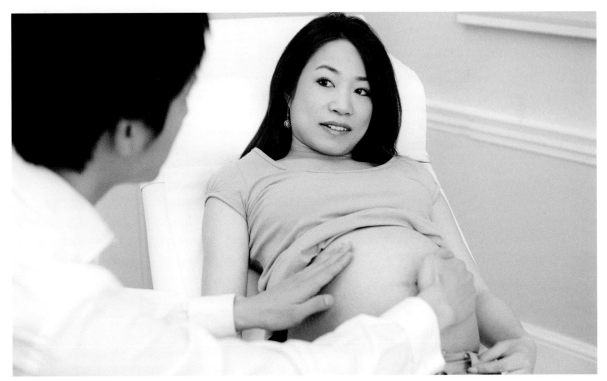

▲ 在产房，产妇根据医生的指令呼吸和用力。

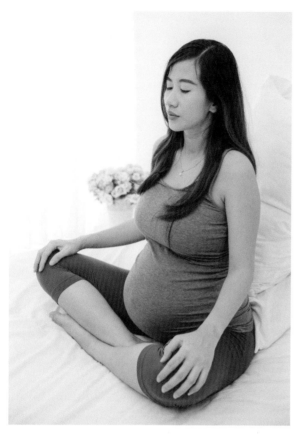

▲ 呼吸锻炼能减轻产妇分娩时的疼痛，强健产妇的膈肌，是分娩中最常用的助产方法。

❷ 分娩前做做这些练习

拉梅兹呼吸法

第一步：胸部呼吸法。先用鼻子深深地吸一口气。紧随子宫的收缩开始吸气、呼气，反复进行，直到阵痛停止方可恢复正常呼吸。

第二步：轻浅呼吸法。准妈妈的双眼盯着某一个地方，并让自己的身体完全放松。应用口浅浅地吸一口气，稍后将吸入的气轻轻地呼出。

第三步：喘息呼吸法。准妈妈先将体内的空气排出，然后深吸一口气，接着快速地做4～6次的短促呼气，就像在吹气球，较轻浅式呼吸还要浅些。

第四步：哈气运动。阵痛刚刚开始的时候，准妈妈应先深深吸一口气，然后进行短促而有力地哈气，如浅吐1次、2次、3次、4次。

第五步：用力推。准妈妈下巴稍稍向前缩点，微微抬头，然后用力使肺部的空气向下腹部压下去，从而使骨盆肌肉彻底放松。换气时快速地把气呼出，同时马上吸满一口气，并继续憋气和用力，直到宝宝娩出。

分娩前的肌肉练习

在分娩之前的一段时间内，孕妇可以在丈夫的扶持下适当地做一些锻炼肌肉的练习。

方法一： 1.检查身体的肌肉紧张程度。看看额头是否紧绷、拳头的紧握程度、嘴巴的紧闭程度等。有条理地从头到脚练习，并彻底放松每一组肌肉。

2.先绷紧全身，然后放松，这样准妈妈就能了解肌肉的这两种不同状态。等丈夫示意宫缩开始的时候，准妈妈心里应默念"放松、释放"，然后用心去体验每一组紧绷的肌肉渐渐松弛下来之后的感觉。

方法二：此时，准妈妈可以适度地练习"触摸——放松"的动作。这种练习方式可以让准妈妈渐渐地适应在紧张之后体会愉快的感觉，而不是在紧张后感到疼痛。在练习的时候，丈夫应先帮妻子找出需要触摸的部位、采用什么样的按摩方式最能让准妈妈放松。

按照方法一，准妈妈应从头到脚循序渐进地练习。准妈妈可以先绷紧一组肌肉，然后让丈夫在该处温柔、轻轻地触摸，以便自己尝试着释放紧张情绪。这样，准妈妈也就不用一直听丈夫的提醒——"放松"，听得久了，很容易让准妈妈产生烦躁的感觉。此外，这种练习还能让准妈妈在疼痛发作的时候，只要丈夫能在正确的位置给予适当的抚摸，准妈妈就能放松该处的肌肉。

在练习的时候，丈夫应为妻子准备一个舒适的场地，也可以找很多枕头来，然后按照妻子的要求进行场地布置。在具体操作过程中，准妈妈可以选用不同的姿势，如站着、倚着丈夫、背靠着墙、倚着家具、坐着、侧躺着、四肢着地等。

分娩前的放松练习

放松练习，是准妈妈配合分娩应当提前学会的动作。放松的体位可以采取侧卧，上侧手臂在前，下侧手臂伸向后方，上侧腿屈膝朝前，下侧腿轻度弯曲。

其实，不管哪一侧腿放在下侧，只要自己感觉到舒适就可以，也可以经常改变方向练习。做放松练习，可以两侧进行，练习的时候怎么舒服就怎么做。具体做法如下：

◎ 准妈妈先做深呼吸，同时握紧拳头。

◎ 然后把拳头松开，整只手臂放松下垂，反复进行。

◎ 做掰手腕的动作，用力要均匀，往回掰，再放松。

◎ 腿脚、腹部、颈部等身体主要部位都做一紧一松练习，反复进行。

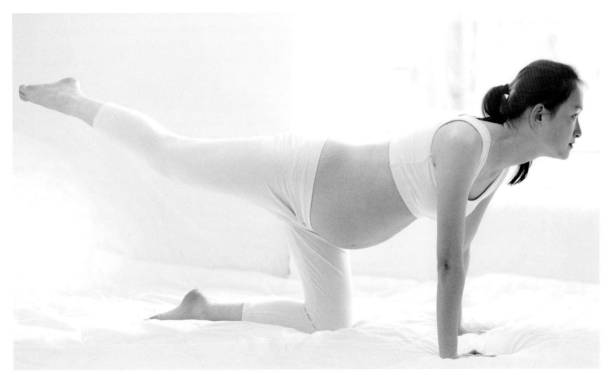

▲ 产前运动可以起到松弛孕妇肌肉、减轻分娩痛楚的作用，促进分娩。

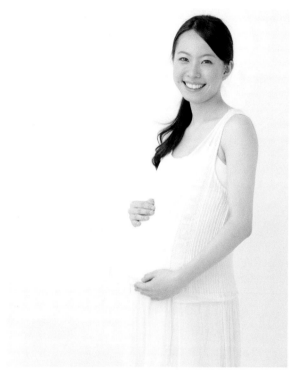

▲ 放松心情，以轻松愉快的心情去迎接即将出生的宝宝。

❸ 产妇临产前的精神准备

在分娩过程中，产妇的精神状态也在很大程度上影响着分娩的进展。因而在临产前，产妇应做好充分的产前精神准备，如果还不知怎样做的话，不妨借鉴以下几点建议。

不要焦虑、性急

有的产妇生性急躁，还没有到预产期就火急火燎地期盼早日分娩，真正到了预产期的时候更加焦躁不安。产妇的这种焦虑，会严重影响分娩的顺利进行。通常，预产期推迟10天或提前10天都是有可能的，也是正常的，产妇不必担心。不过，如果超过预产期10天还没有

临产征兆，产妇就应马上向医生咨询。

不要粗心大意

有的产妇及其家人经常粗枝大叶，在怀孕晚期仍然没有做好各种分娩准备，导致临产时手忙脚乱、不知所措，极易发生各种意外情况。

不要过度紧张

精神过度紧张的话，就会增加产妇的整个机体对外界事物刺激的敏感度，稍微受到一点外界刺激就会出现疼痛。因此，产妇在临产前要尽可能地消除顾虑，保持轻松愉悦的精神状态。生宝宝尽管会有一定的痛苦、危险，但大部分产妇都能安全地娩出宝宝，难产只是极少数的情况。尤其是在科技发达的现代社会，分娩的安全性已经有了极大的提高。而且，如果孕妇能定期进行产前检查，严格重视孕期的自我保健，一般都不会出现多大问题。

不要疲倦劳累

准妈妈应知道，充沛的体力是保证产妇顺利分娩的重要条件。临产前如果产妇的精神或身体处于极度疲惫的状态，那么分娩时必定会受到影响。因此，产妇在分娩前十多天内，一定要保持有规律地生活，要吃好、休息好，养精蓄锐，静候分娩时刻的到来。

不要忧愁苦闷

有的准妈妈临产前心情不好，经常处于情绪低沉的状态，这种消极情绪也会影响分娩的顺利进行，应努力避免、消除。有些准妈妈的精神压力主要来自她的亲人，如丈夫、公婆等。他们往往会盼子求孙心切，给准妈妈造成一种无形的压力以及沉重的精神负担。因而，准妈妈的家人应给予她足够的关心和爱心，不要施加各种压力，以免影响其顺利生产。

❹帮助待产妻子减轻宫缩的痛苦

从某种程度上讲，宫缩的痛苦不亚于分娩，准爸爸要学会帮助妻子减轻宫缩的不适感。

帮助妻子转移注意力

每个待产妇都要经历宫缩，而宫缩通常会让人产生各种各样的不适感，大部分产妇都会感觉到疼痛。宫缩刚刚开始时，每次收缩的时间较短，而且两次收缩的间隔也较长。随后，宫缩就会变得越来越频繁，持续时间也变得越来越久，产妇疼痛的感觉也越来越剧烈。通常，这种疼痛要持续很久。此时，丈夫应及时安慰妻子，让妻子感到非常安全，并试着与妻子交谈以转移妻子的注意力。

想办法放松妻子的身体

产妇在宫缩的时候，腹部肌肉就会变得紧张起来，此时，产妇应尽量保持身体其他部位的放松，这时就需要丈夫从旁辅助了。

通常，宫缩会断断续续地持续8~10个小时，这期间丈夫都要精心地照顾妻子。在宫缩刚刚开始的时候，产妇还不需要到医院待产，家里的环境或许会让她感觉更舒服些。产妇在坐或躺的时候，她的身体会需要一些物体做支撑，如枕头、靠背等。丈夫应确保妻子的肘部、腿部、下腰部、脖子等地方都有物体支撑，并检查她身体各部分是否处于彻底放松的状态。妻子或许会无法顾及这些，因此丈夫应主动帮忙。到了医院以后，丈夫也要时时刻刻地关心妻子是否躺或坐得舒服。

如果产妇因为疼痛而产生紧张感，丈夫可在一旁辅助妻子做深呼吸，并提示妻子一些保持轻松的要点。丈夫还可以为妻子做一些按摩，以缓解她临产时产生的紧张与不适感。

了解妻子身体各部位处于紧张还是放松的状态

丈夫可以为妻子做按摩，可先由妻子给丈夫做按摩。丈夫接受了按摩以后，才会明白怎样按摩使妻子最舒服、对妻子有效。这样，丈夫就可以尝试着给妻子做按摩，两人还可互相交换关于按摩的意见，逐渐改善丈夫的按摩技巧。一旦产妇出现痛得坐立不安或者休息、饮食等受到影响的情形时，就应立即去医院检查。

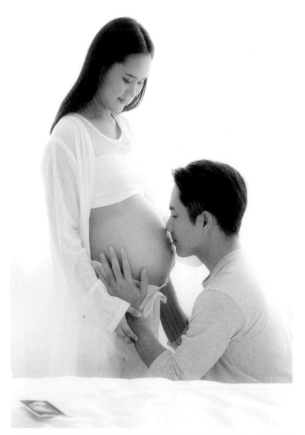

▲ 准爸爸也应给予妻子足够的关怀和体贴，帮妻子建立一个良好的临产状态。

❺ 分娩时避免大喊大叫

不少产妇没有真正了解分娩知识，产痛一开始便大声地喊叫，导致体力和精力白白浪费。这样，不但会导致产妇出现继发性宫缩无力，并致使子宫颈口扩充，进一步延长分娩时间，甚至会造成产妇产后大出血。而且，在需要产妇用力的第二产程中，产妇却没有力气可用，进一步阻碍宝宝的娩出，导致宝宝宫内缺氧，也增加了新生儿窒息死亡的概率。

❻ 产妇应怎样配合医生

为了顺利产下宝宝，产妇应从以下方面积极配合医生。产妇应平静地待产，以充足的精力进入分娩，并学习分娩呼吸方法。具体而言，产妇在每个产程的配合方案又有所不同。

第一产程

当分娩处于第一产程时，宫颈口还没有完全打开，产妇无须用力，用力过早会影响宫颈口的打开。此时，产妇应这样配合医生：

避免焦急心理，保持思想放松。心情紧张、压力过大，会降低产妇的食欲，使产妇产生疲劳感，延长产妇的分娩时间。

选择合适的时机，补充适量营养和水分，多吃热量高的食物，如牛奶、鸡蛋等，保持充沛的体力。

只有当医生特别要求时，才采用某些特殊分娩体位。除此之外，应选用使自己舒适的分娩体位。

第二产程

此时，子宫口已经完全打开，胎头也已来到骨盆出口处，胎儿需借助母体的产力才能娩出。可见，产妇的产力在第二产程中是十分重要的，应这样配合医生：

当子宫收缩或肚子痛时，应深深吸气，增加腹压并用力向下屏气。在子宫收缩的间隔期间，应适当休息，均匀呼吸，以备在下次宫缩时用力。

在胎头即将娩出时，应遵从医生安排，不要太用力，应放轻松并用嘴哈气，直至胎头娩出。然后，不要继续采用屏气用力的方式，以免导致产道裂伤。

第三产程

在这个产程中，产妇应稳定好情绪，在医生的指导下，轻微地用力就可以将胎盘娩出。在分娩后的两个小时内，产妇也不能太大意，应注意休息，吃一些半流质性的食物，及时补充消耗的能量。通常，产妇产后不会很快有排便的感觉，一旦出现肛门胀坠、头晕、胸闷、眼花等症状时，应马上告诉医生。

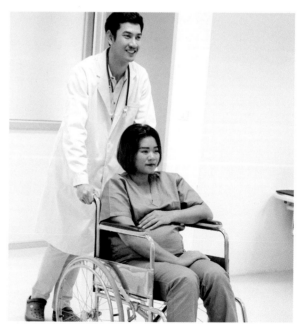

▲ 配合医生，有助于减轻分娩时的不适，促进产程的推进，孕育出一个健康的宝宝。

三 分娩过程易出现的问题及应对办法

分娩过程中，可能会出现高危妊娠、横位宝宝、臀围宝宝、产后大出血等异常情况，为了产妇和新生儿的健康，产妇及家人要提前做好心理准备及应对办法。

❶ 高危妊娠

高危妊娠指对母体和胎儿的生命构成严重威胁的妊娠。母体原因、胎儿原因，都会导致高危妊娠的发生。

胎儿因素所导致的高危妊娠，主要包括胎儿脐带绕颈、胎儿过大、过期妊娠、胎位不正、胎儿宫内发育迟缓等。

高危妊娠无论对母体，还是对胎儿，都有很大的危害。在高危妊娠的产妇中，胎儿早产、新生儿体重过低、新生儿呼吸综合征的发病概率都要高于正常妊娠产妇的两倍。因而，对于高危妊娠的产妇，应进行重点医疗和护理，减少产妇并发症、胎儿围产期死亡的概率。

一旦确定为高危妊娠，应加强对孕妇的护理，可从以下几方面做起。

补充营养

孕妇的健康和营养状况，对胎宝宝的发育是十分重要的。如果孕妇营养不良或患有贫血，则孕妇娩出的宝宝的体重也会低于新生儿体重的正常水平。因此，高危妊娠的孕妇需要摄入充足的营养，还应及时纠正贫血现象。如果孕妇还出现了胎盘功能不健全、胎儿宫内发育缓慢等情况，则孕妇应多吃富含高蛋白和高能量的食物，并适量补充维生素、钙质、铁等营养元素。

注意休息

充分的休息能够促进子宫内胎盘的血液循环，也能缓解水肿与妊娠对母体的心血管系统造成的压力。

及时改善胎儿的供氧情况

医生可以按时让孕妇吸氧，每次持续半个小时，每天一次。

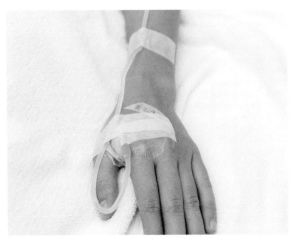

▲ 遇到高危妊娠，孕妇也不要紧张，需要同医生更密切地配合，加强产前监测。

❷ 横位宝宝

确诊： 通过对产妇的腹部进行检查，发现宝宝外形呈横椭圆形，子宫底部较低，耻骨联合上方比较空虚，而且在腹部一侧可以摸到又大又硬的胎头，另一侧为臀部，脐周两侧的胎心最为清晰。在临产初期，产妇进行肛查或阴道检查时，医生会发现胎儿先露部位较高，不容易触及。当子宫口已经完全张开的时候，因为胎儿先露部位无法紧贴骨盆入口，导致前后羊水互相交通。

分娩： 分娩之初，由于胎儿先露部位抬高，子宫下段没有受到直接的挤压，因而常常导致产妇出现宫缩无力的情况。由于先露部位不能紧贴骨盆入口，导致前后羊水沟通，宫缩时，宫颈口处胎膜所承受的压力很大，容易发生胎膜破裂、脐带或胎臂脱垂的情况。

❸ 臀位宝宝

对于臀位宝宝而言，大部分都会采用剖宫产手术。这是因为，如果采用阴道自然分娩，宝宝的脚部和臀部会先露出来，导致宝宝的头部没有充分的时间配合产道转动，因而在其他部位出来后，头部很可能会被卡住。

实际上，出现臀位时，产妇不一定非要选择剖宫产。通常医生会在权衡剖宫产和阴道生产的风险后，根据产妇的具体情况给予最好的建议。

最初的时候，应尽量让胎宝宝在母体内转动方向。一般来讲，超过半数的胎宝宝最初是臀部朝下的，而在32～34周，胎宝宝才转向变成头部朝下。如果宝宝到了第36周还没转为正常的方向，则很可能会一直保持臀位。由于受到某些不明因素的影响，有3%～4%的宝宝因无法转变方向而变成头部朝下。

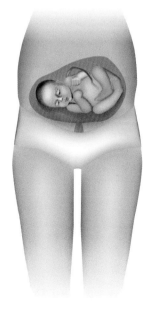

▲ 横位宝宝

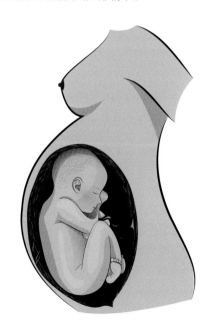

▲ 臀位宝宝

真正需要剖宫产的情况

剖宫产术是产科领域中的重要手术，当遇到难产、妊娠并发症、妊娠合并症等剖宫产指征时，虽然自然分娩好处多，也要听取医生的建议，马上进行剖宫产手术，避免发生意外。

❶ 常见的几种剖宫产的情况

胎儿窘迫

如果症状无法改善，而妊娠又接近足月，考虑到宝宝娩出后存活概率较高的话，医生应建议产妇尽快实行剖宫产。

如果离足月妊娠还有很长时间，且估计宝宝娩出后存活概率不大的话，则医生应向产妇及其家人说明情况，并努力使妊娠期延长。

如果孕妇宫颈口完全张开，且胎儿先露部位已经达到坐骨棘以下3厘米，则医生应马上实施助产手术以帮助胎儿从阴道中娩出。

宫内缺氧

导致胎儿出现宫内缺氧的原因，主要包括孕妇后期出现的脐带绕颈或患有某些疾病或妊娠高危症等。胎膜提前破裂后，导致脐带脱垂，从而造成胎儿宫内缺氧。因而一旦羊水破裂，产妇应立即平卧下来，避免发生脐带绕颈。

孕妇在怀孕期间应定时到医院做检查。若发现不适宜顺产，就应做好采用其他分娩方式的准备，避免对胎儿造成伤害，防止延长分娩时间，导致胎儿缺氧。

骨盆狭窄

产妇如有小儿麻痹症或骨盆曾骨折过或侏儒或容易发生骨盆结构异常等症，就容易致使胎儿的分娩在骨盆出口处受到阻碍。一旦出现这种情况，应马上实施剖宫产。

对于我国产妇而言，其骶耻外径小于18厘米、骨盆入口的前后直径小于10厘米、骨盆对角径小于11.5厘米时，就可断定为骨盆狭窄。

产程迟滞

通常，初产妇宫颈扩张的时间要长于经产妇，多为14～16小时。一旦产妇出现明显的产程迟滞，应立即采用剖宫产，否则会对胎儿和产妇造成不良影响。

临床上，产程迟滞主要表现如下。

潜伏期太久：产痛开始后，经产妇14个小时后，初产妇20个小时后，还没有进入分娩活跃期。

活跃期停滞：经产妇子宫颈口每个小时扩张不足1.5厘米，初产妇则不足1.2厘米。

子宫张开迟滞

在活动期间，产妇的子宫颈口持续两个多小时没有扩张迹象。

胎头下降迟滞

产妇子宫颈口完全张开后，经产妇胎头每个小时下降不足2厘米，初产妇则不足1厘米。

❷其他需要剖宫产的情况

胎位不正

如果产妇生的是第一胎，一旦在胎儿足月时就已确诊为胎位不正，最好选择剖宫产。如果产妇在阵痛之后才被检测出胎位不正，应马上进行紧急手术。对于臀位宝宝的胎位不正状况，医生可以对产妇实施助产手术，不过臀位自然生产仍有很大的风险性。因此，产妇应尽量避免阴道分娩。

多胞胎

如果产妇怀的是三胞胎或者三胞胎以上，医生会建议产妇首先考虑剖腹产。

在产妇真正分娩之前，胎儿会十分活跃且互相拥挤，极易导致胎盘紧紧收缩、脐带缠绕，危及胎儿生命，甚至对产妇产生不利影响，这时应马上进行剖宫产。

前胎剖宫生产的产妇

前胎剖宫产，是目前我国孕妇中常见的适应证。不少孕妇在生第一胎时会选择剖宫产，再次怀孕后分娩往往也会选择剖宫产。通常，经历一次剖宫产手术之后，再次分娩时子宫破裂的概率较正常水平就会增加。因而，对于前胎剖宫生产的产妇，大部分产科医师会在产程到来之前做好再次剖宫产的准备。

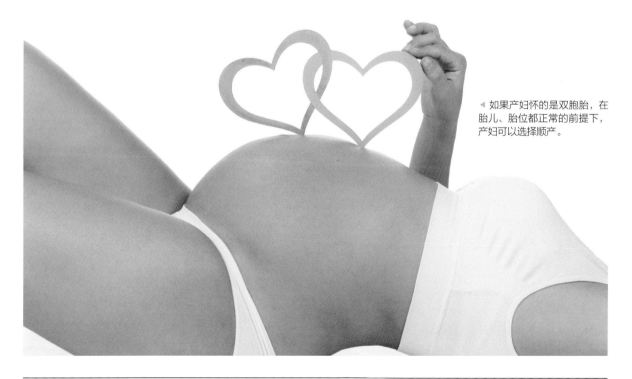

◀ 如果产妇怀的是双胞胎，在胎儿、胎位都正常的前提下，产妇可以选择顺产。

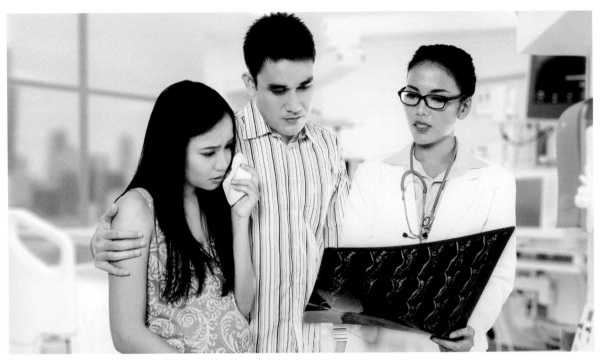

▲ 属于高危妊娠的孕妇进行定期监测，及早发现并纠正高危状态。

胎盘因素

胎盘所处的位置及其变动，也会对产妇分娩造成影响。如果胎盘位置很低，将子宫颈口挡住，则产妇应选择剖宫产。此外，如出现胎盘前置、胎盘提早脱离子宫壁、胎儿宫内窘迫等现象时，产妇也应实行剖宫产手术。

胎儿过大

当胎儿身体太大时，即通常所说的巨大儿（胎儿体重大于或等于4千克），医生会建议产妇实行剖宫产。由于胎儿体形过大，产妇若采用自然生产的分娩方式，极易导致难产，对胎儿和母体都有害，因而最好选择剖宫产。

妊娠合并症或并发症病情严重

在分娩前，产妇出现的并非由妊娠直接导致的疾病称妊娠合并症。妊娠合并症在妊娠终止后也有可能继续存在。通常，产妇出现妊娠合并症或者严重的并发症时，最好选择剖宫产。

35 岁以上的高龄初产妇

对于35岁高龄的初产妇，尤其是伴随有妊娠合并症的产妇而言，产道、会阴部以及盆骨处的关节都会随年龄的增加而逐渐硬化，不容易张开，宫缩能力和阴道伸缩力也会变差。

产妇做过生殖器修补

产妇如果曾经做过生殖器修补手术，那么生殖器上就会留有一些疤痕。一旦选择自然分娩，这些疤痕会破裂，进而危及母体和胎儿的生命安全。

因此，为了保证产妇顺利产下宝宝，应采用剖宫产。

前置胎盘

胎盘附着在子宫体部的前壁、后壁或侧壁。当胎盘附着在子宫下部或子宫颈内口，并比胎儿先露部低时，就出现了胎盘前置。导致前置胎盘的因素有很多，当因引产、人工流产、剖宫产或子宫内膜发生感染等病变而使子宫受损时，当胎盘面积太大或怀有双胞胎甚至多胞胎时，当出现副胎盘或受精卵滋润层生长迟滞时，或其他胎盘异常时，容易诱发前置胎盘。

前置胎盘无论对母体还是对胎儿都有莫大危害。对孕妇来说，一旦出现前置胎盘，不但容易导致产后出血，而且容易引起植入性胎盘的并发症，产褥期还容易发生产褥感染；对胎儿来说，前置胎盘一方面会造成胎位不正，引起发育迟滞、难产。另一方面，会增加胎儿早产、围产儿的死亡率。

前置胎盘不是突然发生的，孕妇可以通过一些征兆来判断是否发生了前置胎盘，及时做好对策。

前置胎盘一般有以下几种征兆：

阴道流血：孕妇在怀孕晚期或临产之际，阴道反复出现的没有诱因没有疼痛的流血症状，这些一般都是前置胎盘主要表现。

贫血：孕妇反复并大量出血，容易导致贫血现象，出现面容苍白、血压偏低、脉息变弱等症状。

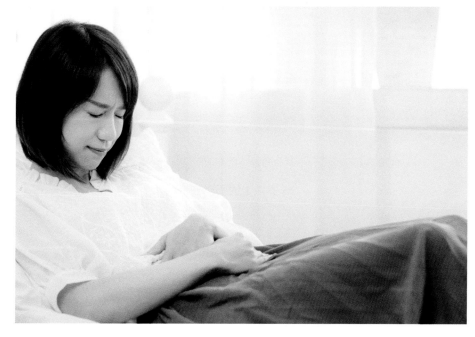

◀ 孕晚期，若孕妇感觉身体不适，应尽快就医。

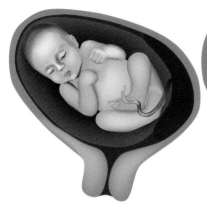

▲ 正常胎盘：胎盘附着在子宫的
前、后及侧壁上。

▲ 部分性前置胎盘：宫颈内口部分
为胎盘组织覆盖。

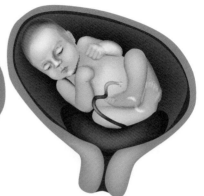

▲ 中央性前置胎盘：宫颈内口全部
为胎盘组织覆盖。

胎儿异常：胎儿先露部位出现高浮现象。

对前置胎盘的产前诊断时间不能太早，一般在孕妇妊娠的第28～30周进行。医生应综合孕妇的病史，并借助于B超检查、阴道检查等方法来判定是否属于前置胎盘。

在怀孕期间，一旦孕妇出血或进入妊娠后期，应禁止夫妻性生活，避免孕妇腹部受到挤压。在妊娠中后期，孕妇应尽量避免搬拿重物。经常监测胎动情况，尤其是妊娠后期胎动异常，一旦有异常情况，立即将孕妇送去就医。另外，在整个妊娠期间，孕妇应注意休息，切忌劳累过度、运动量太大，以免影响分娩的顺利进行。

表1-1　胎盘前置状况及其应对措施

	发生时间	后果	注意事项	治疗手段
胎盘前置	妊娠早期	无严重后果	禁止剧烈活动 禁止性生活	定期观察胎盘位置变化 出现阴道流血立即送医
胎盘前置并出血	妊娠晚期	早产、死胎、孕妈妈阴道出血	无论出血量多少，都应立即送医	选择剖宫产
胎盘边缘前置	任何时间	无严重后果	禁止性生活 多吃补血食物	若无出血，则无事； 若有出血，立即送医

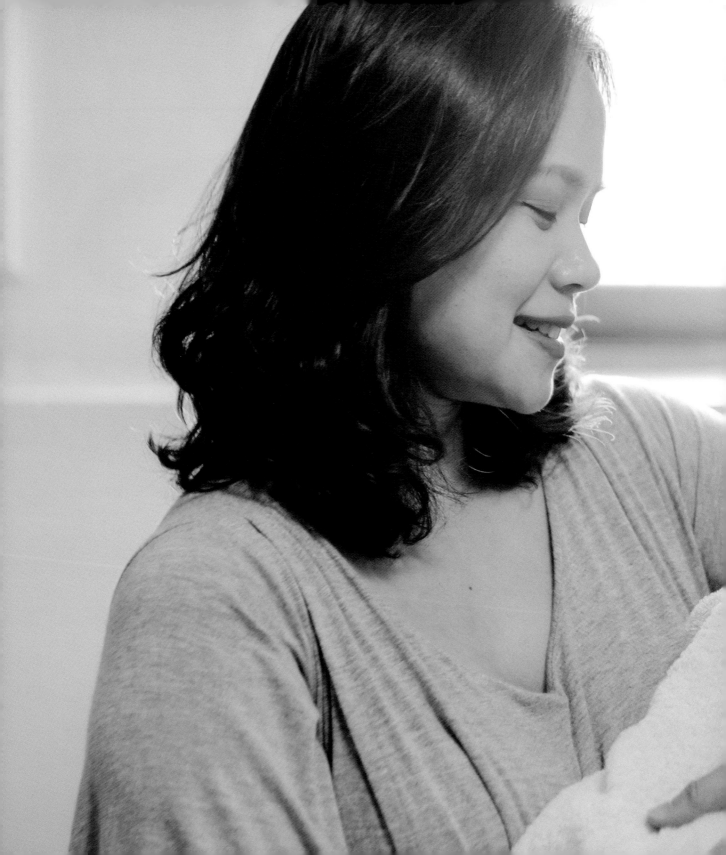

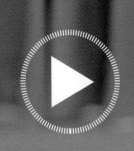

第二章

产褥期保健

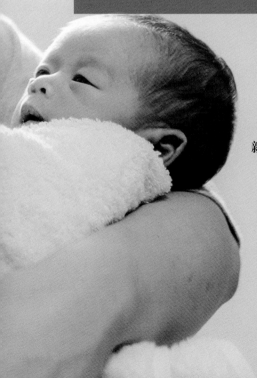

分娩之后，
妇女就进入了为期一个月的产褥期，
也就是俗称的"坐月子"。
在这一段时间里，
新妈妈的生理、心理都会发生很多变化，
需要做好各方面的保健工作。

产褥期的生理和心理特点

分娩后，女人从疼痛、焦虑中慢慢恢复过来，面对着体形、面貌、生理上的巨大变化，还要接纳新的家庭成员，需要生理和心理双方面的调适。家庭成员要积极给予支持与呵护。

❶ 身体虚弱

在生产之后，产妇身体会变得很虚弱，需要好好调理。产后体虚是产妇最常见的症状，因为分娩时失血过多，会导致产妇气血两亏。其调养方法是用党参、黄芪、当归、麦冬、枸杞子、山药、桂圆、炒山楂、黑芝麻、干姜等熬粥让产妇食用，可以起到补充气血的功效。

有时会出现头晕

分娩之后，产妇的身体会很虚弱，有时候还会出现头晕现象。如果在分娩中大量出血，就更容易头晕。产妇出现了头晕状况，不要惊慌失措，只需要平躺一会儿即可恢复。

❷ 产后疼痛

产后疼痛是因为生产后子宫强直性收缩，本来已经缺血、缺氧的子宫就会产生疼痛感，一般会持续2～3天，不需要服用止疼药。虽然如此，还是有一些方法来缓解各种不同的产后疼痛的。

刀口疼痛： 如果出现刀口疼痛，就需要请医生仔细观察刀口是否有疤痕疙瘩。如果有，则可以局部敷药，

以此来减轻疼痛感；如果特别严重，就需要将疤痕切除，重新缝合伤口。

大腿疼痛： 如果孕妇采取的是剖宫产，在进行麻醉的时候损伤了神经根，手术之后就会出现大腿疼痛。在出现大腿疼痛的时候，产妇应该尽早去医院检查，观察是否是由于骨科疾病所致。如果是神经根被损伤，最好去看神经科医生，采用理疗或维生素B_{12}注射治疗。

尿痛： 如果出现尿痛，产后要保持会阴部的清洁，产妇要注意勤上厕所排尿，不要让尿液在膀胱里贮存太长时间。每次排尿的时候要尿干净，以免滋生细菌。剖宫产之后，不要一直赖在床上，要尽量下床活动，使得膀胱的肌肉功能能够尽快地恢复。

❸ 会阴疼痛

会阴侧切的产妇，产后可能会出现会阴疼痛的状况。在日常生活中要注意以下事项，可减轻疼痛：

产妇在休息的时候尽量平躺，这样能够减轻肌肉的压力。还可以在臀部和腰部放一个枕头，需要注意的是，要避免压迫到胸部。

喂奶的时候，产妇可以侧躺在床上喂奶，如果条件允

许，还可以坐在中空的垫子上喂奶。但是不要久坐不起。

保持会阴部的卫生和干燥，这是降低会阴部感染的重要措施。要确定产妇所有的洗浴用品都是干净卫生的，有条件的话，可以经常给产妇的洗浴用品杀菌消毒。

❹ 便秘

产后如果出现没有排便或者排便困难，并伴有疼痛感出现的状况，一般称之为产后便秘，便秘是产后常见病症之一。

产妇在生产之后应该及时地下床活动，不要长时间卧床，最初两天无法下床也应该勤翻身。在吃肉和蛋类的同时，也应该多吃一些膳食纤维较多的蔬菜和水果。这样可以有效地预防产后便秘。产妇的心情对预防便秘也很重要，只有保持乐观开朗的情绪，才能促进胃酸的分泌并帮助肠道的蠕动和食物的消化。出现便秘的症状也可以用食疗和药物来缓解，但要注意品种和剂量的选择，否则会对肠道造成伤害。

❺ 漏尿

漏尿就是尿失禁，对于产妇而言，只要腹部用力使腹部的压力增大就会产生漏尿。

漏尿发生的原因就是在怀孕和分娩的过程中，膀胱和尿道的支撑组织受损，导致位移发生。如果在产后不注意卫生和锻炼，很容易出现漏尿的症状。

如果产妇产后漏尿，可以经常做盆底肌肉操锻炼来增强盆底的肌肉张力，进而缓解或者治愈漏尿症状。每天可以做50～100次紧缩肛门和阴道运动，每次坚持3～5秒钟；或者坚持做2次仰卧起坐，每次10分钟；或者平躺在床上坚持做3次有规律的伸缩腿运动，每次10分钟。另外，在上厕所的时候采用蹲式排便也有一定的疗效。

❻ 小便困难

怀孕的晚期，因为增大的子宫和胎儿长时间地压迫膀胱，使其肌肉的张力下降。在分娩的过程中因为受到胎儿的挤压，其收缩力也降低了。所以虽然生产之后膀胱的压力减轻了，但是其肌肉功能下降，无法将其中的尿液排干净，这是小便困难的重要原因。

产妇一旦出现小便困难，首先要做的就是放松自己的心态，暗示自己这是产后的常见症状，不用担心。还可以轻压膀胱、用温开水熏洗外阴、在小腹上焐热毛巾或者打开水龙头用流水的声音加以刺激等方法，来刺激膀胱肌肉的收缩，促使其尽快排尿。

另外，排尿后仍需防止膀胱内有残余尿。检查的方法是产妇在排尿后，用力压耻骨上方的小腹部，感受是否还有尿意。如果仍有尿意，说明有残余尿，需用上述方法治疗一个阶段，直到恢复正常排尿为止。

为了尽可能避免产后出现小便困难，在产前就应该注意，减少怀孕期间对膀胱的压迫。同时尽量避免手术伤口的感染，产后的4～6小时就可以鼓励产妇自己下床排尿。

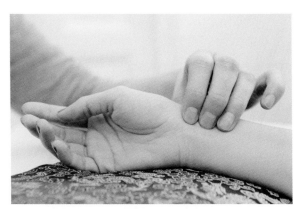

▲ 产妇产后漏尿严重或者小便困难，可到医院做系统性的检查。

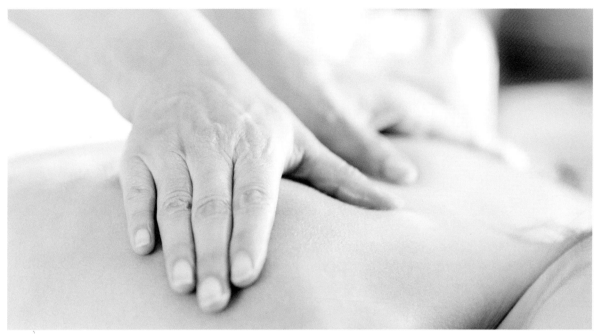

▲ 产后出现背部酸痛，可以用热敷、按摩或浸泡热水澡的方式来治疗。

❼ 背痛

产后腰酸背痛是很多产妇都会有的症状，很多产妇认为这只是产后疲劳引起的，其实并不完全正确，有些疼痛是生理性的，有些疼痛是病理性的，若不注意保护，可能会导致"月子病"。

产妇喂奶或者做家务时姿势不当

如果在喂奶或者做家务时姿势不正确，产妇的腰部就不能很好地放松，从而引发腰肌劳损产生疼痛。

所以产妇在进行喂奶和做家务时，注意经常调整姿势，在进行弯腰劳动时，动作不要用力，尽量轻缓，不要长时间使用同一个姿势，这样可以在很大程度上预防腰痛的发生。

产后过度劳累

生产之后，产妇的身体本来就很虚弱，还要照顾婴儿，这样很容易因为产后过度劳累引发腰酸背疼。而且在孕期，孕妇的骨关节会变得宽松，肌肉的韧带也会拉长，弹性下降。如果在产后不注意休息，骨骼和韧带就不能恢复而引发疼痛。所以，产妇应该多注意休息，不要过度劳累。

生理性缺钙

很多产妇产后背痛是由缺钙引起的。在孕期，孕妇的体内激素影响着身体的各个系统。孕妇的常规饮食不能满足母婴对钙的需求量，产后又坚持母乳喂养，大量的钙就会通过乳汁输送给婴儿，造成钙质流失严重，如果孕期和产后没有充分补钙，就会因骨质疏松引起腰疼。

产后子宫复旧不全

产妇产后，如果子宫出现后屈或者异常位移，体内支撑子宫的韧带就会因受到过度牵引而使部分神经受到压迫，进而出现腰酸背痛等症状，严重者，还会产生盆腔淤血。为了预防这种情况的发生，产妇就应注意卧床休息的姿势，不要长时间仰卧。躺的时候，经常变换姿势，避免长时间仰卧对子宫造成不良的影响。另外，还可以适当地在床上做腹部、四肢和盆底肌的保健操，这样有利于促进子宫韧带尽早地恢复正常。

⑧ 月经问题

分娩之后，产妇的内分泌会发生变化，并且妇女的卵巢功能还处于恢复期，在一段时间之内，月经不会来潮。但以此就认为产后不会排卵、不会来月经是非常错误的。

一般来说，产后不排卵的时间只有70天左右，有40%的人会在产后第一次月经来潮之前发生排卵。尽管有时候月经没有恢复，但是排卵已经开始，过性生活的时候就要注意采取避孕措施。

不同的人，产后月经恢复的时间也不一样，但通常是在产后半年左右才会恢复，有的产妇会因为哺乳而推迟恢复月经的时间。

⑨ 产后抑郁

产后抑郁是绝大多数产妇都会遇到的情况，既有生理原因，也有社会心理原因。

在妊娠期，孕妇的体内雌激素、黄酮体等激素分泌显著增加，其他的内分泌也有不同程度的变化。但是在生产之后，这些激素迅速减少，雌激素和黄酮体含量下降，进而导致产妇脑内和内分泌组织含量减少，影响脑部的高级活动。

另外，由于生理上的改变，产妇会变得更加敏感。她们会觉得自己受到了冷落。一向对自己疼爱有加的丈夫和公婆，现在注意力全部转移到孩子身上去了，心理上会有很大的落差。

还有的产后抑郁是因为产妇还不能适应母亲这一角色，当看到孩子哇哇哭闹个不停的时候会感到厌烦，对孩子也会变得失去耐心。

产妇患上产后忧郁最显著的表现就是情绪会出现很大的变化，会长时间的情绪低落、表情阴郁、流眼泪和哭泣，并经常感到心情压抑、郁闷，常因一点小事就大发脾气。

在很长一段时期内，多数时间情绪是低落的，即使其间有过几天或1~2周的情绪好转，但很快又陷入抑郁。同时，对日常活动缺少兴趣，感受不到愉快的新奇感，遇到事情的时候总是习惯朝坏处去想，看不到生活的希望，甚至会出现自杀倾向。

产妇一旦出现经常性失眠、头痛、身痛、头晕、眼花、耳鸣等症状，并且意志力逐渐下降，越来越害怕承担责任，基本上就是患上了产后抑郁症。家人一定要多关注产妇，并及时地送到医院治疗。

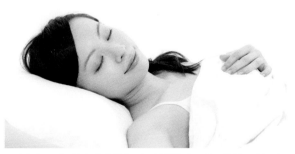

▲ 产妇如果感到疲惫就多休息；如果精神还好，尽可能地下床活动，促进恢复。

⑩ 产妇的其他情绪变化

经常有想哭的冲动

在分娩之后，产妇会经常产生一种想哭的冲动。有的是因为刚刚成为妈妈，内心的激动和喜悦之情已经很难用语言来表达；还有的可能是考虑到将来生活会发生很大的变化，担心自己难以适应，或者是担心在有了孩子之后，丈夫和家人对自己的关爱会转移到孩子身上。

产妇出现这种感觉时，可以多想一些在怀孕过程中的美好记忆，想象和憧憬自己跟孩子生活在一起的美好将来，这样可以减少负面情绪的影响。

不堪重负

在分娩之后，产妇的身体非常虚弱，需要安静地卧床休息，每天还要保证至少8个小时的高质量睡眠时间。但是产妇在休息之余还要担负起照顾婴儿的责任，很容易感到疲劳。

面对这种情况，产妇的家人应该主动承担家务和照顾孩子的工作，让产妇能够安心静养，保证充足的睡眠。产妇自己也要养成和婴儿一致的休息习惯，这样会增加休息的时间，尽快恢复体力。

容易情绪化

和孕期一样，因为体内激素的变化和心理上的巨大落差，会使产妇的情绪出现很大的波动。分娩之后身体上的疼痛感和行动不便，再加上产前产后家人对自己的态度和自我角色的转变，会使产妇出现兴奋、喜悦、担心、寂寞、焦躁等情绪。这样急剧变化的情绪非常不利于产妇的身体恢复。这个时候，产妇的家人不要因为产妇使命的完成而疏忽产妇，还要更细心地关心产妇的心理变化，及时进行开导。

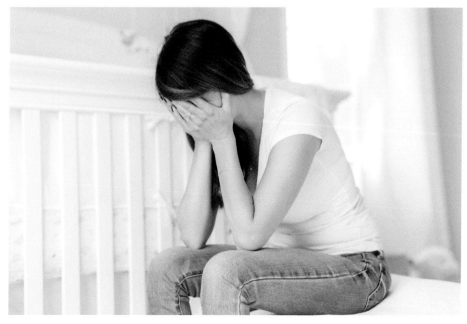

◀ 赶走产后抑郁，丈夫要多陪妻子说说话，帮她分担照顾婴儿的工作。

二 饮食保健

产妇生产的过程会消耗很大的体力，产后身体会比较虚弱。只有通过合理的进食，补充充足的营养，身体才可以尽快地恢复。

① 产后的饮食

生完孩子当天怎么吃

生完孩子，产妇都会觉得疲惫无力，第一顿可以食用荷包蛋、藕粉、蛋花汤、蒸蛋羹、红糖水等流质食物，也可以食用易消化的面食食物，比如糕点、面片、挂面、馄饨等。等到肠胃适应之后，第二餐就可以正常饮食了。

在我国的有些地方，在产妇生产之后有喝小米粥、红糖水、吃煮鸡蛋等风俗，是有一定道理的。因为在分娩的过程中失血太多，最好食用一些能够补血的食品。鸡蛋中含有丰富的蛋白质，红糖中含有很丰富的铁，二者都是产后滋补的佳品。但是每天食用的鸡蛋不能多于6个。小米中胡萝卜素、铁、锌、核黄素含量比一般的米、面要高，是产褥期的好食物，但小米粥不可太稀。

产后一周饮食

产后第一周的饮食以清淡、开胃为主，只有调养好胃口才能更好地吸收营养，不要一味地吃太多油腻的食物。油腻的食物会加重反胃反应，只会让产妇更没胃口。这样食用太多不容易消化的食物，超出了产妇肠胃的消化能力，不仅不能吸收营养，反而会加重肠胃的负担。所以开胃是产后第一周饮食的关键。

除了要促进产妇食欲，使食物易消化外，还要有利于产妇下奶，可选用稀粥、汤面、馄饨、面包、牛奶、豆浆等这些植物蛋白丰富的食物。

产后第一周可以多喝些小米粥，小米中铁的含量比大米高得多，B族维生素含量也高，对于产妇滋阴补血很有好处，能够帮助产妇尽快恢复体力。

总之，产妇的饮食要尽量多样化，荤素搭配、粗细混合才能帮助产妇更好地吸收营养。产妇除了三顿主食之外，还可以加餐2~3次。平时可以多食用瘦牛肉、鸡肉、鱼肉、青椒、萝卜、西蓝花、番茄、橙子、柚子、猕猴桃、香蕉、全麦面包、牛奶等食物。

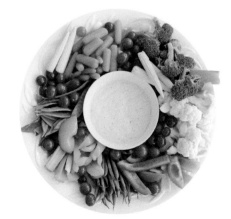

▲ 产妇的饮食，要以营养、清淡、易消化为原则。

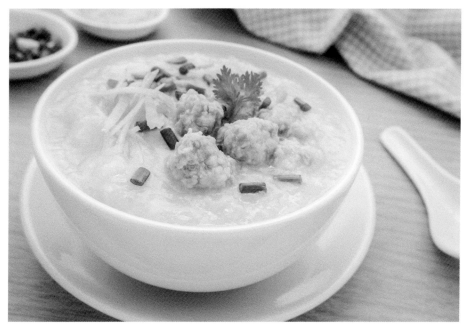

◀ 月子粥是非常好的产妇产后恢复的营养食品，既容易吸收，又能促进乳汁的生成。

❷ 产褥期的饮食原则

产妇在分娩之后，体力消耗非常大，身体的器官也需要时间来恢复，在产褥期，产妇补充营养显得尤为重要，在饮食上最好遵循以下三大原则。

补充足够的热量

进行母乳喂养的产妇每天大概需要3100千卡的热量，非母乳喂养的产妇每天需要的热量与之相比少500～700千卡。为了能够摄入充足的热量，米饭、鸡蛋、牛肉、猪肉、面包等要进行合理的搭配，只有这样，才能保障产妇的热量。

烹调合理

产妇的饮食要清淡、丰富多样。可以经常煲汤，但是避免使用油炸等烹调方式，这样才利于产妇消化。在做饭的时候要尽量将饭做软，便于产妇消化吸收。另外，产妇的饮食应该尽量避免放太多的调料，做菜喜欢放调料的家庭在产妇的产褥期要改掉这个习惯。

营养要丰富、均衡

要保证产妇的营养丰富、均衡，就要饮食多样化，充分地摄入高蛋白、水分、脂肪、矿物质和维生素等营养成分。

产妇的滋补原则

不要刻意控制饮食：很多产妇为了恢复体形会刻意控制饮食。处于哺乳期的妇女尽量避免节食，因为这样会阻碍脂肪、热量和水分的摄入，影响婴儿的哺乳和脑部发育。

喝汤有学问：产后妇女会喝各种各样的汤，但并不是所有的汤都对产妇有利。产妇不宜喝高脂肪的浓汤，要多喝有营养的荤汤和素汤，如鱼汤、蔬菜汤、面汤等，以满足母婴对各种营养素的需要。

防止脱发，保证睡眠：漫长的孕期会使妇女的头发营养供应不足，产后就容易脱发。产后妇女要从饮食中及时补充维生素、蛋白质和矿物质来帮助头发的恢复和生长。除此之外，由于产后身体处于恢复阶段，应该好好休息。

❸ 产妇不宜节食

分娩之后，产妇会明显变胖，很多产妇为了恢复苗条健美的身材，分娩之后就开始节食，这样做不仅不利于身体的健康，也不利于母乳喂养。

产后节食会影响婴儿的发育

分娩之后产妇需要充足的营养和充分的休息才能迅速复原。很多产妇担心发胖而节食，这样做是不对的。产妇增加的体重主要是水和脂肪，喂养婴儿的过程中这些脂肪可能还不够，还要从产妇本身所储藏的脂肪中来获取哺乳所需要的营养。如果盲目节食会使婴儿获取的营养不足，造成婴儿发育缓慢。

产后节食会影响产妇的身体恢复

产后产妇身体的调理离不开各种营养的补给。如果产后立刻节食减肥会造成腹肌的紧张，压力增加，造成盆腔内的韧带加压，导致子宫脱垂、尿失禁、便秘等症状。而且这些症状会长期伴随产妇，不容易痊愈。

怎样避免产后发胖

产后发胖是很多产妇都会担心的问题，这里有四种方法可以避免产后发胖，便于日后恢复健美的体形。

坚持母乳喂养：母乳喂养不仅能够促进婴儿的生长发育，还可以预防产妇产后发胖。因为母乳喂养能够促进乳汁的分泌，加快产妇身体内的新陈代谢，将体内多余的营养成分输送出来。

坚持合理的饮食：虽然孕期和产后都需要补充很多的营养，但是也要注意有节制地饮食。一日三餐，养成良好的饮食习惯，以高蛋白、高膳食纤维、低脂的食物为佳，多吃蔬菜和水果。

坚持合理的活动：顺产后的第3天就可以做一些简单的活动，例如洗脸、倒开水等；1个月之后，随着身体的康复，可以每天坚持进行体操或者健美锻炼，减少脂肪的堆积。

保证睡眠：产后的睡眠时间每天至少保证9个小时：晚上8小时，午休1小时。不宜睡得太多，否则会降低人体的新陈代谢，过剩的营养就会以脂肪的形式贮存起来而造成肥胖。

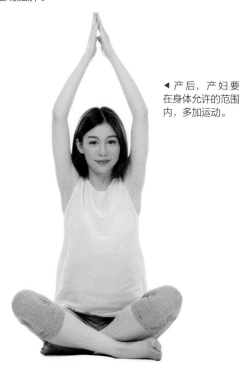

◀ 产后，产妇要在身体允许的范围内，多加运动。

初为乳母

正常足月新生儿，出生半小时内就可以吃奶，妈妈要提前做好哺乳的准备。一般来说，第一次哺乳时间越早越好。

❶早接触，早吸吮

早接触是指在婴儿出生后的半个小时内要和母亲进行一次亲密的皮肤接触，并且接触的时间不能少于半个小时。

正常分娩的婴儿，在剪断脐带之后就可以放在母亲胸前进行皮肤接触。婴儿刚出生还不能适应太大的温度变化，和母亲的皮肤接触可以保持皮肤的温度，感受到母亲的心跳，增加婴儿的安全感。

通过这种接触，可以刺激母乳的产生，增进产妇和婴儿之间的感情。

剖宫产的婴儿在分娩后也可以进行亲密接触，贴贴脸或者摸摸手都可以增进亲子关系。

一般早接触10～15分钟之后，婴儿就会主动地去吮吸乳头，这就可以被称之为早吸吮。这样做的目的就是让新生儿能够得到初乳，早吸吮可以刺激产妇分泌乳汁和子宫的收缩，减少子宫的出血量，促进子宫复旧。

乳头是婴儿的视觉标志，他能凭借本能找到乳头并开始吸吮，甚至还能听到"吧唧"的声音。即使这时候的乳汁非常少但营养成分非常丰富，尤其是免疫球蛋白的含量很高，可以增强婴儿的抵抗力。

对于很多产妇来说早接触、早吸吮是一个新事物，有的会认为婴儿很脏，所以不愿意接触。产妇在产前就应该做好准备，保持卫生，在生产的过程中护士可以协助将乳头擦洗干净。在进行早接触和早吸吮的时候，还要注意婴儿的保暖。

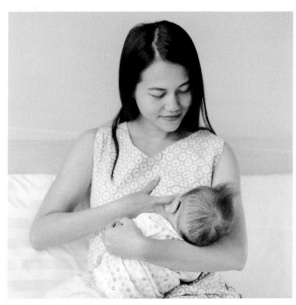

▲ 产妇产后要让宝宝早接触、早吸吮。

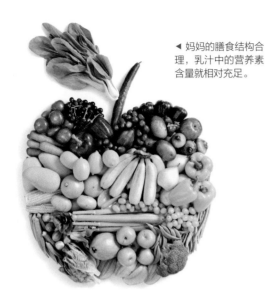

◀ 妈妈的膳食结构合理，乳汁中的营养素含量就相对充足。

❷ 怎样改善母乳质量

在母乳喂养的过程中，有的产妇会发现母乳质量并不是特别好，为此担心婴儿是否能摄入充足的营养。母乳质量不佳的产妇可以通过下列方法来改善母乳的质量。

多吃富含营养物质的食物

母乳是由产妇体内的营养转化而成，所以产妇必须多吃富含营养的食物。因为她不仅要满足自身的需求，还要满足乳汁分泌的需要。这些食物不仅要含有丰富的蛋白质，还应该含有足够的热量、脂肪、钙、铁、维生素等营养元素。

为了能够充分地补充这些营养元素，产妇就不能挑食，否则就会影响到母乳的质量。一般产妇每天应吃粗粮500克、牛奶250毫升、鸡蛋2个、蔬菜500克、水果250克、油50毫升和适量的肉类以及豆制品才能满足自身和母乳喂养的需要。

保持愉快的心情

乳汁的分泌受到中枢神经和内分泌的调节，不良的情绪会影响到这种调节作用，所以在哺乳期间，产妇应该尽量保持轻松愉快的心情。家庭成员也应该尽力地为产妇创造一个良好温馨的环境，促进母乳的分泌。

避免服用药物

很多药物都会通过母乳进入婴儿的体内，所以产妇在用药的时候一定要谨慎，最好是在医生的指导下用药。对于一些禁忌药一定要避免服用，例如：安定、麦角胺等。

❸ 正确的挤奶方式

挤奶之前，产妇应该彻底地洗净双手，之后采取自己舒适的姿势将接奶器靠近乳房。

挤奶时产妇应该将拇指和食指放在距离乳头2厘米的位置，两指相对，其他手指托住乳房。两指用合适的力度向胸壁下方按压。拇指和食指不能放在乳头上，必须按压在乳晕正下方的乳窦上，里面储存着乳汁，反复按压就可以挤出乳汁。每一次挤压的时间要3~5分钟，之后再去挤压另一个乳房。在婴儿刚出生的几日，为了挤出足够的奶，按压的时间可以稍长，以20~30分钟最佳。

对于乳房胀痛的产妇来讲，用手挤压会很困难，可以采用热瓶挤奶法，用一个容量为1升的大口瓶装满开水，几分钟之后倒掉开水，用毛巾包住瓶子并在冷水中冷却一下，然后将瓶口套在乳头上，注意不要漏气。等瓶内形成气压的时候，乳头就会被吸入瓶中并出现乳汁，等到乳汁停止下流的时候即可取下。

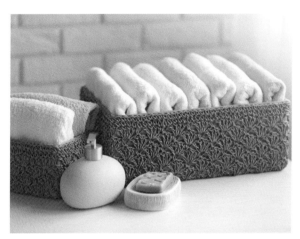

▲ 护理乳房最好用产妇专用毛巾，用后及时清洁，避免细菌感染。

❹ 哺乳期乳房的护理

分娩之后，乳房在2~3天内就会分泌乳汁。在还没有开始分泌乳汁之前需要对乳房进行护理。护理的目的在于清洁乳房，使乳腺管畅通、减轻奶胀、促进乳汁的分泌。对乳房的护理可以从以下几个方面进行。

准备工作

先准备一条大毛巾和两条小毛巾，还有清洁的纱布、爽身粉、甘油、温水和干净的胸罩。东西准备好之后先将手洗干净，在脸盆内倒入开水并放好毛巾。脱去上衣之后在胸部盖上大毛巾即可。

清洁乳房

清洁时先露出一侧的乳房，把毛巾浸水之后，按照顺时针的方向擦洗乳房，要从乳头开始向根部擦洗整个乳房。擦洗的时候动作一定要轻，多用温水清洗几次。再用同样的方法擦洗另一侧乳房。

热敷乳房

换一盆干净的热水，用大毛巾在乳房下6.6~9.9厘米处盖好。用湿热的毛巾盖住两侧的乳房，并保持水温。每隔1~2分钟就更换一次热毛巾，每次热敷8~10分钟即可，热敷的时候要避免烫伤。

按摩乳房

露出一侧乳房，用纱布包住乳头来吸收流出的乳汁。手上均匀地擦上爽身粉，然后放在乳房的根部，按照顺时针方向进行按摩，每次进行1~2分钟。在具体操作时，一手用于固定乳房，另一只手根据乳腺的位置由根部向乳头进行螺旋式按摩；双手放在乳房两边，慢慢地由根部向乳头挤压按摩。操作完成后用同样的方法按摩另一侧的乳房。

❺ 哪些情况不宜母乳喂养

虽然母乳是最适合婴儿的食品，但并不是所有的产妇都可以进行母乳喂养，当出现如下情况时，建议选用人工喂养。

母亲患有某些疾病

母亲患有活动性肺结核、肝炎、严重的心脏病、肾脏病、糖尿病、恶性肿瘤、精神病等疾病时，尽量避免母乳喂养。

如果母亲患有乳腺炎、腹泻、感冒、发热等急性病，应该暂停哺乳，定期将乳汁挤出，病愈后再恢复母乳喂养。

母亲正在服药或者接受放射性治疗

服药期间进行母乳喂养，少量的药物会通过乳汁进入婴儿体内，这时候婴儿的肝肾功能较差，很容易引起药物积聚的中毒。最好停药之后再继续母乳喂养。

其他情况

如母亲接触有毒物质、再次怀孕等。

生活起居

分娩时，产妇会消耗大量体力和精力，所以分娩后，家长要细心呵护产妇的生活起居，帮助产妇尽快复原。

❶ 产后的护理安排

产褥期的护理尤其关键，关系到产妇以后的身体健康，所以产妇和家人应该提前了解产褥期的护理知识，尤其是产后第一天的护理尤其重要。

观察产后的出血量

这是第1天最需要注意的问题。有的产妇因为不注意此问题甚至出现高危状况，所以要引起高度重视。一般来说，产后出血量大于500毫升即可判断为产后出血。产后出血的原因有很多，一般在产后2小时之内最容易发生，需要留在产房内继续观察。

争取休息时间

产后第1天最重要的事情就是休息，以确保尽快恢复体力。现在很多产妇和婴儿共处一室，产后3~4小时就要哺乳，加上婴儿的哭闹会使产妇的休息时间不够，所以尽量多争取休息时间。

尽快排便

产妇产后应该多喝水，尽快排出第一次小便。在生产的过程中，胎头的下降会压迫到膀胱和尿道，如果憋尿时间太长，会影响到子宫的收缩，导致产后出血。

进行初乳喂养

产后第1天会出现初乳，初乳含有大量的抗体，可以增强婴儿的抗病力，所以在初乳出现之后应该立刻喂给婴儿，这是奶粉无法取代的。

产妇何时可以下地活动

在分娩之后的1~2天，产妇需要卧床休息，这时候产妇不要随便下床活动，即使是要上厕所，也需要有家人的帮助和陪同，否则产妇很可能因为头晕而晕倒。一般来讲，产后1周都要卧床静养，在产后的当天可以下床走动，进行一些简单的活动。此时产妇可以在走廊和屋内来回走动，但走动时间不宜太长，以免产生疲劳。

为产妇提供一个静养环境

产妇在分娩之后需要一个安静的修养环境，空间不需要很大，但是一定要安静、整洁、舒适、光线好、空气新鲜。

在寒冷干燥的冬季，为了保持室内湿度，可以在暖气上放置一个水盆，来蒸发水汽；在炎热的夏天，要避免空调和电风扇的冷风直吹，不要长时间使用空调，早晚要定时开窗通风。

❷ 剖宫产产妇的护理要点

在剖宫产恢复的四个不同阶段，护理的重点各有不同。

产后6小时之内： 术后的产妇应该不要枕头，平卧，头偏向一边。去枕平卧可预防头痛，头偏向一侧，可预防误吸呕吐物。

产后6小时之后： 6小时之后产妇可以多喝便于排气的汤，来增强肠胃蠕动。糖类、黄豆、豆浆、淀粉类食物应该少吃或不吃，以防胀气。

产后1周： 多喝水。产妇有时会出现便秘和肿胀感，多喝水可以缓解这种感觉。产妇排气之后就可以进食半流质食物。

术后2个月内： 适当运动。可以尝试进行骨盆体操等运动，产妇可以先尝试收缩阴道的肌肉，然后将阴道上提，坚持10秒钟。如果无法坚持到10秒，可循序渐进地增长时间。

丈夫对妻子产后的护理

妻子在分娩之后，生理和心理都会发生很大的变化，丈夫应该理解这些变化，尽自己所能让妻子获取足够的休息时间，放松心情。

首先，要重视夫妻之间情感的交流。很多夫妻有了小孩之后，为了照顾孩子会变得非常忙乱，会因此忽略情感上的交流。长时间下去，双方会缺少共同语言，逐渐感到陌生，造成情感上的破裂。

其次，要给妻子创造一个清洁舒适的环境。有了孩子之后，家里会添置很多东西，看起来非常凌乱，这时候丈夫要尽可能将这些东西摆放整齐，不要随地乱放，尽量给妻子创造一个清洁舒适的环境。

最后，多鼓励妻子。刚刚成为妈妈的妻子有时候会在照顾孩子的时候出现差错，这时候千万不要埋怨妻子，多给妻子鼓励。

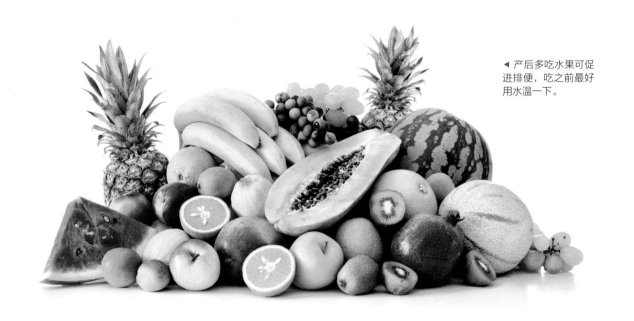

◀ 产后多吃水果可促进排便，吃之前最好用水温一下。

❸ 产褥期保健

产褥期产妇的身体虚弱，如果护理不当很可能给细菌可乘之机，发生感染，给产妇健康带来巨大的威胁。为预防产褥期感染，保持身体健康，产妇一定要注意以下几个方面。

注意休息，保证睡眠

产后产妇要注意休息，保证充足的睡眠时间，有助于身体的快速康复。产后产妇会因为兴奋、喜悦等情绪影响睡眠。这时候产妇的家人可以主动承担家务、帮助照顾孩子，睡眠不佳的产妇可以听一些轻柔的音乐来帮助入睡。

注意个人卫生

产后产妇应该保持个人卫生，改掉不良的卫生习惯。坚持每天洗脸、洗脚。尤其要注意会阴部的清洁，至少要保证早晚各清洗一次，其中的护垫和卫生巾要经常更换，避免滋生细菌。

有一些民间的说法认为在产褥期不能洗脸、不能开窗、不能洗澡等，这些都是不好的习惯，要遵循医生的建议，养成讲卫生的习惯。需要注意的是，产妇清洁所用的水最好是温水。

合理的活动

产褥期虽然是产妇恢复身体的阶段，但不等于卧床不动，完全不能活动。进行适当的锻炼和活动有助于身体的恢复。产后的头两天产妇可以卧床休息，排便的时候可以上厕所，经过2～3周之后就可以从事日常的活动，但要避免下蹲、弯腰等增加腹部压力的活动。

调节情绪

产妇要保持轻松愉悦的心情，这有利于自身的康复和婴儿成长，而且这种心态也有利于乳汁的分泌。

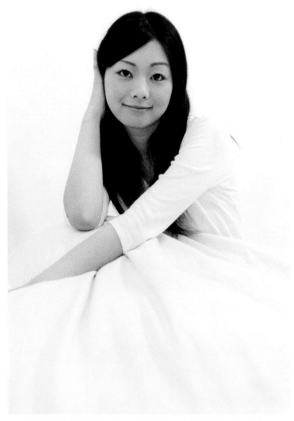

▲ 子宫完全恢复需要 42 天，在这期间，产妇要多在床上休息。

注意性生活和避孕

因为产褥期子宫还处于创面出血、易感染的阶段，所以要禁止性生活。产后恶露完全干净需要6～8周的时间，所以产后2个月内要禁止性生活。产妇恢复健康之后即可恢复性生活，但要注意避孕，以哺乳代替避孕的做法是没有科学根据的。

产褥期感染可能会危及产妇的生命安全，所以一定要引起重视，做好产褥期的护理工作。

❹ 重视产后检查

在产后的42～56天之间，为了检查产妇的身体恢复状况，需要进行产后检查。产后检查的项目包括：

体重：检查产妇的体重是否超重，如果体重过重，产妇就应该坚持运动，减少糖类和脂肪的摄入量，多吃高蛋白和富含维生素的食物。

血压：即使产妇在孕期的血压正常，在产褥期也要测量血压，以便及时了解产妇血压状况。

尿常规和血常规：孕期患有高血压疾病的产妇要做尿常规检查，而孕期患有贫血或产后出血的产妇要进行血常规检查。

盆腔器官检查：检查内容是查看会阴、产道、骨盆底肌等组织的恢复情况。此外，还要检查阴道分泌物，来判断是否存在子宫复旧不全或者子宫内膜炎等病症。

内科检查：患有并发症的产妇需要到内科检查病情的变化情况。例如，患有高血压的产妇应该检查血和尿是否正常，还要检查血压是否还在持续升高等。

产妇在分娩之后，身心都经历了巨大的变化，为了了解产后产妇的身体恢复状况，应该在1周之后到医院进行妇科检查，目的就是为了检查产妇的生殖系统有无异常，并对产妇进行健康教育和避孕方面的指导。

妇科检查的内容包括体重、血压、乳房和乳汁的分泌情况、会阴伤口的愈合情况、子宫的恢复情况、产后恶露和盆腔有无炎症、骨盆底肌肉的托力情况等。

孕期患有妊娠期高血压的产妇，在检查时要查看血压的恢复情况，如果还没有恢复正常，就应该进行治疗；孕期小便中有蛋白的产妇，则应该检查尿蛋白的恢复情况和肾脏功能；孕期患有贫血的产妇则应检查血色素，若仍贫血，需作进一步治疗。

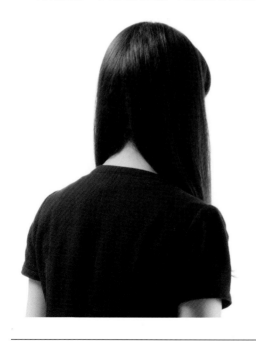
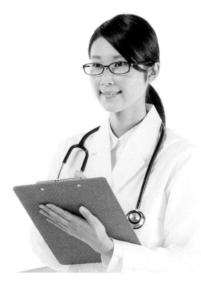

◀ 产后检查能及时发现产妇的多种疾病，避免产妇患病对婴儿健康造成的影响。

❺ 产妇的个人卫生

产妇要保持良好的卫生习惯，这是避免产褥期感染的一项重要措施。要经常洗澡、换洗衣物，保持身体的清洁和卫生。产后会有恶露的排出，每天要勤换用卫生巾或者护垫，保持会阴部位的干净卫生。

破除不良的卫生习惯

民间旧习俗认为：在产褥期间，产妇不能洗澡、洗头、洗脸、刷牙。这些都是不利于保持个人卫生的习惯。一个月不刷牙会对牙齿造成很大的伤害。

避免风寒

在洗完澡之后产妇不宜马上进入通风的环境，也不要对着风直吹，电吹风也不能使用，剖宫产的产妇最好在2周之后再开始洗澡。

清洁会阴

会阴部位不适合使用碱性的肥皂来清洗，在会阴侧切术之后，为了防止感染，产妇可以每天用温水冲洗会阴部位两次，使其保持清洁和干燥，并观察出血情况。每1次大小便之后，要用温水冲洗会阴部位。

预防便秘和痔疮

产后便秘可以在医生的指导下服用药物来排泄，而痔疮可以采用热敷来缓解症状，如果已经出现明显的痔疮肿胀，则需要在医生的指导下用25%浓度的硫酸镁热敷。

产妇应该怎样洗澡

分娩顺利、身体健康的产妇在休息好之后就可以正常洗澡，且要注意以下几点：

◎ 会阴部位没有伤口的产妇可以在10天之后进行简单的淋浴，而剖宫产的产妇则要在2周之后才能淋浴。

◎ 洗澡时，浴室的温度保持常温，天冷的时候要保证浴

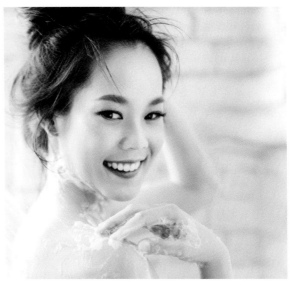

▲ 产褥期内，产妇是可以洗澡的，只是要注意保暖，避免受凉。

室的温暖和避风，洗澡的水温和体温差不多，保持在37~38℃之间即可。产妇千万不能用凉水洗澡，否则会造成日后腹痛和月经不调等问题。

◎ 产后半年都应该使用淋浴，不适合进行盆浴，避免脏水进入阴道引起感染。

◎ 洗澡的时间保持在5~10分钟即可，以免时间太长而受凉。100天以后可以适当延长洗澡的时间，想要进行彻底的个人清洗最好在3个月以后。

◎ 即使是在冬天洗澡，浴室温度和水温也不宜太高，否则浴室会产生大量的水蒸气，使原本虚弱的产妇站立不稳或缺氧而发生意外。

◎ 洗澡之后应该马上擦干身体，穿好御寒的衣物。如果头发湿了可以用毛巾包起来，避免头部着凉。在头发完全晾干之前不要睡觉，否则很容易导致头痛。

⑥ 产妇的大小便护理

大小便失禁

自然生产的产妇如果会阴部位完全裂伤，就会引起盆底组织严重裂伤和提肛肌、肛门括约肌的断裂，严重者可伸展到直肠壁，从而引起大小便失禁。

产妇大小便失禁，可从预防和治疗两方面综合考虑。就预防来说，产妇及其家人可以从以下几方面做起。

◎ 进行适量的运动。一般在分娩后第2天，产妇即可下床活动，有助于小骨盆的血液循环，并改善局部肌肉张力。

◎ 产后不要经常做下蹲的姿势，更不要提举非常重的物品，以免增加腹部的压力，还要避免进行重体力劳动。

◎ 多喝水，并以流质食物为主，增加体内的水分含量，便于排尿排便。

◎ 多做盆底肌肉的锻炼，例如经常进行缩肛练习和提臀练习，每天进行2～3次，每次坚持5分钟，这样可以促进尿道功能尽快恢复。

◎ 注意饮食的粗细搭配，多吃新鲜的蔬菜和水果，保证

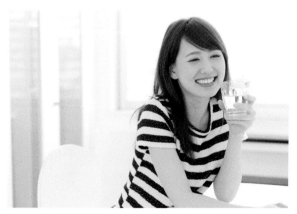

▲ 产后要多喝水的，尤其母乳喂养的妈妈，促进血液循环，预防便秘。

摄入足够的水分和膳食纤维，促进排便。

◎ 保持轻松愉快的心情，不要因大小便失禁而过分紧张、担心。

产后应尽快恢复产前的排便习惯。一般3日内一定要排一次大便，以防便秘；产后妈妈，不论大便是否干燥，第一次排便最好用开塞露润滑粪便，以免撕伤肛管皮肤而发生肛裂。

⑦ 怎样处理产后恶露

在对恶露进行处理之前，产妇需要清洁双手，用消毒纸由阴道向肛门擦拭消毒。每一张消毒纸只能使用一次，在使用过后马上换新的。

消毒纸和药棉医院都会配置，如果会阴部位有伤口，在擦拭的时候要尽量轻地触碰伤口部位。

每天要定时更换卫生巾和内衣内裤，按照医嘱服用药物，保持会阴清洁。

⑧ 产后恶露何时干净

产后的前3～7天，恶露是血性恶露，和月经非常相似，颜色鲜红，并带有小血块出现，量也很大。但是1周之后就会变为浆液性恶露，血量减少，颜色逐渐变淡，等到2～4周之后就会变成白色恶露，量越来越少，颜色也越来越淡。一般来说恶露会持续4～6周的时间，然后渐渐消失。

如果超过时间还有恶露，或者是红色恶露持续时间过长，有臭味且有子宫压痛，就应该考虑是否为子宫复旧不全，应及时确诊就医。

如果产后的第2周还有血性恶露，伴随着难闻的气味，也应及时到医院检查。

❾ 应对产后疼痛

手脚疼痛

产后在手腕和手指关节处会经常出现疼痛感，这主要是由于产妇在哺乳期间，身体的激素和内分泌会发生很大的变化，肌肉的弹性和力量会有所下降，关节松弛，进而导致关节疼痛。

如果此时产妇没有得到充分的休息就开始从事家务劳动，就会让脆弱的关节和肌肉因负担过重而出现疼痛。如果产妇在产褥期使用冷水或受寒也会加剧疼痛感。

产后的脚痛则经常发生在脚跟部，这是因为产妇没有尽早下地活动，脚部的脂肪垫发生退化，在行走中承受不了身体的重量和行走的压力。

针对手脚疼痛的两种原因，产妇可以从以下两方面进行预防：

◎ 注意休息，不要做太多的家务，尤其是不要从事增加手腕负担的活动。在照顾婴儿的时候，可以请家人帮忙，不要让所有照顾婴儿的工作都由自己承担，同时避免接触冷水。

◎ 要尽早下床活动，这样就可以防止脚跟脂肪垫的退化。同时产妇也要注意控制自己的体重，调节神经系统功能，以此来改善睡眠质量。

如果产妇已经出现了手脚疼痛，可以采用自我温灸、热敷、按摩等方法来缓解疼痛。

颈背酸痛

有的产妇在哺乳时会经常感觉颈背酸痛，随着哺乳的时间延长，疼痛感会越来越明显，这就是所谓的哺乳性颈背酸痛。主要是由三方面原因引起的：产妇哺乳姿势不对，产妇的生理因素和职业影响，自身疾病的影响。

了解了颈背酸痛的病因之后，就可以做出相应的预防措施了。在哺乳的时候，产妇要注意纠正不良的姿势和习惯，不要长时间地保持同一个姿势。可以趁着哺乳，将头向后仰或者左右转动，晚上睡觉时也不要长时间地保持同一种睡姿。

▼ 产后进行一些关键肌肉的锻炼，如腹横肌，有助于缓解产后疼痛，促进恢复。

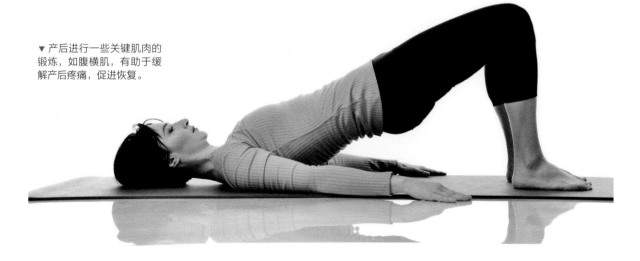

腰腿疼痛

因为在分娩的过程中，骨盆的韧带受到了损伤，产妇在产后会出现腰腿疼痛的症状。

如果分娩的时间过长、胎儿过大，或者用力不当、姿势不良，或者产后太早地劳动，没有得到充分的休息，都会使受损的韧带增加负担，引起周围组织的粘连等，进而导致腰腿的疼痛。

当受损的韧带还没有完全恢复时，负重下蹲、太早进行剧烈运动等也会产生腰腿疼痛。此外产后不注意休息，长时间保持同一个姿势站立或坐立，也会使腰部的肌肉感到疲劳。

诱发产后腰腿疼痛的原因还有产妇本身的疾病，例如颈椎病、腰肌劳损等，一般疼痛的部位都在下肢的两侧，有时候还会出现下肢沉重、酸软等症状。

缓解产后腰腿疼痛的主要方法还是要多休息，加强营养的补充，不要长时间保持同一个姿势，并且坚持每天都进行腰部锻炼。

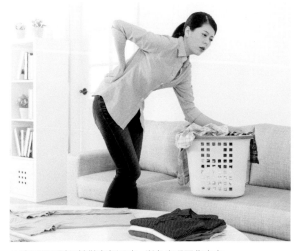

▲ 产后不可过早地做家务活动，以免出现腰背疼痛。

关节酸痛

产后关节疼痛的原因主要有两点：一是因为产后气血虚弱，关节肌肉得不到充足的营养；二是因为产后大量出汗，扩张的毛孔容易受到风寒的侵袭，气血运行不畅。

针对产后关节疼痛出现的状况，可以利用食疗或者药物来进行医治。可以多喝鸡汤。取一只去除毛和内脏的老母鸡和桑枝60克，用布包好后加水炖烂，汤汁变浓稠之后加入适量的调味品服用即可。也可以取100克葱白、9克苏叶、6克桂枝，用水煎好后加入红糖水一起服用，每天1次，坚持服用3~5天。病情严重者应及时到医院检查。

⑩ 产后失眠

很多产妇在分娩之后，成为母亲的喜悦、兴奋和身体的疼痛都会导致她们睡眠时间减少，时间长了就会演变成失眠。这对于产妇恢复身体和哺乳都是不利的，产妇在失眠之后，可以从以下几方面来调节。

◎ 要有乐观的心情，对婴儿的哭闹不要感到烦躁，让其变为妈妈的幸福感。

◎ 产后要充分休息，合理饮食，补充营养，尽快恢复体力。

◎ 产后要养成良好的睡眠习惯，最好保持和婴儿一致的作息时间。

◎ 产后要尽早下床活动，注意锻炼身体。但在睡觉前不要进行锻炼，这样会使身体呈现亢奋状态，不利于睡眠。

◎ 躺在床上半小时之内无法入睡，可以做一些其他的事情来转移注意力，直到出现疲惫感。

如果经过以上方法调节之后还是难以入睡或者睡眠质量不高，可以请教心理医生，并进行适当的药物治疗。

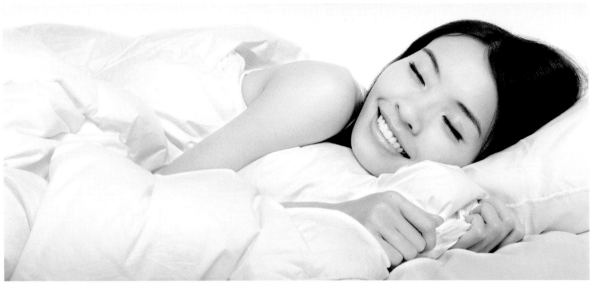

▲ 家人对患有心脏病和高血压的产妇的护理要细心、谨慎。

⑪ 特殊产妇的护理

妊娠合并心脏病产妇的特别护理

产妇如果患有I级心脏病，产后1周就可以完全恢复正常。如果产妇患有II级心脏病，产后病情很可能加重，严重者还会出现心力衰竭。

对有心脏病的产妇来说，分娩就是一场考验，在分娩时，每一次的宫缩都会将400～500毫升的血液排出子宫来促进血液循环，这样心脏的负担就会加重。在产妇用力将婴儿分娩时，产妇的血压会升高，肺部的压力变大，氧气的消耗也增多，如果得不到充分的补充，产妇就会出现缺氧的症状。

当婴儿分娩之后，子宫突然缩小，原来胎盘之间的血液循环会突然停止进入到母体，也会加重心脏的负担。

上面所有的原因都会导致有心脏病的产妇病情加重。患有妊娠合并心脏病的产妇很容易在产后的24～48小时之内出现心慌、胸闷、气短等症状，此时需要住院观察，直到心脏功能完全恢复至正常状态之后才能出院。

妊娠合并高血压产妇的特别护理

妊娠合并高血压的主要症状是血压高、尿蛋白和水肿。这是因怀孕而引起的疾病，一般分娩之后就会消失。但是重度妊娠合并高血压的孕妇在分娩之后会出现肾脏损害，尿蛋白会持续很久，甚至还会引起慢性肾脏疾病。

患有此类疾病的产妇在分娩之后一定要注意饮食和休息。家人要严密观察，如果出现症状应尽早送到医院治疗，避免造成永久性伤害。

此外，患有此类疾病的产妇如果再次怀孕，还有可能再次患病，甚至加重病情，因此患者一定要注意避孕，防止再次怀孕。

⑫科学坐月子

居室环境

产妇的生活环境要求干净、整洁、舒适。室内的温度最好保持在22~24℃之间，不管是在冬天还是在夏天，室内温度最好维持在这个温度范围，这样既不会太冷，也不会太热。而湿度则以50%~60%为宜。

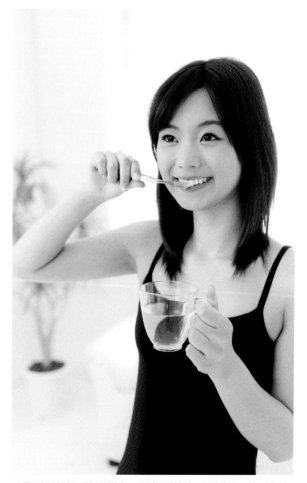

▲ 月子期间刷牙最好用温水，牙刷要足够软，预防伤害牙齿及齿龈。

产妇的房间光照条件要好，但是又要避免阳光直接照射在产妇和婴儿身上。此外，要经常开窗，保持室内空气的流通。在开窗通风的时候，产妇和婴儿可以暂时到别的房间，避免直接吹风。保持空气的新鲜除了换气之外，还应该减少过多亲友的探视，不要在室内吸烟。

产妇的穿着

产妇的衣服要以宽松舒适为主，内衣一定要合体，不宜穿太紧的衣物。衣服太紧会对身体产生挤压，造成人体不适。另外，产妇一定要记得穿袜子，避免脚部受寒，还可以适当地使用腹带来保护腹部。

注意个人卫生

产妇要注意个人卫生，衣服要经常换洗，并保持会阴的干燥和清洁。

产妇还要注意口腔卫生。很多产妇坐月子期间不刷牙，这样很容易导致口腔里的细菌繁殖，严重者还会出现牙龈炎、牙周炎等病。因此，新妈妈在每次饭后都应注意及时刷牙漱口。需要注意的是，漱口的时候最好用温开水，刷牙的时候最好选择软毛牙刷轻柔地刷动。

多喝水

产妇可以多喝山楂红糖水、益母草冲剂和其他的汤类食品，这样便于尽快将恶露排出体外。

合理运动

顺产的产妇在分娩6~12小时之后就可以下地活动；产后第2天就能在室内走动，进行产后保健操的锻炼；产后的第2周就可以进行胸膝卧位锻炼来预防子宫后倾。剖宫产的产妇在当天也可以下床活动，但是进行保健操的锻炼要等到伤口愈合之后才能进行。

产妇尽早地下床活动有助于产后体力和身体的恢复，还能够增加食欲、帮助消化，预防多种产后疾病。

五 产后恢复运动

一般来说，正常的活动在产后的12～24小时即可开始。顺产的产妇在产后第2天就能进行常规锻炼，可以根据自身的身体状况开始进行简单的运动。但是在活动的过程中不要让产妇产生疲劳感，一般一次活动的时间保持在15分钟左右即可。随着身体逐渐康复，锻炼的时间也可以适当延长。

❶ 产后的常规锻炼

骨盆肌肉的锻炼

骨盆肌肉的锻炼可以分为两种，一种是卧式训练，一种是立式训练。

卧式训练：产妇靠近床沿仰卧，将臀部放在床沿上，然后将双腿挺直伸向空中，并且不要让脚着地，期间用手抓住床沿，防止滑倒。之后将双腿并拢，再慢慢地向上身靠拢，保持膝盖的直立。等到双腿举到身体上方的时候，用手抓住双腿向腹部靠拢，之后慢慢放下，恢复到仰卧的姿势。

立式训练：产妇将双脚分开站立，收缩两半侧臀部肌肉。然后收缩肛门括约肌，使阴道往上提。长期训练可以改善阴道松弛状态，加强阴道的收缩功能，进而提高性生活的和谐度。

在进行此项锻炼的时候需要注意，产后每天可以进行2～3次的锻炼，每次锻炼15分钟左右即可。

腹部锻炼

进行腹部锻炼时，产妇要仰卧在床上，并将手放在肩膀上。然后进行深呼吸运动，产妇先深吸一口气使腹部膨胀，再轻呼气用力收缩腹部的肌肉。这样就可以有效地锻炼腹部。

上肢锻炼

进行上肢锻炼时，产妇可以平躺在床上，并将两腿稍稍分开，两臂平伸，和身体保持直角。然后慢慢抬起两只手臂，在抬起的过程中要注意保持肘部的平直。等两只手碰到一起之后再慢慢放下。

此项锻炼可坚持1个月，每天早晚可以各进行1次，每次坚持20～30分钟，坚持锻炼有助于恢复双臂和腿部的力量。

下肢及腰背锻炼

产妇平躺在床上，两手放在身体的两侧，和身体保持一定的距离，使身体呈现出弓的形状。

这项锻炼可以视产妇的身体状况而定，一般也要坚持锻炼1个月，每天可以进行2次下肢和腰背锻炼，每次锻炼的时间在15～20分钟为宜。如果产妇不能一次坚持那么长时间，可以分组完成。每一组坚持30秒左右，每一组中间的休息时间为10秒左右。如果1次无法坚持很长时间，可以逐步增加，等到身体完全适应之后再逐渐增加时间。

臀部的锻炼

在进行这项锻炼时，产妇需要平躺在床上，弯曲双臂和膝盖，用肘部和足部的力量来支撑，使身体向内翘起骨盆部，在抬头的过程中，用力收缩臀部即可。

这项运动需要从产后的第4天坚持到第6周末，每天可以进行2次，每次坚持5～10分钟即可。这样锻炼的目的就是恢复臀部的线条，减少脂肪的囤积。

肛门及阴道肌肉的锻炼

这项锻炼需要产妇平躺在床上，大腿并拢，双腿交叉，用力收缩肛门和阴道的肌肉。将肌肉提起后坚持15秒左右后放松，再重复之前的动作。

恢复局部曲线的运动

头颈部运动：产妇仰卧在床上，全身放平，手脚伸直，将颈部抬起，尽量向前屈，使下颌贴近胸部，重复10次，每日1次。做此运动时注意不要牵动身体其他部分。这样可以收缩腹肌，使颈部和背部肌肉得到舒展。一般产后3天即可开始。

胸部运动：产妇平躺，手放在身体两侧，将双手向前直举，双臂向左右伸直平放，然后上举至双掌相遇，再将双臂向下伸直平放，最后回前胸复原，重复5～10次；盘膝坐在床上，双手紧握脚跟处，头向后仰，做30次。

腹部肌肉收缩运动：产妇平躺，两手掌交叉托起胸后，用腰部及腹部力量坐起，用肘部碰脚面两下后再慢慢躺下，重复做5～10次，待体力增强可增加到20次。此项锻炼可以增强腹肌力量，减少腹部赘肉。

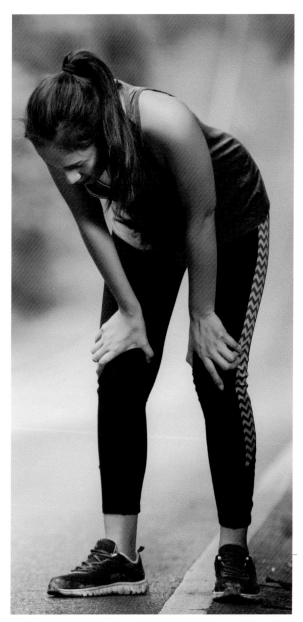

▲ 由于身体恢复有限，产妇暂时不能做剧烈运动，只能做一些促进身体恢复的舒缓运动。

❷ 剖宫产产妇应该怎样锻炼

剖宫产后，轻缓的动作和恰当的锻炼能帮助产妇加速产后的恢复。在征询医生意见后，产妇可以进行一些腹部的锻炼。

巩固肩部锻炼

剖宫产后产妇可能会变得耸肩、驼背，下意识地保护腹部的伤疤。除了身体变化带来的这些可能，如果产妇还有很多不良的姿态习惯，从怀孕到生产的这段时间里，会变得更严重。在练习的时候，背部要挺直坐在椅子上，抬头挺胸，将双臂侧举起，肘部弯曲成90°角，手臂要保持恰当的角度，将前臂向前弯曲，置于面部正前方，尽可能地靠近面部，肘部抬起，保持肩胛骨收紧，慢慢地重复做6~8次。

抱起婴儿锻炼

在婴儿出生后的前3个月，产妇在抱起孩子的时候要特别注意，以免背部受到伤害，或者拉伤伤口。

通常情况下，产妇可以单膝跪地，在试着抱起孩子的时候，尽量靠近婴儿，然后举起他，抱紧他。收紧腹部的肌肉，让腿部紧张受力。

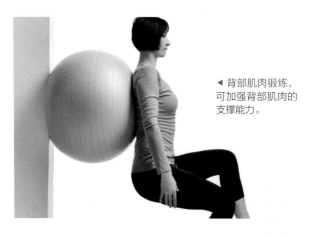

◀ 背部肌肉锻炼，可加强背部肌肉的支撑能力。

肌肉再训练

健身球是产后锻炼的很好道具，这种健身球可以帮助产妇很好地进行肌肉锻炼。简单地坐在健身球上，摆动骨盆进行练习，能使背部肌肉重新得到训练，让背部的肌肉更加紧实。

产后保健操

身体健康的产妇在产后24小时之后就可以下床活动，身体虚弱的产妇可以适当推迟下床活动的时间。下面介绍几种产妇保健操。

表2-1 产褥期保健操

运动名称	具体方法	运动时间	作用
呼吸运动	仰卧，两臂直放于身旁，先深吸气，腹壁下陷，然后呼气	4个8拍	可以运动腹部、活动内脏
抬腿运动	两臂直放于身旁，双腿轮流上举和双腿并举，与身体保持直角	4个8拍	加强腹直肌、大腿肌肉力量
缩肛运动	仰卧，两臂直放于身旁，先深吸气，腹壁下陷，然后呼气	4个8拍	锻炼盆底肌肉
腰背运动	仰卧，髋和腿略放松，分开稍屈，尽力抬高臀部及背部，使之离开床面	4个8拍	增强腰和臀的肌肉力量

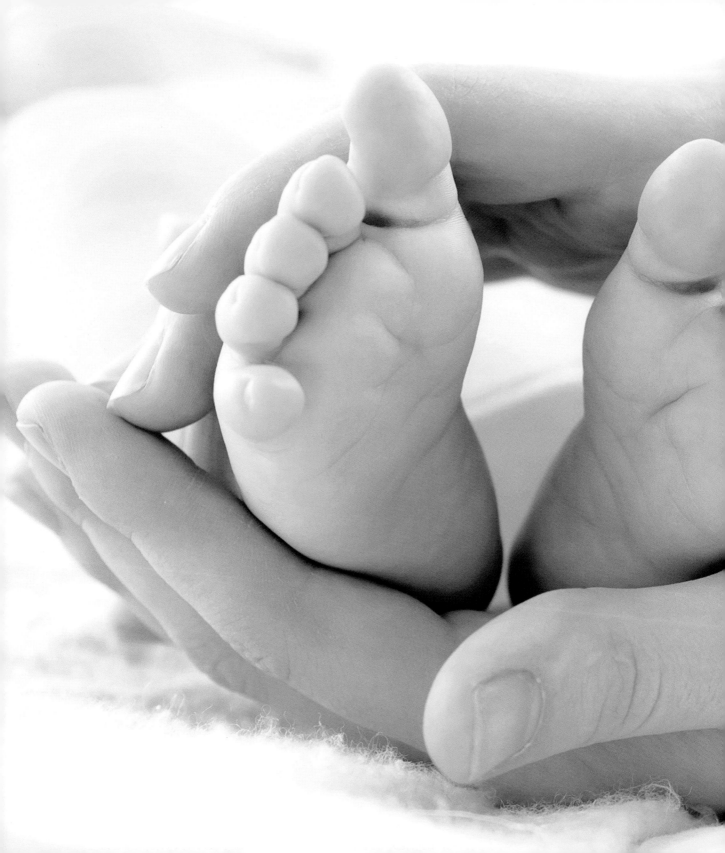

第三章

新生儿的护理

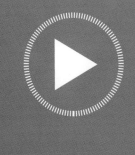

新生儿在这一个月内，
身体和功能发育还没有完全成熟，
还不能完全适应外面的环境，
父母要做好新生儿的日常护理工作。

新生儿的生理及发育特征

新生儿是指的是出生后满约一个月的婴儿。在这一阶段，孩子的体格标准、生理特点、外观特点、发育情况、发育规律、特有的反射等，均要符合新生儿健康标准。

❶ 新生儿的体格标准及大小便情况

新生儿的体格标准

体重： 足月的新生儿在出生时的平均体重为3000克左右，男孩比女孩略重一点。在出生后第1周，体重会略有下降，10天内即可恢复正常，这就是生理性的体重下降。

身长： 新生儿出生后身体的总长度为49~50厘米，男孩要比女孩长一点。

头围： 男孩的头围平均值为34.4厘米，女孩为34.01厘米。

胸围： 男孩的胸围平均值为32.65厘米，女孩为32.57厘米。

除了这四个方面之外，新生儿头顶中央的囟门为长菱形，非常平坦，有时候还能看见搏动。这时候父母要好好保护宝宝的囟门，避免碰撞。

大小便情况

新生儿的大便情况： 新生儿在出生后的12个小时之内就开始排出墨绿色的大便，称之为胎便。如果在出生

后一天还没有出现胎便，则应该谨防先天性肛门闭锁或先天性巨结肠症。

新生儿的胎便在产妇开始哺乳后的3~4天内就可以排干净，大便的颜色会逐渐变成黄色。通常情况下，进行母乳喂养的新生儿大便较多，1天排便3~5次。有的新生儿甚至在每次喂奶之后都有大便排出，偶尔会出现黏液或绿色大便。只要新生儿的吃奶和睡眠正常就不必担心。

进行人工喂养的新生儿排便次数较少，有的2~3天才会排便1次，而且排出的大便颜色淡黄。

新生儿的小便情况： 新生儿在出生时，肾的发育基本完成，但仍不成熟，表现为滤过能力和凝缩能力较差，所以尿的颜色清亮、淡黄。

在出生后的12个小时之内新生儿会产生第1次排尿，如果24小时内还没排尿，就要送医就诊。

如果新生儿的尿液很少或者很少排尿，就要考虑是否喂奶不足或者水分流失过多，只需要增加哺乳，或者让新生儿喝红糖水即可好转。

❷新生儿的生理特点

新生儿的生理特点包括呼吸、循环、睡眠、泌尿、体温、血液、体态等7个方面。

呼吸特点

新生儿的呼吸运动是靠膈肌的升降来完成的，比较明显，但是呼吸的频率非常快，可以达到40次/分钟，和成人的呼吸量大致相等。在出生后的前2周，新生儿的呼吸频率变化很大，父母不必为此担心。如果婴儿的呼吸已经少于20次/分钟，或大于80次/分钟，就应该及时就医。

睡眠特点

刚出生的婴儿，每天的睡眠时间会在20小时以上，随着婴儿的不断生长发育，每天的睡眠时间会减少到16~18小时。这时候婴儿一般采用仰卧的姿势睡觉，因为这种姿势对他们来说是最舒服的，而且其睡眠时间是不分昼夜的。

泌尿特点

新生儿正常的尿液颜色应该是微黄色，不会染在尿布上，很容易清洗干净。如果尿液颜色太深，染在尿布上不易清洗，就应马上去做尿液检查。

体温特点

新生儿出生后体温先是下降，然后会慢慢回升，在24小时之内，体温会达到甚至超过36℃。此时最适合婴儿的环境温度被称为中性温度，当外在的环境温度超过了婴儿自身调剂的范围，就会导致婴儿的体温过高或过低。

血液特点

新生儿的血液特点和结扎脐带的时间有关。如果在5分钟后结扎脐带，则婴儿的血容量会从78毫克/千克上升到126毫克/千克。此外，新生儿的血象也和结扎脐带的时间相关。结扎较晚的婴儿红细胞数量较高，白细胞的数量则会在3天内高达18×10^9个/升，但是随后就会逐渐下降。

体态特点

新生儿的神经系统还没有发育完善，当婴儿的某个部位受到刺激之后，全身都会发生反应。婴儿在清醒的时候始终双手握拳，四肢屈伸，做出一副防卫的姿态。受到刺激之后，婴儿的四肢会突然伸直并全身抖动。

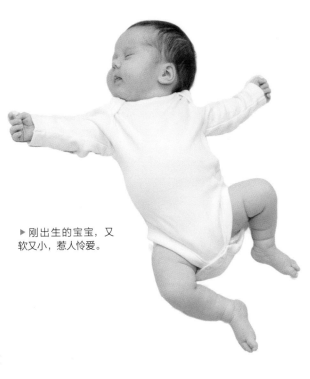

▶ 刚出生的宝宝，又软又小，惹人怜爱。

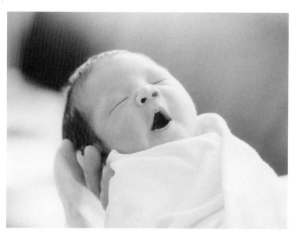

▲ 一般新生儿都是上身比下身长，而且头比较大。

❸ 新生儿的外观特点

新生儿的生理特点包括皮肤、眼睛、鼻子、口腔、耳朵、胸部、生殖器以及胎脂与胎毛八个方面。

皮肤

新生儿的皮肤上会出现胎脂、黄疸和水肿等现象，这些都是正常的现象，会随着新生儿的发育而逐渐消失。还有很多胎儿的背部、臀部、腰部等部位的皮肤上也会出现青记、红斑、血管瘤等"胎记"。

眼睛

婴儿出生后第1天眼睛紧闭，有时会睁开一只眼睛。难产出生的婴儿球结膜的下边会出血，在几天后会消失。

鼻子

新生儿的鼻梁很低，并且很容易发生弯曲和歪斜，但并不会影响鼻子的外观。

口腔

新生儿的口腔黏膜非常柔软，在4~6周之后会在口腔的上颚长出黄白色的小点，俗称马牙，等到出生1~2月之后就会自动脱落。

耳朵

耳朵的外形、大小、坚硬度受遗传因素的影响，一般耳软骨较硬的新生儿成熟度较高。

胸部

呈圆柱形，在与左边的肋软骨交接的地方会出现串珠。在出生后的4~7天会出现乳腺增大，2~3周之后就会消退，不要用手挤压。

生殖器

新生儿出生后会出现不同程度的阴囊和阴部的水肿现象，几天后会自动消失。如果是男孩，两边的睾丸会下降；如果是女孩，自出生5~7天后会有白色的黏液从阴道中流出，并有少量出血，会持续2周，这就是俗称的假月经。

胎脂与胎毛

胎脂是指新生儿出生时，皮肤表面覆盖的一层白色脂质物。有的新生儿全身都有，有的只出现在脸上和手上等个别部位。

胎脂对新生儿无害，不仅能够为婴儿提供一道预防细菌感染的天然屏障，还能逐渐被皮肤吸收。如果在皮肤的褶皱中有大量的胎脂，可能会刺激婴儿的皮肤，引发皮肤病，所以需要及时清理干净。在清洗褶皱内的胎脂时，动作一定要轻柔，避免擦伤婴儿娇嫩的皮肤。

胎毛是指在新生儿出生时身体各部位出现的一层黑色的毛发。有的胎儿只出现在头上，但是也有的新生儿会出现在身体的其他部位。父母不必为此担心，这些胎毛很快就会被磨掉。

❹新生儿发育情况

1 周发育情况

胎儿从出生的一刻起到满月被称为新生儿。新生儿在刚出生时皮肤发红，体温很低，头发湿润地贴在头皮上，四肢蜷缩，双手紧握，哭声非常响亮。新生儿正常的体重在2500~4000克之间，身长在46~52厘米之间，头围约34厘米，胸围比头围略小1~2厘米。

此时婴儿的脸部会轻微发肿，眼皮很厚，鼻梁也很扁，几乎所有的婴儿都是一个模样。这时候婴儿的哭声不大，平均每分钟呼吸40~50次，在出生8小时之内的体温会在36.8~37.2℃之间。此时婴儿的视力有限，能看见东西的范围在15厘米以内，妈妈可以将脸凑到婴儿面前，让其看清楚自己。

医生会叮嘱产妇在婴儿出生后的半小时或者1小时就给新生儿喂奶，婴儿第1次吃奶就叫做"开奶"。喂奶的时间最长不要超过6小时，这样有利于促进乳汁的分泌和子宫的收缩，帮助婴儿尽快排便，预防黄疸疾病。

2 周发育情况

出生2周的新生儿正在逐渐适应新的环境。在出生第1周的时候，因为哺乳量不足，所以新生儿的体重会出现略微的下降，一般不会超过400克，这种现象被称为"生理性体重下降"。

到了第2周，随着哺乳量不断增加，新生儿的体重会慢慢回升到出生时的体重。如果10天以后，新生儿的体重仍在继续下降，就要及时就医诊治。

新生儿有时会出现无意识的拥抱反射，在受到较大声音的刺激时，新生儿的四肢会下意识地向胸前合拢。随着宝宝的不断生长发育，其对肌肉控制能力也会增强，能逐渐转变成为有意识的行为。

3 周发育情况

新生儿在出生3周后，各种条件反射都已经逐步完成。

这时候如果妈妈用一根手指轻轻地接触到宝宝的掌心，宝宝就会紧紧地握住妈妈的手指不放松。

如果新生儿正因为饥饿而哭闹时，妈妈将其抱到胸前之后，其头部就会很自然地张开嘴巴，左右摇摆，在妈妈身上寻找乳头。这时候的新生儿已经能很熟练地掌握吮吸乳汁的方法。

当妈妈将手放在新生儿的眼前达到一定的距离之后，新生儿的眼睛就会跟着转动。此时宝宝已经能和母亲对视，但是不能坚持太长时间。当成功与宝宝对视的时候，妈妈给自己的宝宝一个微笑，或轻轻呼唤宝宝的名字都能让其感到快乐。

4 周发育情况

经过3周的生长发育，新生儿即将满月了，看着婴儿出生1个月的生长过程，初为人母的妈妈们虽然会感到疲惫，但是看着孩子一点点成长，内心依然充满了幸福。

即将满月的新生儿颈部力量已经有所加强，可以趴在床上，以腹部为支撑，将头稍微抬起，还能左右转动。如果父母将新生儿抱到自己身上坐着，宝宝的头还会出现短暂的直立。但是时间不宜过长，以免婴儿感到疲劳。此时婴儿控制肌肉的能力有所加强，四肢动作更加协调。

新生儿在第4周已经初步形成自己睡觉、吃奶和排便的习惯，一般宝宝在夜里的睡眠时间可长达4~6小时。

⑤ 新生儿生长发育规律

现在随着受教育程度的提高和知识的普及，父母都掌握了不少关于孕产妇的知识，只要婴儿的生长和标准有些许的出入，就会认为婴儿是否有什么疾病，为此父母会经常焦躁不安，有必要讨论一下新生儿的生长发育规律，包括体重、身高、头围和前囟的发育规律。

体重的发育规律

新生儿的体重发育和很多因素都有关系，在1个月之内，体重增加1千克是很正常的。婴儿出生时的体重在一定程度上影响着满月后的体重。一般来说，婴儿出生时体重越大，满月后体重相对越大；出生时体重越小，满月后体重相对越小。

有一个计算婴儿体重标准值的公式：出生体重（千克）+（月龄+1）×70%。这种方法算出的是一个平均数值，出生时体重较大的婴儿在满月之后的实际体重会超过平均值。

一般情况下，新生儿的体重每天都会增加30~40克，平均每周增长200~300克。按照公式计算出来的平均值是代表新生儿的整体状况，只要个体新生儿在正常的数值范围之内，或者误差很小就无须担心。

此外，还有一种情况父母也没有必要担心，有的新生儿的体重会在前几天减轻400~500克，这就是"生理性体重下降"，1周之后就会恢复正常。

身高发育规律

身高和遗传、营养、环境、疾病、运动等因素关系密切，现在随着医疗水平的提高，新生儿的身高普遍都有增长，但是个体的差异还是明显存在的。

新生儿的平均身高为50厘米，个体的差异值在0.3~0.5厘米之间，而且男女婴儿的身高之间也存在0.5厘米左右的差距。在新生儿即将满月时，身高通常会增长3~5厘米。

头围发育规律

新生儿头围的平均值是34厘米，在满月前后会增长2~3厘米。总体上头围的增长速度在出生后的半年以内较快，但总量变化不大。从新生儿到成人，头围的变化不会超过20厘米。在测量头围的时候，最好请专业的医护人员来测量，以免因父母测量方法不当而出现误差。

前囟发育规律

新生儿前囟门的斜径平均为2.5厘米，如果新生儿的前囟门小于1厘米或者大于3厘米，就应该引起重视。

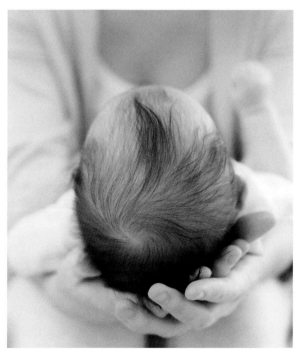

▲ 婴幼儿颅骨结合不紧，后囟最迟出生后 6 ~ 8 周闭合，前囟在 1 岁 ~ 1 岁半闭合。

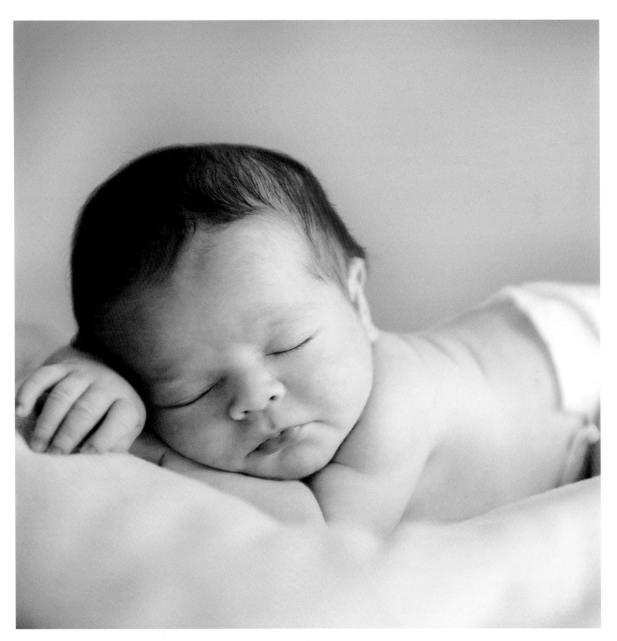

▲ 一般的小宝宝满月之后都有抬头的欲望，但肌肉无力，抬头幅度并不大。

⑥ 新生儿特有的反射

新生儿出生之后就具有一些本能的反射活动，通过这些反射活动，可以判断出新生儿的机体和神经系统功能是否正常。在新生儿出生后会出现吸吮反射、拥抱反射、握持反射、坐立和行走反射等特有的反射活动。

吸吮反射

吸吮反射是人类和所有的哺乳动物天生就具有的反射能力，属于无条件反射。当母亲用乳头或者手指碰触新生儿的嘴唇时，婴儿会出现口唇和舌头的涮洗蠕动，这就叫吸吮反射。一般这种反射会在出生后3~4个月逐渐消失，被主动的进食活动所取代。但是在睡眠状态下，新生儿还是会出现自发的吸吮动作。

拥抱反射

拥抱反射属于非条件反射，是新生儿最具有防御性的反射活动，通常在新生儿的姿势突然改变或者是受到外界的声音刺激之后出现。多表现为双臂向外展开，手指伸开；上肢屈曲内收呈拥抱状，有时还会伴有啼哭。

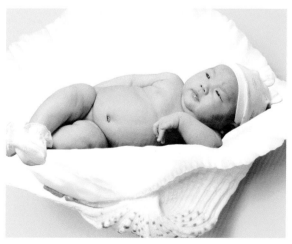

▲ 新生儿天生喜欢吸吮，妈妈可以多培养宝宝的吸吮意识。

握持反射

当母亲的手指放在新生儿的手心，并轻轻地按压手掌，就会刺激其产生握持反射，将手心中的手指紧紧地抓住不放。正常的握持反射会在2个月左右逐渐消失，这是新生儿自我保护的反射之一。

坐立与行走反射

有的新生儿能够支撑自身的重量，在外力的帮助下会出现直立反射。对于具有直立能力的新生儿来说，当他们的脚部接触到支撑物之后就会自动踏步，一般都会先迈左脚，再迈右脚，就像散步一样，有的还能坚持10步左右。这就是新生儿的坐立和行走反射。

⑦ 新生儿的感觉训练

新生儿的视觉训练

对视法：这是最基本的视觉能力训练。当妈妈注视新生儿时，新生儿也会专注地看着妈妈的脸，眼睛会变得明亮，显得非常兴奋，甚至出现手舞足蹈的情况。

迷你手电筒法：除了父母的脸之外，新生儿对有光亮的东西也非常感兴趣，所以可以使用迷你手电筒来训练新生儿的视觉反应。

静态玩具法：可以给新生儿准备一些线条比较简单的图画，最好放在距离新生儿眼睛20厘米的地方。

动态玩具法：新生儿的眼睛很少能专注地注意前方的东西，总喜欢左顾右盼。此时父母就可以拿一些玩具在婴儿的眼前晃动，并与婴儿的眼睛保持15~20厘米的距离。

新生儿具有敏锐的视觉能力，他们可以看到周围的事物，有的还能记住图形和不同的人脸，喜欢鲜艳的颜色及动的物品。

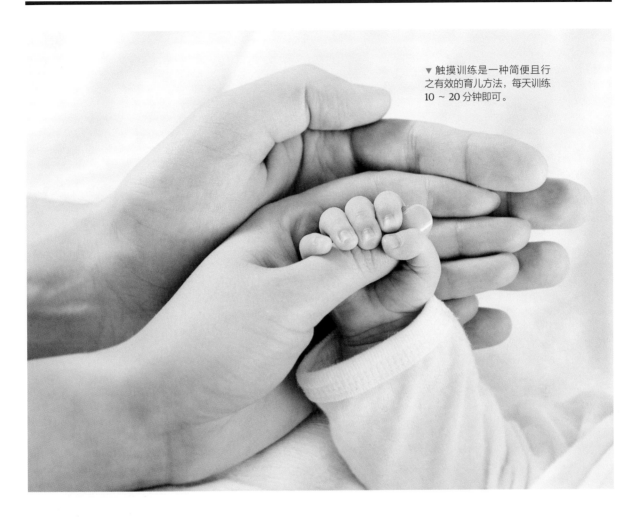

▼ 触摸训练是一种简便且行之有效的育儿方法，每天训练 10 ~ 20 分钟即可。

新生儿的触觉训练

　　抚摸新生儿：抚摸能够让新生儿觉得安全、舒适和满足，还能进行母子之间的交流，让婴儿放松心情。

　　分辨材质：接触不同材质的物品，可以让婴儿熟悉不同的材质。

　　感受温度：在不同的杯子中装上不同温度的温水和凉水，让新生儿来感受不同的温度。

新生儿的嗅觉训练

　　闻植物的味道：可以带着新生儿到花园或者植物园中接触不同的植物，熟悉花草树木的味道；也可以在家中定期更换不同香味的花草。

　　闻生活用品的味道：将新生儿的沐浴用品，如香皂、爽身粉、香水、洗发水等，让新生儿闻一闻，这样可以令其对这种香味产生初步的印象。

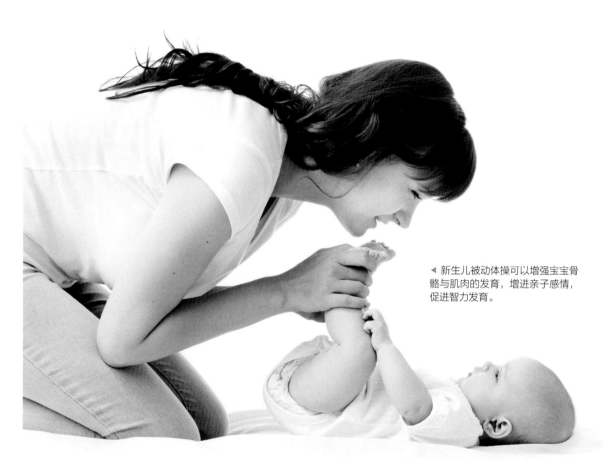

◀ 新生儿被动体操可以增强宝宝骨骼与肌肉的发育，增进亲子感情，促进智力发育。

⑧ 新生儿可做哪些运动

新生儿的运动来源于两部分，一是原始的反射活动，坐起和行走反射就是典型的例子，这部分的因素在2个月之后会逐渐消失；二是后天运动能力的培养，例如抬头、翻身、爬行等。对于第二点，父母在生活中可以有意识地培养新生儿的运动能力。

户外活动

户外的阳光、空气有利于新生儿的健康，可以在温暖的晴天将其抱到户外晒阳光，呼吸新鲜的空气。到户外的时间最好固定在每天的同一个时段，并坚持20～30分钟。随着新生儿的生长，可以适当增加在户外活动的时间。

利用母子游戏进行锻炼

在进行游戏的时候，可以播放轻松优美的音乐。妈妈仰卧，双腿弯曲，将新生儿放在膝盖上进行前后晃动，帮助新生儿进行体操锻炼。

❾ 新生儿需要哪些特别护理

新生儿需要以下7个方面的特别护理。

保暖

新生儿在进行检查时一定要注意保暖，尤其是在冬天，室内的温度应该保持在24～25℃之间，这样新生儿就可以通过血管的变化来维持正常的体温。这种温度有利于新生儿的生长发育。

预防感染

在每次护理之前都应该先洗手，以免手上的细菌感染新生儿娇嫩的皮肤。患有传染性疾病的医护人员不能接触新生儿，如果新生儿不幸发生传染病，应该马上隔离并接受治疗。

皮肤护理

给新生儿洗澡的时候要选择没有刺激性的婴儿专用香皂，洗完之后要用柔软的毛巾将身体上的水分吸干；可以在皮肤的褶皱里面涂上少量的香粉；每次换完尿布之后，要用温热的毛巾将宝宝的臀部擦干净。

五官护理

新生儿的五官也需要特别护理，不要经常挖新生儿的外耳道和鼻孔。新生儿的口腔黏膜非常细嫩，很容易造成擦伤而感染，不能经常擦洗。

穿衣

新生儿的衣物要坚持柔软宽松的原则，旧衣服会更适合新生儿，但是一定要洗干净。穿好衣服之后不能将衣物扎得太紧。还要注意给新生儿保暖的同时也不能让其穿得太多。

睡眠

新生儿每天需要16个小时的睡眠时间，每次睡眠的时间大约是50分钟，在这50分钟之内，浅睡和深度睡眠各占一半。每天都要保证新生儿足够的睡眠时间。

排泄

新生儿在出生后的12小时之内就会排便，颜色为深绿色，没有臭味，3～4天之后排完。判断粪便是否正常的标准就是颜色，母乳喂养的宝宝粪便呈黄色，人工喂养的宝宝大便为淡黄和土灰色，混合喂养的宝宝大便为黑褐色。如果出现了其他颜色或者大便和水一样，而且有异味出现，就应该立即就医。

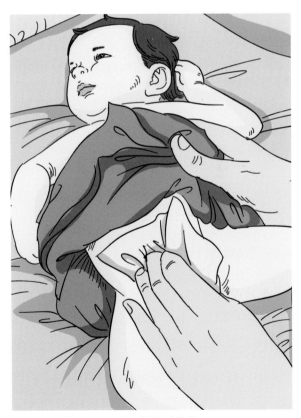

▲ 新生儿身体很娇弱，父母一定要细心护理。

宝宝的喂养

> 母乳是宝宝最好的食物，一定要尽量让宝宝在一岁之内喝母乳。如果乳母或新生儿不具备母乳喂养的条件，就要进行人工喂养。无论是母乳喂养、人工喂养还是混合喂养，都要方法得当，才能让父母和宝宝都少吃苦头。

❶ 母乳是最好的食物

随着新生儿的生长发育，母乳的营养成分也会发生变化，与新生儿需要的营养元素相适应。最适合新生儿的食物是母乳，母乳喂养的优点是无可比拟的。这是因为：

◎ 母乳的营养成分会与婴儿的生长发育需要的营养元素相适应，所以初乳是最适合喂养新生儿的食品。

◎ 母乳中含有丰富的蛋白质和脂肪，容易被婴儿消化吸收。母乳中含有婴儿成长所需的乳糖，这是其他乳制品不能取代的。

◎ 母乳中含有抗感染的活性白细胞、免疫抗体和其他免疫因子，尤其是初乳中含有的大量免疫球蛋白。这些免疫物质就像抗生素一样，可以避免发生肺炎等疾病。

◎ 母乳喂养能够增强母亲和婴儿之间的感情交流，对于稳定婴儿的情绪和健康发育有重要的影响。在进行哺乳时，两人的肌肤相亲是最好的情感交流方式。

初乳、前乳与后乳

初乳是指产后5天之内分泌出来的乳汁。初乳中含有丰富的蛋白质和其他的营养物质，所以比较黏稠。一般初乳的量很少，但是其中的免疫球蛋白能够增强婴儿的抗病能力。

前乳是指开始哺乳之前的乳汁，颜色是淡黄色，就像水一样，其中含有丰富的蛋白质、乳糖、维生素、无机盐和水分。

后乳是指每次哺乳结束之后的乳汁，颜色也呈淡黄色，其中的脂肪含量很充足，能够补充能量。

喂乳方法

摇篮抱法喂乳：这种姿势需要母亲用肘关节的内侧支撑婴儿的头部，让婴儿的腹部可以紧紧地贴住母亲的身体。因为乳房露出的部分很少，母亲可以用另外一只手来支撑住乳房，方便婴儿吮吸。这一种方法是最简单易学的，也是新妈妈最常用的一种姿势。

足球抱法喂乳：这种姿势是将婴儿放在母亲身体的一侧，用手臂支撑住婴儿的背部，并且将婴儿的头部和颈部放在母亲的手上。这种姿势对腹部的压力很小，非常适合剖宫产的母亲。

侧卧抱法喂乳：这种姿势需要母亲侧卧在床上，让婴儿和母亲面对面，并将其头枕在手臂上，这样婴儿的嘴就能和乳头保持水平。哺乳过程中可以用枕头垫在母亲的后背，这样母亲就可以一边哺乳一边休息。这种姿势也非常适合剖宫产的母亲，尤其是会阴切开的母亲，能减少疼痛感。

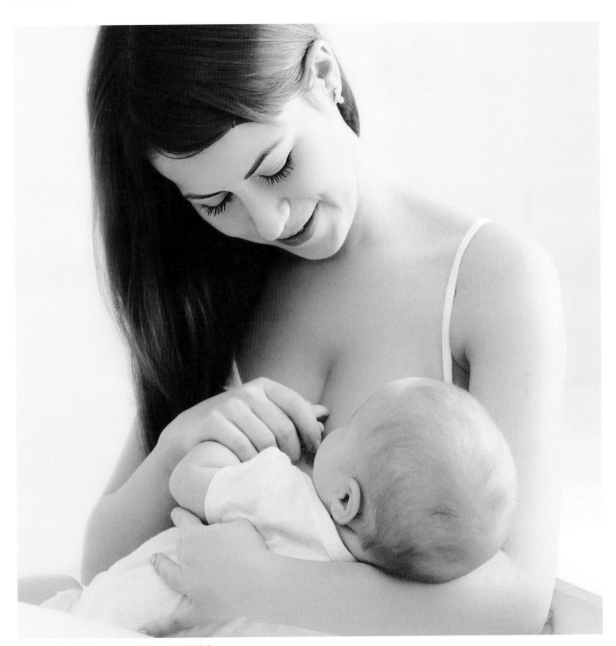

▲ 母乳喂养的婴儿，免疫力更强，身体更健康。

❷ 奶粉的选择

在进行人工喂养时，奶粉的选择非常重要。现在市场上有各种各样的奶粉，在选择奶粉的时候主要有以下几种标准供父母参考。

根据宝宝的年龄阶段进行选择

不同年龄阶段的宝宝，所需要的奶粉配方是不一样的。通常宝宝的年龄阶段可以划分为半岁以内，半岁至1岁以内，1~2岁，2岁以上等。宝宝在生长期，不同年龄阶段的宝宝消化吸收能力不一样，所需要的营养比例也不一样，所以在选择奶粉的时候要根据宝宝的成长需要来选择合适的奶粉。

成分越接近母乳越好

现在的奶粉成分基本都很接近母乳的成分，只是在少数成分和数量上有所区别。根据国家标准，半岁以内的奶粉中，蛋白质的含量必须满足12~18克/100克，3岁以下的婴儿奶粉中蛋白质的含量要达到15~25克/100克。乳清蛋白和酪蛋白的比例为6：4是蛋白质的最佳比例，也是最接近母乳成分的。

检查包装

现在市场上以袋装和灌装的奶粉为主，在包装上都会有奶粉的配方、性能、适用对象、使用方法等说明，此外还要有厂名、厂址、生产日期、保质期、执行标准、商标、净含量、配料表、营养成分表及食用方法等内容。这些说明内容要一应俱全，如果缺少以上的任何一项尽量避免购买。如果是袋装的奶粉，可以用双手挤压一下，查看是否存在漏气现象，如果漏气、漏粉或袋内根本没有气体，最好不要购买。

注意手感、颜色和口感

袋装的奶粉可以用手去捏，如果手感松软，像流水一样就是合格的产品；如果摸起来有结块，则说明已经变质。罐装的奶粉可以利用摇动罐体来判断，如果有结块、出现撞击声则说明奶粉已经变质。

购买奶粉之后，可以将奶粉倒在白纸上，观察奶粉的颗粒及颜色。如果奶粉颗粒均匀、颜色呈乳黄色，则说明是质量不错的奶粉；如果奶粉中呈白色或者面粉状，则说明其中含有淀粉物质。

此外，好的奶粉在冲泡之后没有结块、液体呈现乳白色，奶香浓郁，如果很难冲开，没有奶香或者有其他特殊香味，则说明奶粉质量很差。

选择信誉和售后服务较好的商店

正规的奶粉生产商都会在包装袋上注明咨询热线和网址等服务信息，便于消费者咨询。通常大型的超市和商场是购买奶粉的最佳地点，出现质量问题可以找到便利的解决渠道。

❸ 冲泡奶粉的正确方式

冲泡之前要清洁双手，为奶嘴和奶瓶消毒

清洁双手时一定要用肥皂或洗手液搓洗30秒，再用流动的水冲干净即可。在对奶嘴、奶瓶进行消毒的时候，要先放在沸水中煮5~10分钟。

调好水的比例和水温

根据奶粉包装袋上的说明来调配，不能随意改变浓度。奶水浓度过浓或过稀，都会影响宝宝的健康。如果奶粉浓度过高，宝宝饮用后，会使血管壁压力增加，胃肠消化能力和肾脏的排泄能力难以承受，容易造成肾功能衰竭；如果奶粉浓度太稀，会导致蛋白质含量不足，引起营养不良。

正确地晃动奶瓶

将奶粉放入奶瓶中之后要轻轻地左右摇晃，不能上下摇晃，这样会产生大量的气泡或者让奶粉堵住奶孔。在选择奶嘴的时候，应该选择弹性较好的材质，6个月以下的婴儿最好选择圆形的奶嘴。

奶粉的存放要注意

已经冲泡好的奶粉，在未被婴儿接触的情况下，常温存放不能超过2个小时，若放在冰箱的冷藏室也不能超过24小时；喂养婴儿吃剩下的奶粉则应该马上丢弃，不能长时间存放。

还要注意，冲泡好的奶粉不能再进行加热，那样会使奶粉中的蛋白质、维生素等营养元素的结构发生变化，失去原有的营养价值。

奶粉多久喂一次，一次喂多少

在婴儿生长发育期间，喂奶的次数、间隔的时间和每次喂奶的数量有很大的差别。一般按容量来计算，奶粉和水的比例为1∶4；按重量来计算，奶粉和水的比例为1∶8。一般婴儿每天所需要的奶粉量可以用婴儿体重的千克数×（100~120）毫升计算出来，每天摄入的奶粉总量不要超过1000毫升。

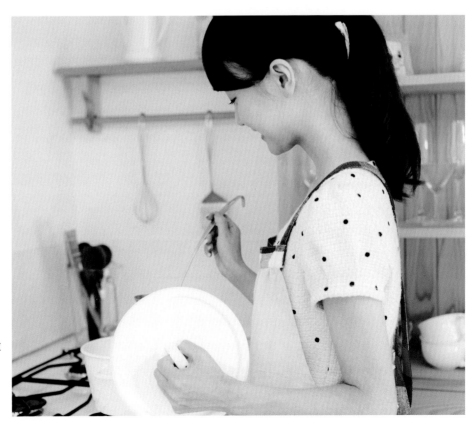

▶ 冲奶之前，最好将奶瓶放在开水中煮一下消毒。

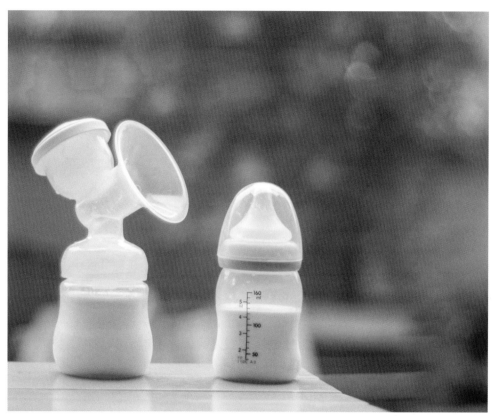

◀ 好的奶瓶应该不易
刮伤、好清洗、装母乳
可隔水加热、加温不易
起化学变化。

❹ 奶具的选择

奶瓶是每个宝宝的必需品。现在市场上的奶具品种繁多，很多父母不知道到底哪一种更适合自己的宝宝，还有的家长认为随便买一种都可以给宝宝喂奶。奶具是宝宝进食的主要工具，如果选择得不好，宝宝容易产生抗拒心理，所以选择奶具很重要。父母在选购奶具的时候要注意以下几个方面。

奶瓶的选购

父母在选购奶瓶的时候，首先要查看奶瓶的透明度怎么样。好的奶瓶透明度很好，能够清晰地看到奶的容量和状态。另外，奶瓶的瓶身上最好不要有太多的图案和色彩。

其次，要检查奶瓶的硬度如何。一般好的奶瓶硬度都很高。父母用手捏一捏就可以感觉出来，太软的材质遇到高温后容易变形。

最后，要查看奶嘴的基部。宝宝在吸吮的时候，嘴唇会抵住奶嘴的基部，因此，这一部位的设计将直接影响宝宝对奶瓶的好感度。目前市场上有一种宽口径的奶瓶，是根据母亲的乳房来设计的，柔软且宽大的基部近似于母亲的乳房，比较适合刚出生不久的宝宝。

奶嘴的选择

奶嘴是奶瓶最重要的部分，现在市场上的奶嘴大多用硅胶制成，这种材质更接近母亲的乳头，软硬适中，可以促进宝宝的唾液分泌，容易被宝宝接受。

奶嘴的开口有不同的形状，例如十字孔、圆形孔，还有一孔、两孔、三孔等。选择奶嘴孔要根据宝宝的年龄来选择，一般刚出生不久的宝宝适合圆形孔，这样奶水能够自动流出，流量也不大。而十字形奶嘴孔则适合3个月以上的宝宝，此时宝宝能够根据自己的力量来调节吸奶量。

年龄比较小的宝宝应该选择奶嘴孔小一点的奶嘴，年龄较大的宝宝则可以选择奶嘴孔稍大的奶嘴。具体的判断方法就是在奶瓶里加水，然后把奶瓶倒过来，观察水的流量。一般情况下，大小适中的奶孔，每秒钟会渗出2滴左右，如果是水流状，则表明奶孔过大。

⑤ 怎样给新生儿喂水

新生儿的新陈代谢非常旺盛，需要多补充水分。按照婴儿的体重来计算，平均每千克需要120～160毫升的水量，比成人的需水量还大，并且对喝水还有一定讲究，最好是给其喂白开水。

很多父母会用饮料来代替白开水给婴儿补水，这是非常错误的做法。

即使是最天然的果汁，其中的蛋白质和脂肪含量都是很有限的，维生素也会在加工的过程中遭到破坏，所以果汁中的营养成分没有想象中的高。第二，饮料中含有很多添加剂，其中还有大量的糖分和电解质，喝下去之后会在婴儿的体内长时间停留，对婴儿娇嫩的胃部产生强烈的刺激。所以在婴儿需要补水时，最好的就是白开水。

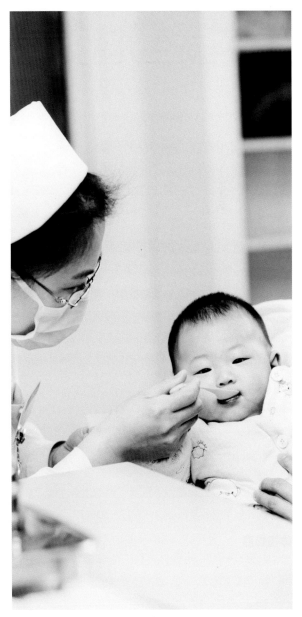

▲ 给新生儿喂水，最好选择白开水。

新生儿的日常护理

新生儿虽小，可是样样都不能少，衣食住行，每一样都不容小觑。穿衣、脱衣、呵护脐带、洗澡、换尿布、按摩、剪指甲……新手妈妈可以边学习，边实践。

❶ 新生宝宝应接受的常规检查

血液筛查

血液筛查的目的就是诊断新生儿是否患有先天性的甲状腺功能低下和苯丙酮尿症。一般采用足部抽血的方法来获得血样，在新生儿出生3~7天就可以进行。为了增强检查的准确性，必须要经过6次以上的哺乳之后才能采取血样。

注射乙肝疫苗

每个新生儿都有可能被乙型肝炎病毒感染，所以必须注射乙肝疫苗。一般在出生后的24小时之内就要进行一支肌肉注射，等到1个月和半岁以后再分别打一支即可。但是如果婴儿出现发热症状，则不适合注射乙肝疫苗。在注射完成后要在场内休息15~30分钟。

体格检查

新生儿在出生后的12小时之内要进行全面的体格检查，通过体格和神经肌肉系统来准确地判断胎龄。

测量：测量的内容包括身长、头围和体重。这些测量的数据可以帮助医生来判断胎龄，还会提示一些疾病

的可能性。

检查心肺系统：婴儿正常的呼吸为40~50次/分，腹式呼吸，声音略粗，心率平均100~150次/分。

检查股动脉搏动：检查时两边要同时进行，将两边的搏动强度进行比较。如果搏动很微弱，则很可能存在主动脉闭锁或者左心室畸形，要进一步进行诊治。

检查肌肉骨骼系统：检查时让新生儿仰卧，并弯曲髋关节和膝关节，发育正常的婴儿的股部可以完全伸到检查的桌平面上。如果不能，则表明可能患有先天性髋关节脱位，当股骨头滑到髋臼时能听见响声。

❷ 脐带的护理

脐带的护理可以分成两个不同的阶段，即脐带脱落之前和脐带脱落之后。

脐带脱落之前的护理

脐带被切断之后很容易引起细菌感染，轻者引发炎症，重者可以导致死亡。所以对脐带的护理非常重要。在脐带脱落之前，要保持脐部的清洁和干燥，尿布不要覆盖脐部，以免排尿后使脐部受到感染。此外，要检查

包扎的纱布是否有渗血。如果有渗血就需要重新包扎；如果没有，每天用75%的酒精棉擦拭即可。

脐带脱落之后的护理

宝宝出生后脐窝经常会有分泌物，分泌物干燥之后会使脐带根部发生粘连，所以要坚持每天清洁。

即将脱落的脐带属于坏死组织，很容易感染细菌。脐带一旦被水或尿液浸湿，要马上用干棉球或干净柔软的纱布擦干，然后用酒精棉签消毒。

在脐带脱落之前和脱落之后，要尽量避免衣服和纸尿裤对脐部产生摩擦。

脐带异常的护理

如果脐带不脱落： 通常情况下，宝宝的脐带会在1~2周内脱落。如果在2周后脐带仍未脱落，父母就要仔细观察脐带的情况，如果没有红肿或化脓，也没有大量液体从脐窝中渗出等感染现象出现，就不用担心。另外，还可以用酒精擦拭脐窝，使脐带残端保持干燥，加速脐带残端脱落和肚脐愈合。

如果脐带有分泌物： 愈合之后的脐带末端如果渗出清凉或者淡黄色的黏稠液体属于正常现象，这是因为脐带脱落之后，表面还没有完全长好，用75%的酒精轻轻擦拭即可，一般每天1~2次，2~3天后就会变得干燥。如果渗出的液体带有恶臭味，则说明已经被细菌感染，需要去医院就诊。

如果脐带发红： 一旦脐带脱落，就会形成肚脐。在脐带脱落的过程中，肚脐周围常常会出现轻微的发红，这是正常现象，不用担心。但是，如果肚脐和周围皮肤红色加深，而且用手摸起来感觉发热，就表示肚脐已经被感染，要及时就医。

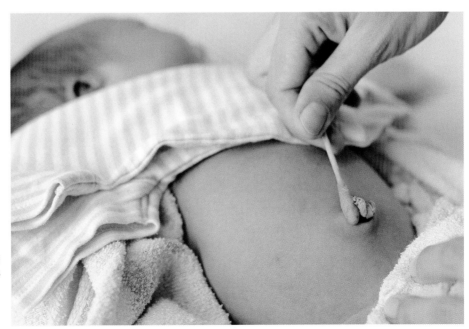

▶ 脐带是新生儿身体最容易受感染的部位，父母要小心护理。

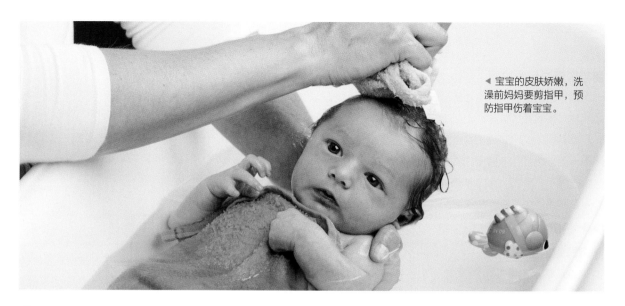

◀ 宝宝的皮肤娇嫩，洗澡前妈妈要剪指甲，预防指甲伤着宝宝。

❸ 如何给宝宝洗澡

宝宝洗澡的时候一定要事先准备好所有的洗浴用品，还要将水温调到37～42℃。所有的准备活动都做好之后，就可以开始给宝宝洗澡了。

清洗身体

清洗身体可以用两种方法进行。在宝宝的脐带还没有脱落之前，可以采用分段法，先清洗上半身，再清洗下半身；脐带脱落之后，就可以将宝宝的全身都放在水中，先清洗身体的前面，再清洗身体的后面。

脐带脱落之前，在清洗上半身的时候，先用大毛巾将下半身裹好，再用浴盆中的水依次清洗颈部、腋下、前胸、后背、双臂和双手。洗干净后马上擦干。

脐带脱落之后，在清洗上半身的时候，先用左手穿过宝宝的背部，在腋下抓住宝宝的左手，让头颈部靠在父母的左手臂上，然后用右手依次清洗颈部、腋下、手臂和双手、胸部、腹部、生殖器以及腿部。在清洗身体后面的时候，先用右手穿过宝宝的前胸，在左腋下抓住左手，这样宝宝的下巴就靠在父母的右手臂上了，再用左手依次清洗背部、臀部和下肢。

清洗生殖器官

在给宝宝洗澡时，男孩和女孩清洗生殖器官的方法是不一样的。

男孩要注意清洗包皮。先将包皮轻轻地向上翻，露出龟头之后用清水涮洗，将包皮内累积的污垢清洗干净。但是因为女孩的尿道和阴道口非常接近，而且处于开放的状态，如果不注意卫生，很容易引发炎症。所以在清洗女孩的生殖器时一定要使用流水，由上向下冲洗。在擦洗肛门的时候一定要从前向后擦，否则很容易将肛门口的细菌带到阴道和尿道引起感染。在清洗外阴时，应将阴唇分开再进行仔细清洗。

擦干身体

洗干净后，立即给宝宝擦干，预防着凉。

❹ 如何给宝宝做按摩

头部按摩

轻轻按摩宝宝头部，并用拇指在宝宝上唇画一个笑容，再用同一方法按摩下唇。

胸部按摩

双手放在宝宝两侧肋线，右手向上滑向宝宝右肩，然后复原。左手以同样方法进行。

背部按摩

双手平放在宝宝背部，从颈部向下按摩，然后用指尖轻轻按摩脊柱两边的肌肉，再次从颈部向底部运动。

上肢按摩

将宝宝双手下垂，用一只手捏住其胳膊，从上臂到手腕轻轻扭捏，然后用手指按摩手腕。用同样方法按摩另一只手。

下肢按摩

按摩宝宝的大腿、膝部、小腿，从大腿至踝部轻轻挤捏，然后按摩脚踝及足部。在不损伤宝宝脚踝的前提下，用拇指从脚后跟按摩至脚趾。

给宝宝做按摩应注意什么

一般来说，在给宝宝进行按摩的时候要遵循"四要、二不要"的原则，具体如下：

四要

◎ 要保持房间的温度和湿度。温度最好控制在25℃左右，湿度以50%~60%为佳。

◎ 要保持居室的安静、清洁，可以适当播放一些轻柔的音乐，营造愉悦氛围。

◎ 要在宝宝沐浴后或给宝宝穿衣服的过程中进行按摩，这是为宝宝按摩的最佳时段。

◎ 要在按摩之前温暖双手，倒一些婴儿润肤油在掌心，不要将润肤油直接倒在宝宝皮肤上。

二不要

◎ 不要在宝宝哺乳之前和哺乳之后进行，这样在抚摸时很容易让宝宝的腹部出现不适感。

◎ 不要按摩太长时间。新生儿每次按摩5~6分钟即可，稍大一点的宝宝，需10分钟左右，但最多不能超过20分钟。如果宝宝开始出现疲倦、不配合的时候，就应立即停止。这时候妈妈就不该勉强宝宝继续做动作，可以先休息睡眠后再做抚触。

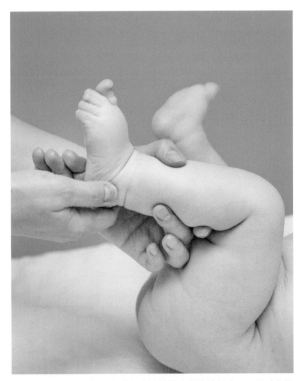

▲ 给宝宝做按摩是与宝宝进行交流的最有效的途径之一，同时也是安慰宝宝的好方法。

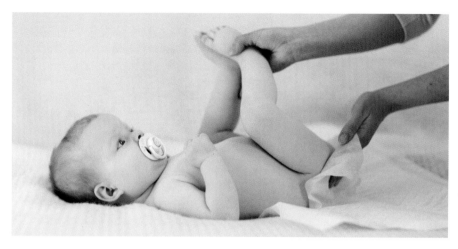

◀ 给宝宝选择的尿布最好是纯棉的布料，透气性好并且吸收性强，可以预防宝宝红屁股。

❺ 如何为宝宝选择尿布

虽然现在纸尿裤很方便，但是价格昂贵，且只能使用一次，所以还有很多家庭选择使用尿布。如果使用尿布的话，就应该选择纯棉质的尿布，不但透气性好，而且经济、实用，可以重复使用。此外，棉质的尿布还能使宝宝的皮肤保持干爽，不会对宝宝的皮肤产生刺激，避免尿布疹的发生。

当然，纯棉尿布也有它的缺点，使用尿布就要勤洗勤换，只要尿湿一次就必须更换，需要准备很多。而且在清洗尿布的时候也非常麻烦，还要经过开水烫和阳光暴晒来消毒，会让很多年轻的父母感到非常麻烦。

尿布的常识

◎ 首先要注意选择合适的材料，这是最重要的。一般的老年人会使用旧床单、旧衣服来制作宝宝的尿布，因为旧衣服有很好的吸水性，但是这些旧的床单和衣服经过反复的揉搓，上面的绒毛已经变得粗糙，在干燥的时候很硬，这样会擦伤宝宝的肛门黏膜，引起肛门周围的肿胀，所以制作尿布的材料一定要柔软。

◎ 可以选择半旧的浅色棉质内衣来制作，因为它的吸水性很好。在制作尿布的时候，母亲可以购买一些又薄又细、吸水性好而且非常柔软的棉纱布，将其剪成几十块，每一块的面积约为20厘米×40厘米。这些剪下来的棉布既可当作宝宝的尿布，又可以作为洗澡布。

◎ 最好使用2～3层棉布做成一块尿布，这样既不会因为过薄而影响吸水，也不会因为过厚而影响活动。

纸尿裤的使用

使用吸水性能强和回渗少的高质量一次性纸尿裤，可为宝宝臀部提供一个充分干爽的环境，使宝宝不会总是感到潮湿、不适，从而减少了由尿湿而致的苏醒次数，睡眠时间也要比使用传统尿布时长，而且能将妈妈们从繁琐的重复性劳动中解放出来。

不过，在使用纸尿裤的时候还要注意，如果宝宝有过敏现象应立即停止使用，可以换一个牌子，或者使用传统尿布来过渡。另外，在给宝宝更换纸尿裤前，妈妈应先将手清洗干净，避免手上的细菌接触宝宝的皮肤。

❻如何去除宝宝头皮上的乳痂

新生儿的皮脂腺分泌非常旺盛，如果没有及时清洗干净，这些分泌物就会和头皮上的脏物粘连在一起，形成一层厚厚的乳痂，令宝宝很不舒服。

出现乳痂后一定要及时清理，如果乳痂在宝宝头皮停留时间过长，很容易引起"皮脂溢出性皮炎"，头皮上会出现许多米粒大小的红疹子，甚至还会形成片状分布的黄红色斑片，不但对宝宝头发的正常发育非常不利，还存在交叉感染的危险。

发现乳痂之后就要清理干净，很多妈妈害怕会因此而损伤宝宝的囟门，还有的妈妈会用力地抠掉它们，这样的做法很危险。在发现乳痂之后可以用以下两种方法去除。

用植物油进行梳理

先将植物油进行加热消毒，放凉之后再使用，这样可以保证植物油的清洁。同时可以选择一些以植物油为主要成分的婴儿油或婴儿润肤露来去除宝宝头上的乳痂。

再用冷却的植物油涂在宝宝头皮乳痂的表面，不要将油立刻冲洗掉，需要等到几个小时之后再清洗，这时候乳痂已经变得松软，比较薄的乳痂就会自然的脱落下来，比较厚的乳痂则需要更多的植物油，也需要等待更长的时间。

当乳痂变得松软但是还没有脱落的时候，可以用小梳子慢慢地进行梳理，这样厚的乳痂就会脱落，之后再用婴儿专用的香皂和温水去除头上的油垢。

去痂护理

◎ 在进行清洗的时候，动作一定要轻柔，不能用手指硬将乳痂抠掉，也不要用梳子去刮，这样很容易使头皮受伤引发感染。

◎ 宝宝的颅囟处也必须轻轻地清洗干净，以免伤害到宝宝的皮肤。

◎ 在清洗之后要用柔软的干毛巾将宝宝的头部擦干，如果是在冬季的话，要在清洗之后给宝宝戴上小帽子，防止头部着凉。

◎ 如果用上述的方法没有一次性去掉乳痂，可以再清洗一次。如果还是没有效果就应该考虑宝宝是否患上了其他的皮肤病，尽早就医诊治。

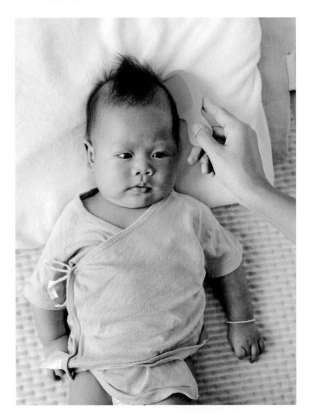

▲ 新生儿的头发虽然又软又少，但还是要常为他梳理头发，这样可刺激头皮，促进局部血液循环。

❼ 怎样为宝宝穿衣、护肤

为宝宝穿衣

新生儿的身体非常柔软，四肢经常呈现出弯曲状态，也不会乖乖地配合父母，所以给新生儿穿衣服并不是一件简单的事情。

穿上衣：先将婴儿胸前开口的衣服打开，平放在床上；然后让婴儿平躺在衣服上，将婴儿一只手放在衣袖中，另一只手从袖口伸进衣袖，将婴儿的手慢慢拉出，再用同样的方法穿另外一只袖子；最后把穿上的衣服拉平，系上系带或扣上纽扣，再用同样的方法穿外衣。

穿裤子：在穿裤子的时候，父母的手从裤管中伸入拉住婴儿的脚，再将裤子向上提即可穿好，在气温适宜的情况下可以直接穿上纸尿裤。

为宝宝护肤

新生儿的皮肤非常娇嫩、敏感，很容易受到外界的刺激而引发感染，所以父母要精心地护理宝宝的皮肤。

给宝宝涂上"保护膜"：干燥、缺水的气候会对宝宝娇嫩的肌肤造成严重伤害。可以使用含有天然滋润成分的护肤产品，这样宝宝的皮肤上就会形成一层保护膜来保护皮肤。

呵护宝宝的嘴唇，防止干裂：在宝宝的嘴唇发生干裂时，妈妈可以先用湿热的小毛巾敷在嘴唇上，让嘴唇充分吸收水分，然后再涂抹润唇油。同时还要让宝宝多喝水来补充水分。

选用适合宝宝的护肤品：父母在给宝宝使用护肤品时一定要选择宝宝专用的品牌。在购买时应该选择不含香料、酒精、无刺激、能很好保护皮肤水分平衡的润肤霜。母亲要和宝宝经常接触，所以两者最好使用同一种润肤霜。

❽ 常为宝宝剪指甲

父母应该经常为宝宝剪指甲，虽然宝宝的指甲比较柔软，但是对于宝宝娇嫩的皮肤来说也是很锋利的。在宝宝活动的时候，很容易划伤自己的皮肤，而且宝宝的指甲生长得非常快，所以要经常为宝宝剪指甲。在给宝宝剪指甲的时候一定要注意：

◎ 最好选择在宝宝睡觉的时候剪指甲，还可以在宝宝洗澡之后为其剪指甲，因为这时候宝宝的指甲最软。

◎ 给宝宝剪指甲的时候最好使用婴儿专用的剪刀或指甲刀。剪指甲的时候要压住宝宝的手指肚，让指甲露出来，以免剪到皮肤。同时，在剪的时候还要牢牢地抓住宝宝的手，防止突然滑落造成意外的伤害。

◎ 在剪指甲的时候要沿着指尖的弧度来剪，在剪脚趾甲的时候就要尽量直着剪。剪完之后要用指甲锉抹去锋利的棱角。如果宝宝的指甲不是很长，父母也有足够的耐心，可以直接用指甲锉磨到合适的长度，这样可以将误伤到宝宝的概率降到最低。

◎ 如果在宝宝清醒的时候剪指甲，要让别人帮忙抱住宝宝，这样可以防止在剪指甲的时候因宝宝乱动而受伤。此外，也可以让别人去吸引宝宝的注意力，使父母可以专心地给宝宝剪指甲并磨好。

◎ 不要用嘴巴咬指甲，这样不仅会将口腔中的细菌传染到宝宝的手指上，而且咬指甲的时候看不到自己的动作，可能会咬伤宝宝的手指。

◎ 如果不慎在剪指甲的时候让宝宝的手指受伤了，也不要过于紧张，只需要在宝宝的手指上缠一张干净的纸巾，轻轻捏一会儿即可止血。千万不要在宝宝的手上缠上绷带，因为宝宝会经常吮吸自己的手指，绷带很可能会掉进嘴里，导致窒息。

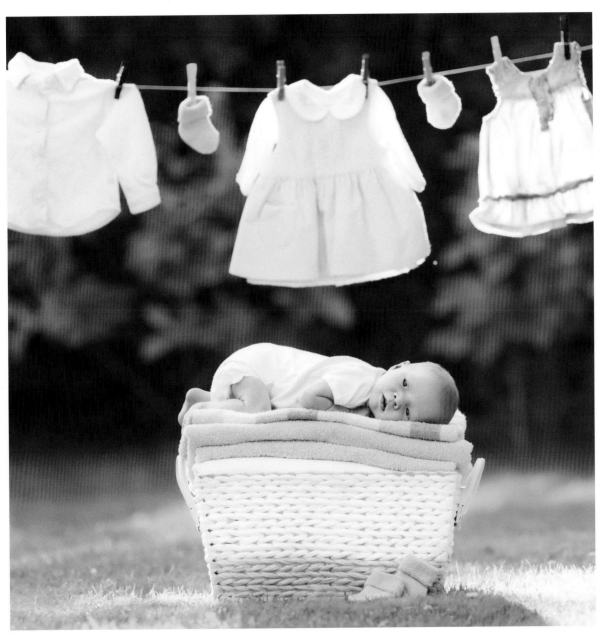

▲ 新生儿的衣服，漂不漂亮不是重点，重要的是衣服要合身，要舒适。

❾ 双胞胎和多胞胎宝宝的护理

双胞胎的护理

◎ 对于双胞胎，妈妈应坚持采用母乳喂养、少食多餐、均衡哺乳的哺乳原则。如果母乳不足，妈妈可以适当地给宝宝喂食配方奶粉。

◎ 宝宝卧室中的温度以24～28℃最佳，昼夜温差应适中；室内的相对湿度最好在55%～65%；宝宝的体温以36～37℃为宜。

◎ 防止感染。家长应尽量控制进入宝宝卧室的人数，经常开窗透气；经常给宝宝洗手、洗澡；及时清洗宝宝私密处和臀部；经常给宝宝用的奶具消毒。

◎ 经常抚摸宝宝。这样不仅有助于宝宝身体和智力的发育，也能起到增进家长和宝宝之间感情的作用。

◎ 家长应精心呵护每个宝宝，不要存在任何偏倚现象。同时，家长还应经常让双胞胎互相玩耍、交流，以增进双胞胎之间的默契和感情。

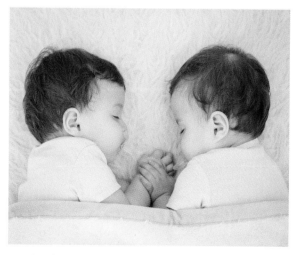

▲ 双胞胎中的其中一个如果生病了，要及时"隔离治疗"，预防健康的宝宝被传染。

多胞胎的护理

◎ 坚持母乳喂养。当然，由于需要喂养的宝宝较多，或妈妈的奶水不足，多胞胎妈妈应在把乳汁平均分配给每个宝宝的前提下，合理地添加一些优质奶粉作为补充。

◎ 多胞胎宝宝的体质大多很虚弱，因而家长应做好保温工作。其中，室温应保持在25℃左右，室内相对湿度保持在60%左右。

◎ 为了更好地促进宝宝吸收乳汁中的钙质，家长可以在医生的指导下适量地添加一些鱼肝油。

◎ 多胞胎宝宝大多早产，而且极易溢奶，妈妈喂完奶应竖着抱起宝宝，轻轻地拍着宝宝的后背使其打嗝，随后让宝宝平躺下来。

◎ 在给宝宝洗澡时，家长应使室温保持在25℃左右，先放冷水，再放热水。如果是在冬季，妈妈为宝宝洗完澡后应马上用浴巾将宝宝裹起来。同时，妈妈应自上而下地轻捏宝宝全身，能够起到抚触的作用。

◎ 给宝宝换尿布的时候，妈妈要尽量轻柔一些，如果包得太紧会影响宝宝的运动和腹部呼吸。

❿ 如何清除宝宝眼内异物

　　如果宝宝眼中不慎进了异物，家长也不要担心，只需按部就班地采取措施为宝宝清除异物即可。

　　在清洁时，为了防止宝宝因头部晃动而妨碍清洗，家长应先用手轻轻地将宝宝头部固定住，并让宝宝闭上眼睛。然后将宝宝向有异物的眼睛那一侧倾斜，并用一杯矿泉水或经过煮沸的洁净冷开水冲洗宝宝的眼睛5分钟左右。当宝宝眼内异物多或者是化学物质时，家长应尽快用当时当地被看作最干净的水给宝宝冲洗眼睛30分钟，千万不要因为到处寻找干净水而贻误最佳清洗时机。

当宝宝眼部不适稍有缓解时，家长可以尝试让宝宝闭上眼睛，以便泪水流出，并借此机会让异物随泪水流出。

⑪ 如何清除宝宝耳内异物

如果是圆形且光滑的异物，如小球、豆子等，妈妈可以用小刮匙等沿着婴儿耳部空隙越过异物并将其取出。在取异物的过程中，妈妈尽量不要使用镊子等器械。

如果异物是活的小虫等动物类异物，妈妈可以先用橄榄油或食用油将虫子淹死，然后用镊子轻轻地取出，也可以用清水将已死的虫子冲出。此外，对于某些飞虫，妈妈还可以用亮光将其诱出。

⑫ 宝宝发生突然意外的处理

清除宝宝气管内异物

如果宝宝气管内有异物进入，爸爸妈妈不要慌张，也不宜用手掏出异物，应采用正确的方法，如倒立拍背法和推压腹部法，予以清除。

其中的倒立拍背法为：父母可以先握住宝宝两腿将其倒着提起来，然后轻轻地拍打宝宝的背部，以便于借助异物本身的重力和宝宝呛咳时的冲力，使宝宝将异物咳出。

在实施推压腹部法的时候，父母可以让宝宝保持坐立的姿势并站在其身后，然后用双臂抱着宝宝，一只手握紧成拳形，大拇指向里并置于宝宝的肚脐和剑突处。接着，父母用另一只手掌按住拳头，有规律地向上向里推压。这样，能够使宝宝的横膈抬起，肺部受到挤压，从而在肺部形成一股强大的气流，最终将异物从气管冲到口中。

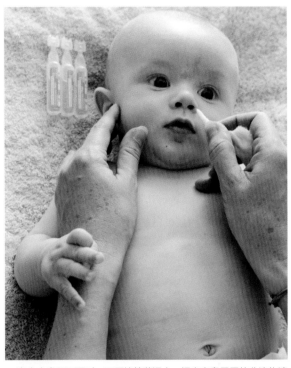

▲ 当宝宝鼻子不通时，可用棉签蘸温水，把宝宝鼻子里的分泌物清理出来。

宝宝窒息了怎么办

无论何时，只要宝宝没有了知觉，家长就应马上给宝宝做心肺复苏术。先让宝宝保持仰卧姿势，连续为宝宝做两次人工呼吸。家长若发现气体无法进入宝宝体内，也看不到宝宝胸部的起伏，就应将宝宝的头部稍微向后倾斜，接着再做两次人工呼吸。

假如此时宝宝还是没有呼吸，家长可以为宝宝做30次胸外心脏按压。然后，家长认真查看宝宝的口腔，一旦发现堵塞物，应马上取出。最后，家长再为宝宝做两次人工呼吸，接着做胸外心脏按压，如此反复进行，直至急救者到来。

亲子互动

新生儿虽小，可并非什么都不懂，他的小脑袋里可是蕴藏着大智慧的，只是这个智慧需要父母来挖掘和引导罢了。所以宝宝出生后，家长可通过与他说话、爱抚、逗笑、按摩等方式，对宝宝进行有意识的亲子互动，促进宝宝的大脑发育。

① 多和宝宝交流

多与宝宝说话

尽管此时宝宝还不能与父母对答，父母最好能够多与宝宝说话，这有助于增进父母与宝宝之间的感情。而且，妈妈轻柔亲切的话语，能够使宝宝产生强烈的安全感。在与宝宝说话的时候，妈妈应面带微笑。这时，宝宝会紧紧地盯着妈妈的脸，好像能够明白妈妈心中所表达出的浓浓爱意。

例如，在喂宝宝时，妈妈可以说"宝宝，吃奶了"；游戏时，妈妈可以说"宝宝，我们开始游戏了"等。宝宝在2~3周后，就能用"哦哦"的声音回应家长的话语。因此，家长说得越多，宝宝的回应就愈频繁。此外，家长也可以通过为宝宝讲故事或唱儿歌，来锻炼宝宝的语言能力。

多爱抚宝宝

不少父母因为想爱抚宝宝，非常喜欢抱着宝宝并用力地摇晃或向上抛掷。为了保证宝宝得到充足的睡眠时间，很多父母在晚上睡觉的时候会将宝宝放在自己的腿上或摇篮中，用力颠晃或摇晃。其实，这些做法都会对宝宝的生长发育产生不利影响。

宝宝的头部发育很早，也比较重，然而颈部肌肉的力量却非常小。因此，向上抛掷、颠晃、摇晃等动作，极易造成宝宝大脑受到强烈震颤的损伤。这不但不利于宝宝智力的发展，还会严重损害宝宝的大脑，甚至导致死亡。

父母经常爱抚宝宝是有好处的，不过应选择正确的爱抚方式。为了表达心中的爱意，妈妈可以从上到下慢慢地、轻轻地抚摸宝宝全身。在宝宝睡觉的时候，妈妈应将室内光线调暗，一边唱着温柔无比的摇篮曲，一边轻轻地拍着宝宝，宝宝很快就会睡着。

② 学会看懂宝宝的表达方式

小宝宝还不能说话时，父母只能依靠孩子的面部表情、身体语言或者叽里咕噜的声音来表达自己的某些意图。为此，家长应学会看懂宝宝的某些特殊表达方式，这不仅有助于宝宝的成长，也能增进宝宝和父母之间的情感交流。

表3-1 婴儿行为习惯解读

吸吮手指	宝宝吸吮手指是其智力发育的表现之一。刚出生不久，只能用哭闹和面部表情表达心中意愿。渐渐地，宝宝就会将手指放入口中，不停地吮吸，这是告诉家长自己很开心。
爱理不理	有些时候宝宝的眼神会有些涣散，目光也没有平时灵活，对外界不再感兴趣，头转到一边，不想理爸爸妈妈，这是宝宝困乏的表现。此时，家长应让宝宝安静地睡觉，不要再逗宝宝了。
宝宝哭闹	宝宝的哭闹往往表达了很多意思，家长应根据宝宝哭闹的具体表现采取相应的措施。
脸红眉横	每当宝宝脸红眉横时，大多表示要大便。通常，宝宝会先眉筋突暴，接着脸色变红，这是宝宝要大便的征兆，家长应马上予以解决。
撅嘴和咧嘴	男婴常常会用嘬嘴来告诉家长自己要小便，女婴常常用咧嘴、上嘴唇紧紧含着下嘴唇来告诉家长自己要小便。

哪些事情会让新生儿高兴

能够一直和爸爸妈妈在一起，是宝宝最开心的事情。而且，宝宝还喜欢躺在妈妈的怀里，喜欢吃奶，喜欢在摇篮里被摇来摇去，喜欢洗澡，喜欢光线暗的地方，也喜欢安静。而且，每次洗澡后，在穿衣服之前，宝宝能够自由地晃动自己的小脚丫，这也是让其感到高兴的事情。

当宝宝开心得发笑的时候，如果家长能够分享宝宝的快乐，宝宝会更加开心。而且，宝宝非常愿意听到父母的声音，接受父母的抚触。宝宝握紧拳头时，家长应轻轻地抚摸、拍打宝宝，让宝宝放松下来。

哪些事情会让新生儿不高兴

宝宝最不开心的时候就是家长不在，尤其是妈妈不在身边陪伴。

宝宝把妈妈作为最主要的依赖对象，因而一旦见不到妈妈，就会变得十分不高兴。当家长无法读懂宝宝的一些肢体语言与表情时，宝宝也会不开心，如宝宝想要大小便、感到饥饿等时候。

此外，当宝宝十分疲倦想要休息时，若妈妈不懂宝宝而硬和宝宝玩耍，这就会让宝宝产生烦躁感。当宝宝心里有了值得高兴的事情，或者玩有趣的玩具时，宝宝会开心得笑起来。

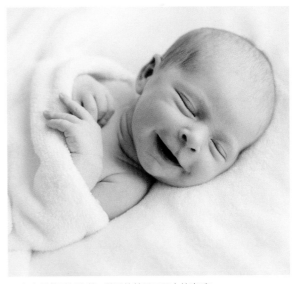

▲ 宝宝睡着时都在笑，说明他梦见了开心的事哦！

❸ 宝宝的情感教育

父亲的角色很重要

在新生儿时期，妈妈通常会成为宝宝最依赖的人，同时爸爸的角色也是不可或缺的。爸爸还应担负起对宝宝进行情感教育的责任。爸爸和妈妈的性格各有不同，妈妈无法代替爸爸进行情感教育。所以，爸爸应该多与宝宝交流，增进与宝宝之间的感情，在宝宝的情感教育过程中发挥应有的作用。

不要常让宝宝一人待着

宝宝喜欢熟悉的环境、熟悉的人，常常让宝宝一个人待着，容易让宝宝没有安全感，久而久之容易养成孤僻的性格。家长多陪伴宝宝，让宝宝时刻都能看到熟悉的人，心里才会感觉踏实，才会有安全感。这也有助于增进家长与宝宝之间的感情。

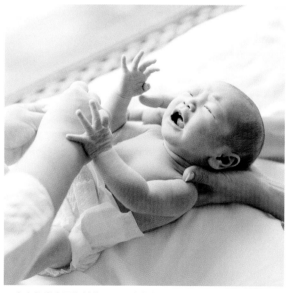

▶ 宝宝经常会因为某些原因而突然变得情绪紧张，惊慌失措，这就需要家长精心地呵护与安抚。

安抚情绪紧张的宝宝

当宝宝紧张时，家长要用语言与抚摸来安慰宝宝。妈妈可以用温柔的声音抚慰宝宝，抱着宝宝并与其肌肤接触。然后，妈妈再用手沿着宝宝的头发抚摸，或者轻轻地拍打宝宝的脊背。听到妈妈的声音并接触到妈妈的身体后，宝宝能很快地安静下来。

❹ 学一些亲子游戏

对宝宝唱歌、说话

尽管宝宝此时无法听懂家长的话，但宝宝却能清楚地感觉到家长柔和的嗓音，这种听觉训练能够增强宝宝和家长之间的情感交流。比如，家长可以轻轻地说"乖宝宝，笑笑""小宝宝，快睡吧""不要哭了，妈妈为宝宝唱歌"等。另外，家长还可以适当地唱摇篮曲给宝宝听。

逗宝宝笑

当宝宝生活在快乐的环境中时，宝宝会笑得很开心，这种愉悦的情绪有助于宝宝的大脑发育。家长在逗孩子笑时，可以轻挠宝宝的身体，并摸着宝宝的脸，用喜悦的情绪、动作和声音去感染宝宝。宝宝的目光会变得十分柔和，嘴角稍稍上翘，脸上露出笑容。

抓握听音

家长可用轻柔的有声玩具吸引宝宝进行抓握，这有助于锻炼宝宝的动手能力。比如，宝宝在欣赏带音乐的旋转玩具或八音盒时，宝宝会专注于音乐，也复习了之前的胎教，有助于锻炼宝宝右脑欣赏美的能力。

做被动体操

家长为宝宝洗完澡穿衣服时，可以为宝宝做一些四肢被动体操，如上下、内外伸展或弯曲肘等。这样，不

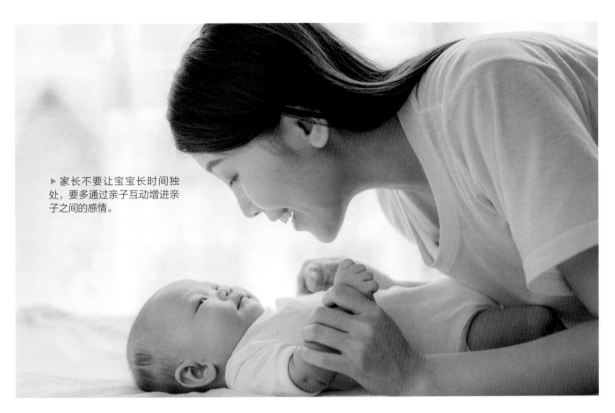

▶ 家长不要让宝宝长时间独处，要多通过亲子互动增进亲子之间的感情。

仅能使宝宝的身体得到活动、肌肤得到抚触、全身得到较好的按摩，也有助于宝宝的肢体发育。

抚触宝宝的面颊

家长可以在宝宝吃奶或醒着时，用手指肚轻柔地碰触宝宝的两边脸颊，使宝宝的头部向两侧转动，这样能够有效地刺激宝宝的反应能力。

竖抱宝宝赏景

当宝宝处于婴儿期时，家长应注意锻炼宝宝的颈部支撑头部重量的能力。比如，家长可以将宝宝竖着抱起来，观看能动或能发出声音的玩具，欣赏室外景物，让宝宝对外界产生兴趣。在出生后10周左右时，宝宝就能

学会辨别不同的颜色了。因此，早一点对宝宝进行色彩的训练，有助于宝宝视觉能力的健康发育。

常给宝宝按摩

家长经常给宝宝按摩，有助于加速宝宝体内的血液循环，提高宝宝皮肤对外界的适应能力，增强宝宝皮肤的新陈代谢功能。通过经常地按摩宝宝皮肤，也能够传达家长对宝宝的疼爱之情，使宝宝在精神上和心理上的需求得到满足，从而有助于宝宝保持健康的心理状态。

在为宝宝实施按摩的时候，家长还应注意一些细节问题。家长应先将自己的双手涂点爽身粉，让自己的手变得光滑些，以免弄伤宝宝细嫩的皮肤。

五 新生儿常见问题与疾病的护理

新生儿体质弱，冷了、饿了、热了、烦了等，又不会表达，所以难免会有这样那样的不适或状况。当这些不适或状况来临时，妈妈们要学会从容正确地处理，才能更好地护理宝宝。

❶ 体重下降

一般情况下，新生儿在出生后1周内，体重不但不会增长，反而会出现暂时的下降。如果宝宝体重下降的幅度不足出生时的8%，并在10天左右回升甚至超过出生体重时，就是医学上所说的"新生儿生理性体重下降"，家长无须担心。

一般来说，造成宝宝体重降低的原因主要有三个。第一，宝宝出生后就将小便和体内的胎便排出；第二，宝宝出生后的最初几天内，睡眠时间较长而吃奶量较少；第三，妈妈在分娩时输液过多，也会造成宝宝在出生后体重有所降低。

这种生理性体重下降，一般会在宝宝出生后的3～4天内到达最低值，随后便会逐渐上升。在宝宝出生7～10天，宝宝的体重会以每天30克的速度显著增加，满月时体重增加500～800克。

❷ 眼屎多

婴儿出生后没几天，双眼就有黄白色的分泌物产生且逐渐增多，有时甚至无法睁开眼睛，这就是人们平常所说的眼屎。如果宝宝的眼屎过多且比较黏稠，这就表明宝宝的眼睛出现了病变。

造成宝宝眼屎多的原因主要有：宝宝体内积热、感染细菌或者鼻泪管发育不健全。此外，有的宝宝眼睛周围患有湿疹，也容易产生眼屎。如果宝宝出现发热、湿疹时，家长应马上带宝宝到医院就诊，以便检测宝宝是否患有麻疹等疾病。如果没有严重疾病，只是一般性的分泌物，家长只需轻轻为宝宝清洗干净即可。在清洗之前，家长要洗净双手，把消过毒的棉球放在温水或淡盐

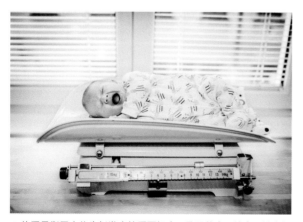

▲ 体重是衡量小儿生长发育的重要标志，乳母节食、偏食、挑食都会造成营养缺乏而导致新生儿体重过低。

水中湿润，并挤掉多余的水，以水不向下滴为宜。假如宝宝的眼睫毛上也沾有一些分泌物，家长可以先使用棉球湿敷睫毛一段时间后再进行清除。

❸腹泻

如果宝宝患有轻度腹泻，其大便多为水样，且为黄色、黄绿色，并呈现蛋花汤状的水便分泌状，每天腹泻2～10次，并伴随低热、吃奶少、呕吐、紧张不安、精神萎靡、轻度腹胀、酸中毒、轻度脱水等症状。

如果宝宝患有重度腹泻，那么宝宝每天腹泻的次数会超过10次，并伴随发热、体温不升高、不吃奶、尿液减少、犯困、四肢冰凉、呕吐、腹胀、皮肤发花、电解质紊乱、反应迟钝、面色苍白、酸中毒等症状。

当宝宝处于腹泻急性时期时，应禁食8～24个小时，然后最好采用母乳喂养的方式喂养。假如没有母乳时，家长可以用1：2的比例调制奶粉。然后，逐渐增加奶水的浓度和奶量。如果宝宝严重腹泻，则应缓慢地增加浓度以及奶量。在禁食期间，家长可以给宝宝静脉输液，也可以适量地补充B族维生素、维生素C，以便帮助宝宝恢复消化道功能。

❹呕吐

当新生儿出现呕吐时，家长没有及时予以治疗，则很容易使新生儿出现出血、吸入综合征、水电解质混乱、呼吸暂时停止等症状，甚至导致窒息、猝死。

家长可以依据宝宝的具体情况来选择最好的对策。

刚刚出生没几天的宝宝如果出现呕吐现象，家长应马上带宝宝到医院诊治，尽量采取手术治疗。

如果宝宝在出生1～2周后呕吐，且身体状况较好，则多是因为妈妈的喂养方式不对，这就要求妈妈改善喂

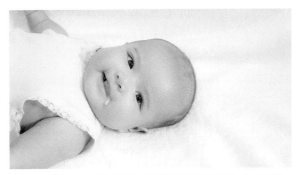

▲ 当宝宝食用了过浓的配方奶，娇嫩的肠胃承受不了，也会呕吐、腹泻。

养方式。宝宝吃饱后，若吐出少量乳汁，而身体情况以及食欲都很好，且吐奶后不哭，也没有其他任何不适症状，则为正常的溢奶现象。

宝宝出生2～3周后出现呕吐，每天吐的次数较多且多发生在吃奶后半个小时内，吐出的比吃的还多，呕吐物里面没有胆汁，并渐渐地发展到喷射情况，吐完后食欲良好，日渐消瘦，这就表明宝宝很有可能患有先天性幽门肥大性狭窄的疾病，需要及时到医院诊治。

❺喉鸣

不少宝宝在吃奶或者入睡的时候容易出现喉鸣，就像打呼噜。不过，如果宝宝食欲良好，呼吸正常，体重也没有下降，家长就无须担心。有时，宝宝早晨起床后会有被痰卡住一样的喉鸣，这主要是由于夜间产生的分泌物仍留在喉部而引起的。这时，家长轻轻地拍拍宝宝的背部或让宝宝喝点温开水即可。

还有些宝宝经常出现喉鸣的症状，喉头凹陷，即医学上所说的先天性喉鸣。这种喉鸣多会在宝宝1岁左右自行消失。如果宝宝出现了这种喉鸣，家长可以边观察边咨询医生，必要时给宝宝补充钙剂。

⑥ 外耳道湿疹

当宝宝的耳廓、外耳道及其周围皮肤等部位出现多形性皮疹时，即临床上所说的外耳道湿疹。这种疾病多发于婴幼儿时期，主要表现为瘙痒，有时还会有液体流出。对新生儿外耳道湿疹的治疗可以用全身治疗。

全身治疗：

◎ 伴有继发性感染时，家长应给宝宝的全身以及局部使用抗生素。

◎ 可以为宝宝注射一些抗过敏的药物，如扑尔敏等。

◎ 外耳道渗出液较多时，可以给宝宝注射10%葡萄糖酸钙，以便补充适量的维生素C。

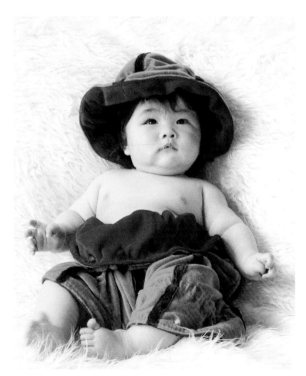

▲ 宝宝的耳廓、外耳道及周围皮肤很娇弱，家长应经常检查这些部位。如果出现湿疹，及时地对症治疗。

⑦ 感冒

新生儿的感冒通常会持续7~10天。宝宝一旦感冒，家长就要马上咨询医生，让医生根据宝宝的病情做相关检查。

如果宝宝感冒后还伴有其他症状，家长应及时采取应对措施。如果宝宝伴有鼻子不通畅的症状，家长应在医生的指导下给宝宝使用适量的滴鼻液。通常，滴鼻液应在宝宝吃奶前15分钟对其使用。如果宝宝的感冒中还伴有细菌感染引发的发热症状，家长可以按照医生的嘱咐使用适量的抗生素。

⑧ 鼻泪管阻塞

宝宝出生后，其鼻泪管处封闭的黏膜状物质会在宝宝出现泪水的时候破裂，进而使泪道得以畅通。不少宝宝的黏膜状物质较厚，或因为宝宝鼻泪管处患有先天性狭窄或鼻中隔畸形，从而导致宝宝鼻泪管阻塞。

宝宝鼻泪管阻塞的症状主要有眼睛不痛、不痒、不红，只是看着有些泪汪汪，且容易引发感染。

如果宝宝在出生至6个月时出现鼻泪管阻塞，家长应及时予以清理。先将双手洗净，并用温开水热敷在宝宝患病处。然后用一只手的食指指腹按住宝宝泪点开口处，另一只手的食指指腹从上到下（即从泪囊到鼻泪管）进行按摩，如此反复几次，就能通过按摩所产生的压力将鼻泪管末端的薄膜冲开。如果病情严重，家长应马上带宝宝到医院诊治。

在平时，家长应做好护理工作，每周清洗宝宝的泪道一次，并经常给宝宝的鼻泪管进行按摩。在必要的时候，也可以在医生的指导下适量地使用一些抗生素眼药水，以便降低宝宝感染细菌的可能性。

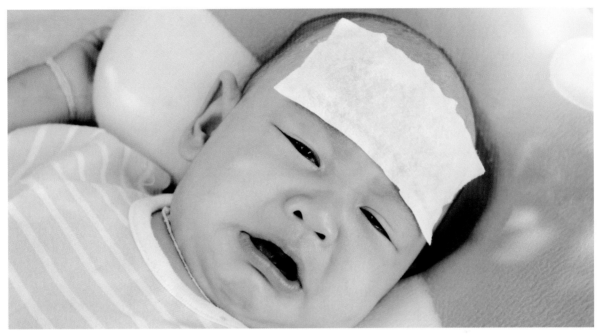

▲ 如果宝宝体温没有超过 38.5℃，家长最好给孩子进行物理降温，不要轻易输液。

❾ 发热

婴儿身体的正常温度因部位的不同而有所不同。其中，肛门处为36.5～37.5℃，口腔处为36.2～37.3℃，腋窝处为35.9～37.2℃。如果超出这个范围0.5℃以上，则表明宝宝处于发热症状。宝宝体温虽高，但不足38℃时为低热，超出39℃时为高热。

导致新生儿发热的原因

导致新生儿发热的原因主要有感染和非感染两种情况。其中，能够引起宝宝发热的各种急性传染病，大致包括上呼吸道感染、败血症、支气管炎、肺炎等。而非感染性发热，主要起因于无菌组织被破坏或出现病变、流血过多、室温过高、对某些生物制剂或药物产生反应、神经中枢失调、脱水热等情况。

防护措施

在日常生活中，家长应及时采取防护措施。新生儿发热的常见原因是保温过度，如穿得太厚、裹得太多。通常，宝宝居室的温度保持在22～25℃就可以了。对于这种情况的发热，妈妈只需将宝宝的被包松开，用冰袋敷在宝宝头部，及时给宝宝补充水分，并保持室内通风状况良好，宝宝的发热症状很快就会得到缓解。让宝宝多休息，有助于病情的好转。

宝宝的体温超过 38℃

如果宝宝的体温超过38℃，妈妈也不要慌，应按部就班地为宝宝降温。当宝宝体温超过38℃时，妈妈可以用酒精擦拭宝宝全身的关节窝。若无效，或效果不大，则应及时就医。

⑩ 新生儿咳嗽

诱发新生儿咳嗽的病因有很多，引发新生儿咳嗽的疾病种类也有很多，像因上呼吸道感染而引起的咳嗽、支气管炎引起的咳嗽、咽喉炎引起的咳嗽、过敏引起的咳嗽等，这就要求家长根据宝宝的具体症状来采取相应对策。

上呼吸道感染引起的咳嗽

上呼吸道感染引起的咳嗽主要是一声声的刺激性咳嗽，就像咽喉部发生瘙痒，没有痰；宝宝瞌睡、流鼻涕，有时会伴有发热症状，但体温不会超过38℃；宝宝精神萎靡，食欲减退，并持续3～5天。对于这种咳嗽，家长可以先进行护理，如果仍不好转就要向医生咨询。家长应保持居室空气的湿润，可以采用一些增加居室空气湿度的方法，如使用加湿器、放湿毛巾、在屋内放一桶清水或者拖地等。

支气管炎引起的咳嗽

支气管炎引起的咳嗽，通常在感冒后发生，多由感染细菌所致。宝宝咳嗽的时候有痰，有时咳嗽得非常严重，通常在夜间咳嗽较多并伴有咳喘声音；咳嗽最严重的时候是宝宝睡觉后的两个小时左右，也可能是凌晨6点左右。

一旦宝宝出现这种咳嗽，家长应马上带宝宝到医院，并在医生的指导下给宝宝服用婴儿止咳类药物。同时家长还应注意，平时不要给宝宝吃过咸或过甜的食物，以免加剧宝宝夜间的咳嗽。

咽喉炎引起的咳嗽

咽喉炎引起的咳嗽，宝宝的声音多会变得沙哑，咳出的痰呈脓状且量少，宝宝烦躁不安、拒食，咳嗽时发出"空空"声。当宝宝出现这种情况时，家长应及时把宝宝送到医院诊治，以免延误病情。

过敏引起的咳嗽

过敏引起咳嗽，宝宝咳嗽的时间会持续很久，反复发作，尤其多发于早晨，痰少，而且夜间咳嗽症状比白天严重。对于这种咳嗽，家长应在平时预防宝宝感冒，并及时向医生咨询。如对于家族中有哮喘病史的宝宝，出现咳嗽症状后应及时就医，以免诱发哮喘病。

妈妈可以做的

妈妈可以选用水蒸气止咳法为宝宝止咳。若宝宝咳嗽得很严重，妈妈可以让宝宝适量地吸入一些水蒸气，也可以抱着宝宝在充满蒸汽的浴室中待5分钟左右，这样能够很好地促使宝宝清除肺内的黏液，缓解咳嗽症状。

妈妈还可以采用敷热水袋的方法为宝宝止咳。在热水袋中装满40℃左右的热水，并用毛巾裹好，随后放在宝宝的后背靠近肺部的地方。这种方法有助于为宝宝赶走寒冷，尤其对伤风感冒时出现的咳嗽有很好的效果。在夜里睡觉时，妈妈应尽量抬高宝宝的头部。

⑪ 婴儿湿疹

婴儿湿疹，指宝宝由于各种因素的影响而出现皮肤过敏的一种炎症。

婴儿湿疹的病因

婴儿湿疹的病因包括直接因素、诱发因素和婴儿本身的原因。

导致婴儿湿疹的直接因素有很多，而最主要的因素就是过敏。如果宝宝的家族中有过敏史，像父母、兄弟姐妹、祖父母以及外祖父母等家庭成员曾有过湿疹、过敏性皮炎、过敏性结膜炎、过敏性鼻炎、哮喘、药物过敏等，就很容易出现湿疹。

就诱发因素而言，宝宝出现湿疹以后，还会因许多物质而加重湿疹症状，如食物中含有过多的蛋白质，尤其是鱼肉、虾肉、蛋类及牛乳类食物，发生感染（病毒感染、细菌感染等），或者接触了化学物品（如护肤品、洗浴用品、清洁剂等）。

就婴儿本身而言，其皮肤角质层非常薄，而毛细血管网却十分发达，内皮含有大量的水分以及氯化物，因此，对于外界的各种刺激都十分敏感，稍微受到影响就有可能诱发湿疹。

治疗措施

如果湿疹区域较小，妈妈可以给宝宝的患病处涂抹一些肤轻松软膏，不要涂得太多。如果湿疹区域较多，妈妈就需要带宝宝到医院诊治。

如果湿疹不严重的话，家长不需要为宝宝进行特殊治疗，只要每天坚持给宝宝清洁皮肤，做好日常护理即可。不过在清洗的时候，一定不要用碱性香皂或沐浴液，特别是宝宝患有脂溢性湿疹的时候，只要用清水冲洗就可以，洗完后也不要用任何护肤品。因为碱性香皂具有很强的刺激性，容易对宝宝的皮肤形成刺激，诱发过敏。洗澡时，水温太高也不利于宝宝皮肤的健康。还应保持适宜的室温，过高的温度会加重宝宝的湿疹病情。在为宝宝穿衣时，妈妈应为宝宝选择棉质且宽大的衣服。

在饮食上，也要注意一些细节问题。由于牛奶喂养容易引发蛋白过敏，从而导致湿疹，所以妈妈应坚持用母乳喂养宝宝。如果一定要喂牛奶，则可以将牛奶煮得久些，以便牛奶中的蛋白质变性，从而降低过敏性。平时不要让宝宝吃得太饱，以便维持宝宝消化系统的正常运转。如果宝宝患有湿疹，家长尽量不要让宝宝吃鱼虾、蛋清类的食物，而且给宝宝添加这类辅食的时间也要比正常宝宝稍微延后一些。

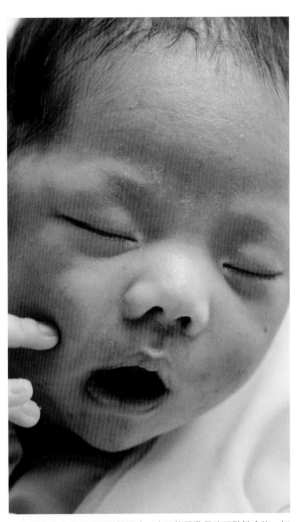

▲ 如果宝宝出现不明原因的湿疹，也可能是乳母吃了致敏食物，如虾、鸡蛋等。

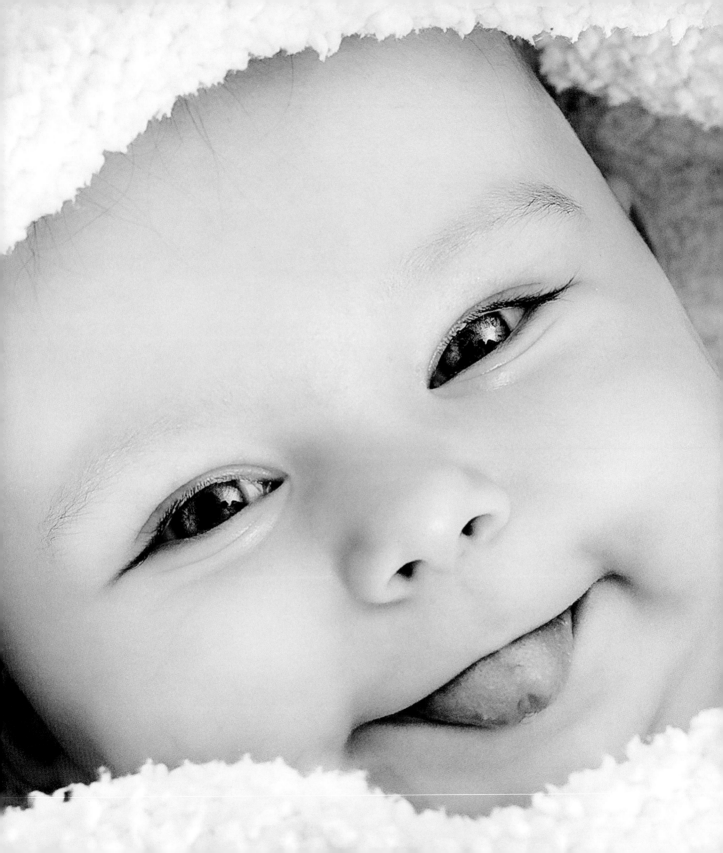

第四章

1～3个月宝宝的养育

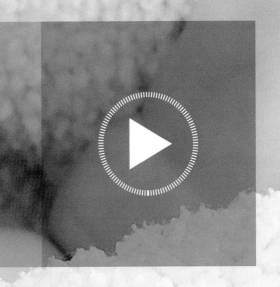

宝宝出生后的前3个月，
是生长发育最快的时期，
同时也是妈妈最容易不知所措的时期，
照顾3个月以内的宝宝，
需要花费更多的心思和投入更多的精力。

1~3个月宝宝发育特征

婴儿出生后的前3个月生长发育最旺盛，不但体重增长快，而且智能发育、情感表达发生着巨大的变化，可谓"一天一个样"。

❶ 满月宝宝智能、体格发育指标

听力：对声响有皱眉或眨眼反应。

视力：看到新奇的事物会长时间注视，可随自己喜欢的颜色转动、摆头，会眨眼保护自己。

痛觉：受到刺激后全身或局部有反应，如会哭闹。

嗅觉：能辨认乳汁的气味，不喜欢刺激性气味。

触觉：口唇部位触觉很敏感，嘴巴会自发寻找食物；喜欢被温柔地抚摸和拥抱。

味觉：能辨别味道，喜欢甜味，尝到酸、苦等味道时会有不高兴的表情。

温冷觉：身体受冷、受热刺激时会大哭。

语言和社交能力：用哭声表示需求，当希望被关注和陪伴时会啼哭。

动作：可稍抬头，但反应颈肌发育差，不能真正抬头。俯卧时头可稍微抬起1~2秒，仰卧时头总是转向一侧。大部分时间手呈握拳状，有时将手放到嘴里，多不能控制自己的双手。

抓握能力：上肢肌肉发达有力，能抓握很紧且持续的时间较长。

其他能力：口唇有模仿能力。

表4-1　满月宝宝体格发育指标

身高	男婴：57.06cm；女婴：56.17cm	体重	男婴：5.03kg；女婴：4.68kg
头围	男婴：38.48cm；女婴：37.56cm	胸围	男婴：37.88cm；女婴：37cm
呼吸	40次/分钟	体温	36.5~36.7℃
囟门	颅骨缝囟门开放，头很容易变形	睡眠	每天睡眠时间18~20个小时

（注：以上数值为平均值）

❷ 2 个月宝宝智能、体格发育指标

视觉：不能看清30厘米以外的事物，会关注30厘米以内事物，会看自己的小手。眼球转动灵活了，哭的时候眼泪多了，会追随移动的物体转移视线。注意力集中的时间逐渐增长。

听觉：喜欢人类的声音和轻快温柔的音乐，喜欢母亲的声音；能辨别声音的方向。

味觉：对甜味有积极反应，对苦味、酸味表现出闭眼、皱脸等消极反应。

手指：能自己展开、合拢，能在自己胸前玩，会吸吮拇指。

动作：俯卧时，头能呈45°抬头，同时双腿蜷曲。会用手握小玩具3秒钟，头能随着视线移动。

下肢：俯卧时会交替踢腿。

语言：会重复一些简单的元音。

情感：对着宝宝做多种面部表情，宝宝会尝试着模仿，并会在情绪好时表现出愉快的神情。

社交：会每天花费一定的时间来观察周围的人并听他们的谈话。

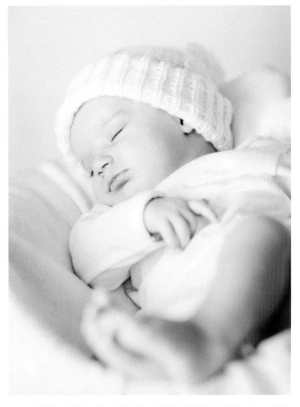

▲ 2 个月宝宝睡眠时间会比新生儿睡眠时间略有缩短，但大部分时间仍然在睡觉。

表4-2　2个月宝宝体格发育指标

身高	男婴：58.4cm；女婴：57.1cm	体重	男婴：5.60kg；女婴：5.13kg
头围	男婴：38.6cm；女婴：38.6cm	胸围	男婴：40.1cm；女婴：38.78cm
囟门	前囟2厘米，囟门因睡姿容易变形	睡眠	每天睡眠时间18个小时左右

（注：以上数值为平均值）

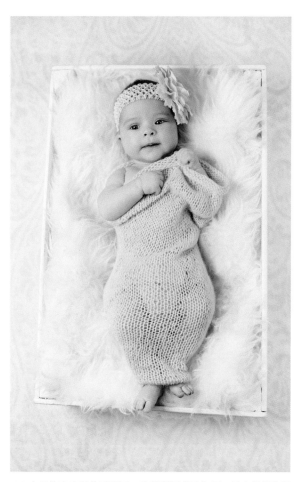

▲ 3 个月的宝宝身体张开了，也能做更多动作了，马上就能拍摄百天照啦！

❸ 3 个月宝宝智能、体格发育指标

视觉：两只眼睛会同时运动并聚焦，能看清几米远的物体，对有声音、有色彩的玩具最感兴趣；视线会随着玩具的移动而转动180°。

听觉：听觉有明显进步，能将头转向声音发出的地方，喜欢安静地听轻快柔和的音乐。

动作：俯卧时，宝宝会努力用手和胳膊撑起自己，可以很稳地抬起头部并支撑1分钟之久，还能同时摆动；会用腿从前向后踢自己；经常吸吮手指，手能握，能抓衣服，能抓头发、脸。

语言：嘴里常发出一些单调的元音，如"噢""啊"，会用一系列叫声来表达饥饿、发脾气、不耐烦、不高兴等意思，还会拉长音调来引起爸爸妈妈的注意。

社会情感：宝宝开始表现出自己的性格，会表达喜怒哀乐，表情也越来越丰富，能明显表现高兴或烦恼情绪。

认知能力：认识奶瓶了，会主动亲近妈妈；需要运动的时候知道该移动自己哪一部分肢体。

其他能力：大人扶着宝宝腋下和臀部时，宝宝能坐着；扶着宝宝腋下将他立起来时，他会举起一条腿迈一步，再举起另一条腿迈一步；当他独自在床上时，会自己抓玩具观看或玩耍。

表4-3　3个月宝宝体格发育指标

身高	男婴：61.4cm；女婴：59.8cm	体重	男婴：6.4kg；女婴：5.8kg
头围	男婴：40.8cm；女婴：39.8cm	胸围	男婴：41.75cm；女婴：40cm
囟门	后囟门开始闭合	睡眠	每天睡眠14～16小时

（注：以上数值为平均值）

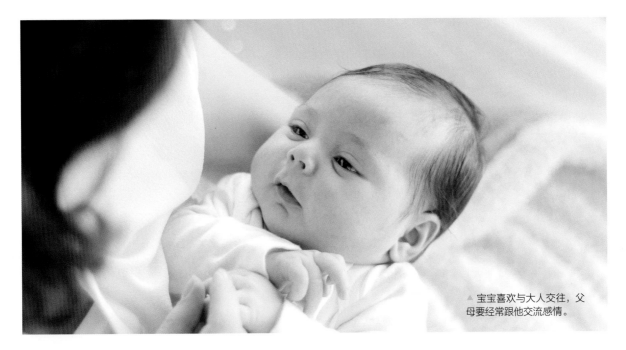

▲ 宝宝喜欢与大人交往，父母要经常跟他交流感情。

❹ 重视宝宝的情感教育和社交能力

宝宝的情感教育

宝宝从小都有自己的性格，有自己的情感需要。父母在照顾孩子的时候，不要只关心宝宝的身体健康，而忽略了宝宝的心理需要。

宝宝喜欢听胎儿时期听过的音乐，因为对这些音乐有特别熟悉的感觉，对熟悉的事物有特别的亲切感和依赖感。妈妈可以为宝宝放胎儿时期的音乐，或者将这些音乐作为摇篮曲给宝宝听，有助于增加宝宝的幸福感。

宝宝2个月大的时候，每天会花费很多时间观察周围的情况，试着认识周围的世界，聆听人们的谈话声。看到大人喂养自己、关注自己、逗自己，心里会很开心，会本能地微笑。当宝宝感觉幸福的时候，会做出更多的面部表情表达自己对这个友善世界的喜爱，会通过吸吮使自己安静下来。

宝宝的社交能力

当宝宝3个月大的时候，更乐意通过一定的方式表达自我。如宝宝会有目的地微笑，希望借此与大人交谈，或者通过咯咯的笑声引起大人的注意，或者安静地躺着，仔细观察大人的反应，直到大人开始微笑，会感觉自己已经与大人成功交流，很有成就感，因而会以更喜悦的表情回应。

更多时候，宝宝都在学习。宝宝会模仿大人的动作或面部表情，如大人伸舌头，宝宝也会试着做出同样的动作。宝宝还会让自己的全身都参与到和大人的互动中。如，宝宝会张开手，将手向上举，四肢随着大人的音调有节奏地运动。

宝宝的喂养

一般情况下，身体健康的母亲，其乳汁分泌会刚好满足宝宝的需要。若奶水不足或是人工喂奶的宝宝，在其满月前后就应该考虑定时喂奶了。这个习惯的养成，最迟不能超过宝宝2个月大时，否则不利于生活习惯的培养。

❶ 养成定时喂奶、喂水的习惯

一般情况下，1个月以内的婴儿，应根据宝宝的需要随时喂食，不用考虑量和时间；2个月以内的婴儿，应每隔3～4小时喂奶1次，保证1天24小时有6～8次的喂奶机会；3个月以内的宝宝，每隔4～5小时喂奶1次，一昼夜喂奶6次左右。就是说，宝宝越大，每次喂奶越多，喂奶的间隔时间就越长，1天喂奶次数也越少。

定时喂奶的方法

注意！最初给宝宝定时喂奶的时候，宝宝可能一时难以适应。较好的做法是：在喂奶半小时之前不要再喂其他食物，连水也不喂。如果宝宝饿了不高兴，可以用谈话或动作来逗引宝宝，转移宝宝的注意力，直到到了喂奶的时间。这样不但有助于帮助宝宝养成定时定量的好习惯，而且可以帮助宝宝形成时间性的条件反射。

如果是人工喂养的宝宝，可根据宝宝的体重增长情况判断喂食频率，3个月以内的宝宝，正常体重增长幅度为每周150～200克。

给宝宝喂水

3个月以内的宝宝，每日每千克体重需要补水120～150毫升，夏季则可适当增加喂水量。喂水时间，应在两次喂奶之间。

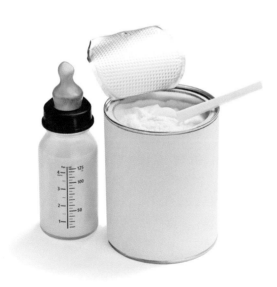

▲ 配方奶用量可按每日每千克体重110～120毫升计算，也可任其吮吸，以满足食欲为度。

❷ 此时不宜喂宝宝辅食，要补钙

错误地添加辅食

有的妈妈可能会以为，宝宝整天吃奶，没尝过其他口味的食物，因此别出心裁地让宝宝过早地食用果泥、蛋羹，但这样的"好心"并不符合宝宝的发育需要，容易造成消化不良。

如果太早喂辅食，除了容易引起宝宝消化不良之外，细心的妈妈还会发现，宝宝会将嘴里的东西吐出来，这是宝宝的一种本能的自我保护（即伸舌反射），说明此时还不到喂辅食的时候。

给宝宝添加辅食的时间

辅食的添加，一般在宝宝4个月的时候开始，6个月前后宝宝再次出现生长加速期，是添加辅食的最佳时机。

当宝宝到了可以添加辅食的时候，父母可以根据宝宝的反应来判断。如果父母吃东西的时候，宝宝有舔嘴或咽下的动作，显出很想吃的意思；或者当大人吃饭的时候，宝宝会抓勺子、抢筷子，并尝试往自己嘴里塞。这两种情况说明宝宝开始对辅食感兴趣了，可以喂辅食了。

该补钙了

到了第3个月，无论人工喂养的宝宝，还是母乳喂养的宝宝，都该补钙了。缺钙的宝宝，入睡困难，经常夜啼，对任何事情都不感兴趣，而且容易出汗，头部出汗最为明显，宝宝会不停地摩擦头部，容易形成枕秃圈。

人工喂养的婴儿，一方面发育不及母乳喂养的宝宝。另一方面，消化吸收功能也不佳，再加上此时宝宝从母体中带来的钙已经用来发育了，所以容易缺钙。

母乳喂养的宝宝也不例外。宝宝发育到3个月大，胎儿时期所储藏的钙已经消耗殆尽，而母乳中的钙含量又很有限，宝宝也会出现缺钙的情况。

所以到了第3个月，妈妈要记得给宝宝补钙。具体补钙方法，母乳喂养的宝宝，母亲要补充钙剂，平时多吃豆类或豆制品，将体内的钙通过母乳传给宝宝。要经常带宝宝出去晒太阳，阳光有助于钙剂的吸收。一般情况下母乳喂养的宝宝，通过母体补钙即可得到满足。

表4-4 钙营养素参考摄入量

年龄（岁）	摄入量（毫克/日）
0~0.5	300
0.5~1	400
1~4	400
4~7	800
7~成人	800

❸ 补充鱼肝油

鱼肝油的主要成分是维生素A和维生素D，常用来防治夜盲症、角膜软化、佝偻病和骨软化症等。

宝宝体内容易缺少维生素D，易引起体内钙磷代谢紊乱，从而导致佝偻病。所以，宝宝出生后3~4周，宝宝的饮食中就应该添加浓缩鱼肝油。

宝宝饮食中鱼肝油的添加量，开始应为每天1滴，同时观察宝宝的排泄物，若发现有消化不良的迹象，应暂停鱼肝油的服用。等宝宝适应后，排泄物正常了，再添加鱼肝油。

随着宝宝月龄的增加，鱼肝油的服用量也应逐渐增加，但最多不超过5滴。如果是早产儿、双胞胎或者患

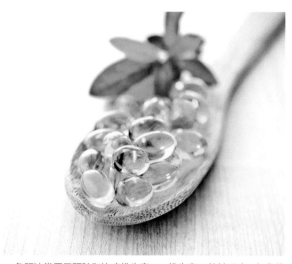

▲ 鱼肝油常用于预防和治疗维生素 A、维生素 D 的缺乏症，如佝偻病、夜盲症及小儿手足抽搐症。

有消化道疾病的婴儿，应从出生后第2周开始服用鱼肝油，服用量也应有所增加，但每天最多5～7滴，满月之后每天3～5滴。

维生素A的好处：对宝宝的视力发育有好处，可预防夜盲症；能够预防冬季皮肤干燥，而且还能够预防青春痘。维生素A能够让宝宝的皮肤更加细腻，有光泽。

维生素D的好处：维生素D能调节体内钙、磷含量，促进钙、磷的吸收和利用，以构成健全的骨骼和牙齿。

❹夜里如何喂奶

新手妈妈想让宝宝养成规律的吃奶习惯，需要一个过程。在这个难熬的过程中，新手妈妈要做到以下几点：

◎每天晚上，妈妈要有一个喂奶次数的计划，不要宝宝一哭就喂奶。如原本无次序的，可分为3次，算好每次喂奶的间隔时间，以后宝宝睡眠时间长了，可慢慢减少为2次、1次。

◎为了避免宝宝饿醒，临睡前最后一顿要让宝宝吃饱，然后按照一定的睡觉程序，帮助宝宝入睡。这样有助于延长宝宝的睡眠时间，也便于父母休息。

◎若宝宝半夜醒来哭闹，如果不是因为饥饿，妈妈就不要给宝宝吃奶，要耐心哄其入睡。乳头不是万能的，宝宝一哭就喂奶的做法既不利于孩子健康，也不利于宝宝养成良好的习惯。

由此看来，只要妈妈不是一味地迁就宝宝，夜里给宝宝喂奶，其实也不是一件多么困难的事。一旦宝宝养成良好的习惯，妈妈会发现全家人都变得非常轻松，宝宝不仅不会受到丝毫影响，还会因为养成良好的作息规律而保持良好的精神状态。

不要让宝宝含着奶头睡觉

宝宝都有习惯性的吸吮动作，即使睡眠中也会如此。如果宝宝含着奶头睡觉，那么睡着之后无意识地吸吮，就会吸吮出奶汁。但这时候的宝宝并不清醒，吞咽反应差，奶汁没有被吃进胃里，可能流到咽喉部之后就不再前进。滞留在咽喉部的奶汁，轻者会导致宝宝呛咳，如果宝宝不小心吸进器官，还容易导致吸入性肺炎，甚至窒息，造成严重后果。

如何预防宝宝对奶头的依赖

有的宝宝已经习惯了在吃奶的时候睡着，无法拔出奶头。妈妈要尽量避免宝宝对奶头的依赖习惯，方法有三种：

◎发现宝宝有困意，就不让宝宝含奶头。

◎如果宝宝正吃奶时表现出困意，妈妈要轻拍宝宝的脸，或对宝宝说话，将其唤醒，直到宝宝吃饱，然后拔出奶头，哄宝宝睡觉。

○ 如果宝宝不愿意拔出奶头，在睡觉前抱着哄哄他，或者放一些他喜欢的音乐，不要培养他一边吃奶一边睡觉的习惯。

❺ 从母乳喂养到奶瓶喂养的过渡

职业妈妈产假结束后，家人就要尝试让宝宝学会用奶瓶吃奶。这对一出生就习惯母乳喂养的宝宝来说，可能需要一个过程，也需要一些技巧。

第一步：在给宝宝喂白开水的时候，用奶瓶喂。

第二步：一开始，宝宝可能不喜欢吸吮奶嘴。这项工作尽量交给爸爸或者爷爷奶奶做，妈妈离开房间，不要让宝宝闻到空气中有妈妈乳汁的味道。

第三步：宝宝可能仍旧不喜欢吸吮奶嘴，父母也要坚持用奶瓶喂他，宝宝喝多少是多少，即使一点都没有喝进去，至少让他熟悉奶嘴。

第四步：妈妈仍然可以用母乳喂养宝宝，只是渐渐减少哺乳次数，让宝宝有适当的饥饿感。

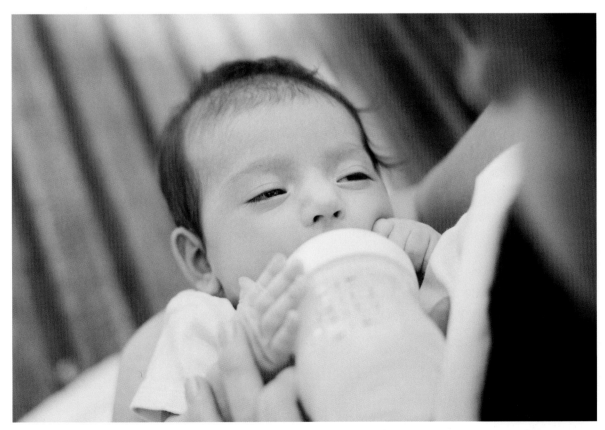

▲ 每次在宝宝有饥饿感的时候，就准备好奶瓶，将奶嘴放到宝宝嘴边，让宝宝逐渐习惯奶瓶。

宝宝的日常护理

3个月以内的宝宝，一方面，体温调节功能尚不完善，容易受凉，需要做好保暖工作；另一方面，宝宝生长发育快，新陈代谢旺盛，容易发热、出汗，又不能穿着太多。如何为3个月以内的宝宝做好起居护理，成了一个难题。

❶ 3 个月以内宝宝的日常穿衣要求

3 个月内宝宝的穿衣要求

笼统地说，要想了解宝宝的穿衣要求，需要妈妈经常摸一摸。若想知道宝宝是否冷了，可用手摸一摸宝宝的后颈，如果宝宝的后颈发凉，则需要为宝宝增添衣物；如果想知道宝宝是否热，可用手摸一摸宝宝的肚子或胸部，如果这两个部位温度较高，说明需要给宝宝脱掉一些衣服。

一般来说，宝宝是不喜欢换衣服的。所以无论什么季节，宝宝的衣服都要等弄湿或弄脏了之后再换。

3 个月内宝宝的换衣要求

具体来说，如果是在夏天，平时可以让宝宝穿短袖或背心，较小的婴儿，可以穿长袖连脚睡衣，头戴有宽边的棉质圆帽，脚上穿棉质袜子。宝宝外出或小睡的时候，用毛毯盖住宝宝。

如果是在冬天，平时除了穿棉质内衣，外面还要穿棉衣，并用包裹将宝宝包起来，特别是做好头部和脚部的保暖工作，避免受凉。一般情况下不要将太小的宝宝

带出去，稍微大一点的宝宝，如果有太阳的话，可以将宝宝包裹好，让宝宝晒晒太阳。

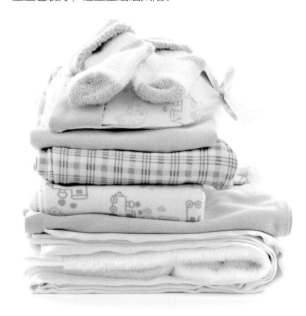

▲ 婴幼儿的衣服不要选深色的，深色衣服染色剂中甲醛和其他化学制剂含量比浅色衣服高。

❷ 学会观察宝宝大便

大便是了解宝宝健康状况最好的"晴雨表"，父母应该经常观察宝宝的大便情况，学会了解大便所传达的信息。

正常大便：宝宝第一次排出的大便，为黑色或绿色，比较黏稠，这是胎粪。胎粪一般在1周之内排完。此后的大便，会保持黄色松软状。用奶粉喂养的宝宝，粪便颜色稍深，为深黄色或浅褐色，相对比较坚硬，但仍属正常。

绿色大便：母乳喂养的宝宝，如果出现绿色大便，多是因为母亲乳汁较稀的原因，宝宝吃进去的乳汁不足。奶粉喂养的宝宝，容易出现绿色大便，这是因为奶粉配方的缘故。如果宝宝的粪便同时伴有恶臭味，并且大便细长，这是宝宝腹泻的症状，应立即到医院检查。

小球形褐色大便：母乳喂养的宝宝，一般不会出现小球形褐色大便，如果有，说明母亲最近吃了辛辣之物。出现这种粪便，是因为上火的缘故，一般用奶粉喂养的宝宝容易出现这种情况。因此当看到宝宝排出这样的粪便之后，要多给宝宝喝开水，或者适当喝一些蔬菜、水果汁，避免上火便秘。

深黑色或黑色大便：当宝宝的胎粪排泄完毕之后，如果仍然出现黑色或深黑色大便，要立即送去医院检查。这可能意味着宝宝的肠道出血了。

血色或暗红色大便：当发现宝宝排出血色或暗红色大便时，也要立即送去医院检查，因为宝宝很可能肠道梗阻了。

灰白色大便：灰白色大便的情况比较少见，这是黄疸的信号，家长要立刻将宝宝送去医院检查并诊治。

❸ 常为宝宝按摩

父母打开宝宝层层包裹之后，用手轻轻从头到脚抚摸宝宝，宝宝会伸展得直直的，任其抚摸，好像很享受的样子。其实，为宝宝按摩，与其进行近距离的接触，不但能增进彼此的感情，而且有助于减少宝宝消化和腹痛方面的问题，家长要常为宝宝按摩。

因为按摩时宝宝是裸体状态，或者只穿很少的衣服，所以室内温度要保持在25℃左右。家长可以直接按摩，或者在手上抹上精炼植物油按摩。

❹ 常为宝宝量体温

宝宝体型太小，对冷热的调节能力又比较差，在成年人身上体温起伏0.1℃所产生的不适，在宝宝身上可能会放大数倍。如果不及时添加衣物或者降温的话，宝宝可能会患上疾病。如果是因为体温高的缘故妈妈没有觉察，那么宝宝的体温会再度升高，造成种种健康隐患。

有宝宝的家庭，家中应常备体温计、退烧药，并时刻准备增减衣物。

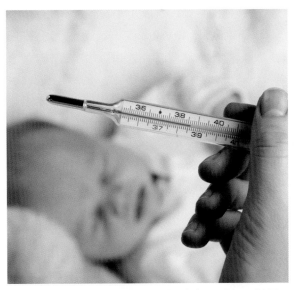

▲ 家里有了小宝宝之后，应该备着一支温度计了，以备不时之需。

宝宝体温的测量方法

肛门测量法：让宝宝躺下，采取换尿布的姿势，提起宝宝的双脚，将润滑好的体温计插入宝宝的肛门中2.5厘米左右，2分钟之后拔出，用纸巾擦干净，读数。

口腔测量法：先将体温计甩到35℃以下，将体温计放到宝宝舌头下面，稍微用力帮其压住，3~7分钟之后，拿出读数。

腋下测量法：先将体温计甩到35℃以下，然后将体温计水银端放到宝宝腋下，帮其夹紧，5~10分钟之后，取出体温计，读数。

一般情况下，用腋下测量法帮宝宝测体温即可，方便操作，而且不会对宝宝造成太大的痛苦，只有特殊情况下才用肛门测量法和口腔测量法。

宝宝的体温数据

2个月宝宝的体温数据

肛门处为：36.5~37.5℃

口腔处为：36.2~37.3℃

腋窝处为：35.9~37.2℃

3个月宝宝的体温数据

肛门处为：36.9~37.9℃

口腔处为：36.9~37.9℃

腋窝处为：36.7~37.7℃

给宝宝测量体温后，超过正常范围0.5℃以上时，称为"低热"，吃一些退烧药就行了，不必打针、输液；超过38.5℃是高烧，要立即退烧，以免对脑部造成不利影响。

对宝宝体温的测量，最好每天早晚各1次。宝宝哭闹异常时，妈妈要检查是否因为宝宝冷或热的缘故。

❺如何让宝宝晚上睡得更香

1~2个月的宝宝，生长发育快，需要更多休息，睡得也比较香，大人经常会发现无论怎么摆弄、呼唤他，宝宝都不肯醒来。宝宝到了3个月之后，睡眠就没那么安稳了，容易醒来，夜里经常闹人，这就需要父母掌握一些提高宝宝睡眠质量的技巧。

不要让宝宝睡觉太晚

一般宝宝会在18:00~19:00时睡觉，半夜会醒来1~2次吃奶。但有的宝宝会晚睡几十分钟，夜里仍然会醒来1~2次吃奶，这样无形中就影响休息时间了。应慢慢将宝宝的睡眠时间调整到18:00~19:00。

白天不要给宝宝太多的刺激

如果宝宝在白天玩得太多，或者睡觉时被打扰，到晚上该睡觉时，宝宝的大脑可能仍然处于兴奋状态，难以平静入睡。与宝宝玩的时间也应该有规律，避免宝宝大脑过度被骚扰。

白天适当给予户外活动

研究表明，每天14:00左右带宝宝参加户外活动，能让宝宝晚上睡得更香。

户外活动，一方面在于扩大宝宝的视野，熟悉周围世界，增强安全感。更重要的是，户外活动可以让宝宝呼吸到足够多的新鲜空气，避免大脑缺氧，心神不安。

不要让白天的小睡受到干扰

家里添了小孩子，亲戚朋友自然十分欢喜，看到小孩子不免想逗逗，跟小孩子玩一玩。但这种活动最好不要安排在宝宝想睡的时候，宝宝的睡眠受到过多的干扰，大脑也容易处于疲劳状态，不但入睡较困难，而且难以进入深度睡眠状态，容易醒来。

❻帮宝宝养成良好的睡眠习惯

宝宝每夜都会醒来好几次。有的宝宝比较乖，醒来吃过奶之后会继续呼呼大睡；有的宝宝，尤其是月份稍微大一点的宝宝，往往会闹腾一会儿才肯睡，需要妈妈哄着才能睡着。这样势必耽误妈妈的休息。

婴儿通常会对重复性的动作做出积极反应，父母可以根据宝宝这个特点，为其建立一套合适的就寝程序。

睡前爱抚

有的宝宝喜欢被爱抚、摆弄，父母摸摸宝宝的小肚子，轻捏宝宝的身体，或者帮其按摩全身，都会让宝宝有一种舒服的感觉，闭上眼睛表示享受。

每次当宝宝需要睡觉的时候，都可以进行一些睡前安抚的行为。久而久之，只要宝宝感受到这些动作，就会乖乖地闭上眼睛，迅速进入梦乡。

学着掌握宝宝的睡眠周期

宝宝到3个月大的时候，其平均睡眠时间会减少到15个小时左右，且有2/3的睡眠时间是在晚上。有些宝宝，可能整夜都不会被饿醒，但大多数宝宝至少会醒来一次，需要进食，父母还是要做好喂食准备的。

1岁以内的宝宝，白天都需要小睡1～2小时，小睡的时间长短因人而异。换言之，在宝宝出生后1年的时间里，宝宝会越来越习惯晚上睡觉，但有时也会在白天睡觉，父母仍然要注意这一点。

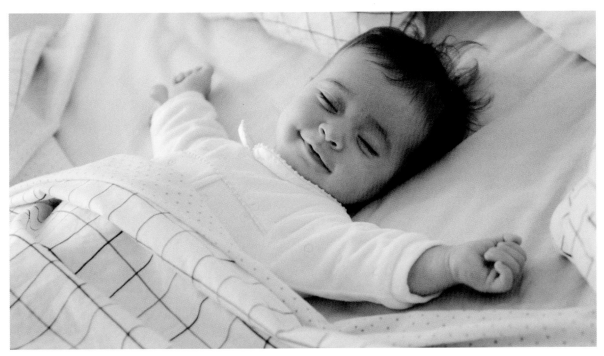

▲ 宝宝睡眠时，生长激素分泌最旺盛，睡觉好对宝宝发育有好处。

⑦ 学会安抚宝宝的情绪

如果宝宝在不饿、不困、不渴、没有其他不适的情况下，还是哭个不停，很可能是宝宝感觉自己的心灵受到"伤害"，比如恐惧、担心被抛弃等，尤其是第3个月的婴儿会哭泣很长时间。长时间的哭闹既影响父母的生活，又会对婴儿的健康造成不利影响。所以，父母要掌握一些安抚宝宝情绪的方法。

让宝宝吸吮

很多婴儿都喜欢通过吸吮获得心理的满足。在宝宝不饿的时候，可将自己干净的小手指放到宝宝嘴边，引导宝宝吸吮自己的手指头，或者给宝宝准备一个安慰奶嘴。

注意！如果用安慰奶嘴，不要用绳子或带子挂在宝宝脖子上，以免被裂伤。且安慰奶嘴要经常清洗、消毒，一旦发现奶嘴表面有破损的痕迹，立刻扔掉，不要再给宝宝吸吮。

适当摇晃

婴儿还在妈妈肚子里的时候，会经常随着妈妈的移动而摇动，因而摇动会让婴儿产生一种熟悉的感觉，因而不再担心害怕。父母可以在抱着宝宝时轻轻摇动，摇动的频率，应尽量接近心脏跳动的速度。

如果轻轻摇动仍然无法让宝宝感到满足，可以稍微提高频率，最佳速度为每分钟摇动60次，一般将宝宝放在摇篮中就能做到这一点。如果宝宝不喜欢躺在摇篮里，父母可抱着宝宝四处走走。

放有节奏感的曲子

有时候，宝宝在哭泣时会表现得很狂躁、激动不安，无论怎样安抚都不奏效，这时候可以给宝宝放一些有节奏感的音乐，或者将其竖直抱在怀里，和着音乐跳舞。当宝宝的哭声减小之后，可逐渐放慢舞步，再用上述其他和缓的方式安抚宝宝，如抱着宝宝四处走走或者轻轻摇动。

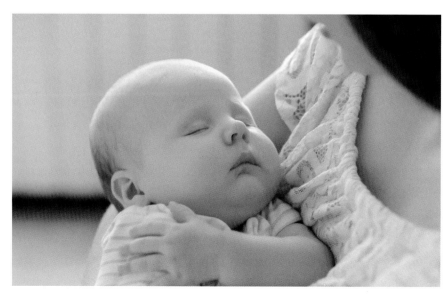

◀ 当宝宝哭闹时，没有哪一种安抚方法是一定有效的，父母要多学习、多观察、多了解自己的宝宝。

❽ "夜啼郎"

父母最痛苦的事，莫过于宝宝夜里哭泣了，不但影响休息，而且夜里有很多不方便，宝宝又哭闹个不停，很难让大人和小孩快速平静下来。3个月的宝宝最容易夜里哭泣，俗称"夜啼郎""哭百天"（即3个月之后夜里就不哭了）。

宝宝夜里啼哭，一般不外乎以下这些原因：

憋尿： 有些男宝宝，因膀胱饱满而感到很不舒服，难以进入深度睡眠，所以啼哭。

鼻塞： 细心的父母会发现，宝宝在吃奶的时候容易鼻塞。这说明宝宝的抵抗力很差，稍微受凉都会引起鼻塞，宝宝会因呼吸不畅而哭泣。

空气中有刺激物： 卧室中如果有香烟味、痱子粉、驱蚊花露水、油漆等，宝宝会感觉非常不适，因而痛哭。

生病： 当宝宝感冒、发热、过敏，或者有其他疾病时，机体不舒服，宝宝睡不踏实，因而难过得大哭。

白天刺激太多： 宝宝神经系统发育还不完善，如果白天被逗太多，或者没休息好，宝宝的大脑会长时间处于兴奋状态，因而睡眠也不踏实。

失去安全感： 如果经常照顾宝宝的人，如妈妈，突然与宝宝分离了一个晚上，宝宝对新的看护人缺少熟悉感，会感到焦虑而大哭。

看护人情绪不好： 经常与宝宝亲密接触的人，如果情绪不佳，宝宝很容易受其感染，出现情绪不良而哭泣。

宝宝夜啼，因为原因不同，应付办法也不同，父母要细心照顾宝宝，根据以上各种原因有针对性地进行安抚。如果宝宝仍然哭闹不停，可以试试下面的办法：

◎ 如果宝宝烦躁不安，可将拇指或者安慰奶嘴放到宝宝嘴里。

◎ 大人将宝宝竖抱着，轻轻拍其背部，帮他将体内的空气打嗝出来。

◎ 让宝宝平躺在床上，轻轻摇晃摇篮，用摇篮曲哄宝宝入睡。

◎ 放宝宝喜欢听的声音，如"嘘"的声音，洗衣机的嗡嗡声，或者宝宝熟悉的乐曲。

◎ 呼吸新鲜空气。有时候宝宝夜里啼哭，或许是因为室内环境较为封闭导致宝宝呼吸不畅，这时候可以抱着宝宝到窗户旁呼吸一下新鲜空气，缓解宝宝情绪。

◎ 让宝宝面部向下平躺在妈妈的腹部，轻揉宝宝背部，可使宝宝平静。

宝宝喜欢被抚摸，大人可通过为宝宝按摩的方法让宝宝平静下来——但满月之前的婴儿不要按摩肚子，3个月以内的宝宝不要按摩脊骨。

❾ 宝宝衣物的洗涤、晾晒、储藏

宝宝的皮肤比较娇嫩，容易受刺激，因此妈妈在为宝宝清洗、晾晒、储藏衣物的时候，不能像洗成年人衣物一样，要做到以下几方面。

◎ 洗好之后，要放在太阳底下晒干，阳光是最安全的消毒剂，没有副作用。不要让宝宝穿没有完全晾干的衣服，否则不但有气味，而且杀菌消毒作用不佳。

◎ 宝宝的衣服干透之后，放到一处，并划分内衣区和外衣区。不能将宝宝穿过的衣服和干净衣服放在一起，不能用密封袋封存宝宝衣服，要确保衣服通风，避免发霉。

◎ 宝宝的衣服，晒干之后不要马上穿，最好隔一天再穿。如果洗干净的衣服几个月没穿了，穿之前一定要拿到太阳底下晒晒，赶走上面的潮气或细菌。

⑩ 如何给宝宝保暖

较小的婴儿（6个月以内），体温调节中枢发育不完善，皮下脂肪比较薄，保温能力比较差，加之婴儿的体表面积相对较大、散热快，因此靠婴儿自己来调节体温非常困难，家长要采取人工措施为宝宝保暖。

应盖多少

新生儿：穿贴身睡衣+包被+薄被/毛毯；

1~3个月：穿棉睡衣+背心式睡袋+薄被；

3~6个月：穿薄睡衣+薄棉睡衣+大棉被。

床垫、床围

婴儿床四周应包裹起来，阻挡四面八方的冷气。床垫应以感觉温暖为基础，不需要太软。

穿衣

宝宝的衣服，应遵守"上长下高"原则，即上衣的衣襟要长一些，裤子的裤腰要高一些，保护宝宝腹部不受凉。

如果是夏天三伏天，不能为宝宝穿太厚，但至少要带一个小肚兜，将肚子保护好，避免宝宝踢被子后腹部受凉。

脚部

无论多小的宝宝，无论夏天还是冬天，日常生活中都不应该经常光脚，脚部神经末梢丰富，对外界最为敏感，脚部受凉会很快导致机体受凉。因此要常为宝宝穿鞋子，至少要给宝宝穿上袜子。

头部

宝宝体表所散发的热量，至少有1/3通过头部散热，因而宝宝患病先头热。所以头部不需要捂得太暖和，冬天可戴一顶毛线帽子，夏季可戴一顶棉质帽子，只要不受凉即可。

一般穿衣原则

根据气候的不同，宝宝的穿衣也不能一概而论。大体来说，应遵守这样的原则：

1个月以内的宝宝，室内穿衣比大人多一件；

2~3个月的宝宝，在室内可以跟大人穿一样多的衣服，室外比大人多穿一件。

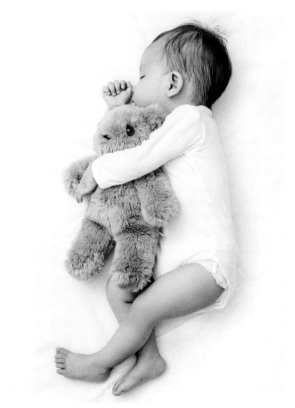

▲ 爸爸妈妈应当注意对宝宝腹部的保暖，这样可以有效缓解肠道痉挛，预防受凉腹泻。

⑪ 怎样保护宝宝的听力

听觉是中枢神经系统和听觉器官联合产生的能力，虽然宝宝的听力发育比较早，但婴幼儿时期的各种疾病却容易伤害中枢神经系统。因此，保护宝宝的听力，也不容小觑。

保护宝宝的听力，要从以下几方面做起。

保护宝宝的听觉器官：3个月以内的宝宝，尽量不要为其挖耳朵。在喂奶、喂水的时候，不要让宝宝躺着，避免流入耳道。如果宝宝耳内有异物，只要暂时不影响宝宝听力，先不要理会。

不要将宝宝置身于噪声之中：婴儿的外耳道短且窄，耳膜薄，听觉神经发育不完善，如果受到噪声刺激，轻者宝宝会难受得大哭，重则导致听力下降。长时间置身于噪声之中，宝宝容易患上噪声性耳聋。

慎用抗生素：一些抗生素会损害宝宝的听觉神经，如链霉素、庆大霉素、卡那霉素、妥布霉素、巴隆霉素、小诺霉素等。这些药物作用在宝宝身上，轻者会让宝宝的耳部连续几天感觉到嗡响，严重的则会造成宝宝药物性耳聋。如果宝宝生病涉及这些药物，家长要慎重考虑，尽可能请医生来处理，将危害降到最低。

预防那些能损害宝宝听力的疾病：有些疾病对宝宝的伤害是全身性的，容易损伤听觉神经或中枢神经，如乙脑、流脑、麻疹等，中耳炎则会直接损害宝宝的听觉。要注意预防这些疾病。

⑫ 宝宝多久洗一次澡

宝宝新陈代谢旺盛，体表容易蓄积汗液及其他排泄物，应比成年人洗澡更勤一些。

一般来说，宝宝的洗澡频率，夏天应坚持每天洗澡，甚至1天洗澡数次；冬天气温较低，宝宝出汗也相对较少，皮肤没那么脏，而且洗澡容易受凉，应适当减少洗澡次数，可每周洗澡1次，或者每3～4天洗澡1次。家里有条件的，可将空调调到30℃，每2天为宝宝洗澡1次。春秋天的洗澡频率，应介于夏冬之间，家长可根据宝宝对洗澡的热爱程度及温度条件酌情调节。冬季为宝宝洗澡，时间不宜超过5分钟；夏季则可适当延长时间。如果宝宝喜欢玩水，在宝宝不受凉的前提下，可以多洗一会儿。

⑬ 宝宝户外活动应注意什么

宝宝满月之后，可以适当参加户外活动，家长要做好一定的准备工作。

准备事项

◎ 轻便的婴儿小推车，便于婴儿躺着朝向推车人，宝宝看到有人在旁边心里会比较踏实。

◎ 放有婴儿必需品的背包。背包里的物品应包括：奶粉，或者挤好的乳汁；温水；尿布数个，棉球适量；装尿布的布袋；一两条婴儿毛巾；给妈妈食用的小点心；安慰奶嘴；宝宝喜欢的几个玩具；毛毯；一把太阳伞。

注意遮阳

6个月以下的宝宝，不宜直接暴露在阳光下。因为他们的皮肤太薄，阳光中的有害紫外线可能会对宝宝造成伤害。因此除了准备遮阳伞，还要给宝宝戴一顶太阳帽，并用比较清凉的棉布将宝宝的手脚遮盖严实。如果推着小车的话，应及时调整遮阳伞，确保宝宝一直处于阴凉之处，有效降低阳光对宝宝的辐射。

⑭ 宝宝的脚部如何护理

宝宝很小的时候还不会走路，似乎用不着穿鞋。但宝宝体温调节功能尚未发育成熟，所产生的热量有限，而散热能力却很大，当气温略低的时候，宝宝的末梢循环就不好，手脚容易出现冰冷的感觉。不会走路的宝宝虽然不必穿鞋，但为了保暖，还要分时机、分场合穿鞋，并为宝宝选择舒适的鞋子。

鞋料的选择

宝宝的鞋，最好是用软皮做的，或者棉鞋。这样既可以保暖，又不至于让宝宝感觉不舒服。但不宜给宝宝穿橡胶靴、塑料鞋，这两种鞋子透气功能不好，不能使汗水很好地挥发出去。

鞋子的大小

鞋子的大小，以宝宝能宽松地穿上去为宜，最好使宝宝的大脚趾前留有1厘米空间。不要为了省钱给宝宝买很大的鞋子，不但容易掉，还容易让宝宝养成不良的走路姿势。由于宝宝长得很快，鞋子很容易变小，妈妈要经常检查宝宝的鞋子是否合脚，确保宝宝的脚趾在里面运动自如。一旦发现宝宝的大脚趾碰着鞋头了，就该为宝宝买更大的鞋子了。

鞋子的形状

鞋子的形状，最好选择鞋头圆而且大的鞋子，这样能让宝宝的脚趾头活动自如。

最好不要让宝宝穿哥哥或姐姐穿过的鞋子，因为鞋子经原来的主人穿过之后，鞋子会变成适合原主人脚的形状，但不一定适合宝宝脚的形状。宝宝穿上之后，可能会妨碍其正常活动，影响宝宝脚部的正常发育。

经常穿袜子

家里如果足够温暖，可以不给宝宝穿鞋子，只让其穿一双袜子即可。宝宝穿着袜子与地板接触之后，有助于训练宝宝的触觉和平衡能力。另外，穿袜子还可对足部皮肤起到保护作用，可有效防止摩擦损伤宝宝皮肤，还有助于预防蚊虫叮咬。

袜子的选择，以柔软透气的棉质袜子为佳，袜子的大小要合适宝宝的小脚。不要买质量太差的袜子，否则，袜子可能会脱线缠绕宝宝的脚趾。不要买袜口过紧或袜筒过长的袜子，这些袜子不便于透气，影响宝宝脚部的血液循环。

⑮ 让宝宝养成排便习惯

民谚说：管天管地，管不住人屙屎放屁。话虽然粗俗，却揭示了一个道理：大便是无法控制的，谁也无法给大便定一个准确时间。婴幼儿吃得多，相应地也就拉得多，难以控制。掌握宝宝的排便时间确实有点难度。

但这并不意味着家长只能任凭宝宝乱拉，给大人的生活带来麻烦。从2个月开始，家长就可着手培养宝宝的排便习惯。

帮宝宝建立按时大便的习惯

就时间上来说，宝宝排便的最好时机应是清晨、饭前、临睡前。清晨排便，对宝宝的身体来说是最好的，其道理如成年人；饭前排便，有助于增加宝宝的食欲；临睡前排便，则可让宝宝在夜里睡得更安稳。

帮宝宝建立大便反射

大人的愿望是美好的，但不见得宝宝总是按照大人的意思排便。这就需要家长帮宝宝建立排便反射。

到了预订的排便时间之后，家长端抱起宝宝，尝试着让他排便。

1~3个月宝宝的教育与玩乐

3个月以内的宝宝，能够俯卧抬头、与爸爸妈妈进行言语或动作上的互动，3个月时还能翻身，家长要经常跟宝宝做些游戏，使宝宝的大脑和体能得到锻炼。

❶ 每天让宝宝俯卧一会儿

在我国，宝宝多数时间都呈仰卧状态，但出于机体调节的需要，宝宝更喜欢俯卧。

俯卧是人类一种最自然的保护姿势，宝宝俯卧时，不但会更有安全感，而且宝宝在俯卧的时候，还会抬头，锻炼颈部、胸部、背部、四肢等大肌肉群，对于翻身和爬行训练也有一定的积极意义。

家长可在宝宝清醒的时候，让其俯卧在床，尝试着用双臂支撑身体，同时拿着小玩具给宝宝玩，或与宝宝说话，逗引宝宝抬头。宝宝在抬头的过程中，视野从脚底的范围逐渐扩展，视野的放大可增强宝宝观察食物的兴趣，进一步促进脑部发育。

家长还可以每天让宝宝做一会儿俯卧抬头训练。如在宝宝俯卧的时候，用手掌抵住宝宝的足底，虽然宝宝此时尚不能移动，但会促使宝宝用力向前移动，增加肌肉的力量。

到了3个月的时候，宝宝已经可以慢慢转头了，家长每天叫着宝宝的名字进行几分钟的俯卧训练，还可增加宝宝对自我的认知力。

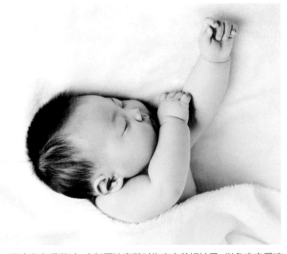

▲ 天冷宝宝睡觉时，家长要注意随时为宝宝盖好被子，以免宝宝受凉。

❷ 学会跟宝宝说话

大人无法理解宝宝的思想，宝宝也不知道大人在说什么，这样的交流没什么意义，所以不知道跟宝宝说什么，尤其是一些年轻的爸爸们。其实跟宝宝聊天，是一项很好的亲子活动，可以安抚宝宝的情绪，也可以拉近父母与婴儿的关系。大人要常跟宝宝一起聊天。

宝宝通常对高音调比较敏感，在与宝宝说话的时候，最好自然地抬高音调，吸引宝宝的注意力。不用担心这样说话很难为情，当你看到宝宝露出笑脸时，会觉得一切都是值得的。

与宝宝的讲话内容，可以是当天的所见所闻，告知宝宝爸爸在做什么，妈妈在做什么，或者单纯地"就事论事"，询问宝宝渴不渴、饿不饿，或者用单音节词汇与宝宝说话。不指望宝宝能真正回答什么，但这些话要说，并且用较高的音调说，让宝宝感受到浓浓的爱意。

或者推着婴儿车带宝宝出外散步，见到什么令宝宝感到新奇的事物，可以停下来说给宝宝听，如：这是小草，那是花，那是小皮球等。

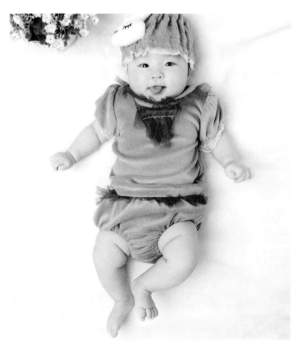

▲ 妈妈要多和宝宝交流，有助于增加母子感情。

经常跟宝宝说话

如果经常说给宝宝听，宝宝在熟悉的环境中反复听到一些词汇，虽然还不至于形成记忆，却有利于刺激宝宝在语言方面的学习和发展，宝宝日常所听到的语言和词汇，就是宝宝将来学交流的"原始资料"。

❸ 怎样与宝宝培养感情

宝宝从小就有情感需要，上班族或者经常出差的爸爸，要有意识地培养与宝宝的感情，不但有助于促进彼此关系，而且能满足宝宝的情感需要，帮助其养成良好的性格。

与宝宝增进彼此感情的方法有以下几点：

有机会就与宝宝交流

只要宝宝处于清醒状态，家长又刚好在身边，就可以与宝宝交流。谈话的主题可以随意，如"宝宝要洗澡了""宝宝乖，咱换换尿布""宝宝在看什么""宝宝别动，让妈妈擦一下"，等等。无论在给宝宝喂奶，还是换尿布、洗脸，要抓住一切机会与宝宝交流，将浓浓爱意传递给宝宝。

多与宝宝的皮肤接触

吃母乳的宝宝经常与母亲的肌肤紧挨着，宝宝感觉很踏实。除了哺乳的时候，在晚上睡觉前给宝宝脱衣服时，也可以与宝宝肌肤"相亲"。白天，父母则可以经常拉着宝宝的手，这样既能满足宝宝的抓握反射，又能传递情感。

用丰富的表情与宝宝交流

宝宝对人类的脸很感兴趣，父母可在宝宝的视线之内做出各种表情。大人微笑，宝宝也会跟着微笑；大人眨眼睛，宝宝也会眨眼睛；大人吐舌头、动动嘴角等各种表情，宝宝都会饶有兴趣地注视，尝试着模仿。也许他们并不能模仿出来，或者模仿得不明显，但他们已经在尽力交流。

与宝宝做眼神的沟通

宝宝清醒的时候，会用眼睛关注能看到的一切事物，当父母的眼睛与宝宝的眼睛发生对视时，宝宝会好奇地盯着看个不停，并且极力睁大眼睛探寻。父母要面带微笑与宝宝说话，宝宝的眼球还会随着家长的移动而移动。这种沟通方式，既可增加亲子互动，而且有助于锻炼宝宝的敏感性，促进智力发育。

跟宝宝一起做游戏

当宝宝长时间盯着摇篮上方的彩色小球时，父母可以轻轻拨动一下小球，宝宝的双眼就会随着小球的摆动而不停地转动。大人也可以拿着会发出声响的玩具，在宝宝面前轻轻地摇动。其他游戏，只要大人参与可以增加游戏的乐趣，宝宝都会乐于"奉陪"的。

总之，与宝宝培养感情，其根本在于让宝宝感到舒服、被喜欢、被重视，父母可通过各种方式满足宝宝的这些需求，拉近彼此的心理距离。

④ 听觉训练游戏

与其他感官相比，宝宝的听觉相对灵敏一些，家长要经常训练宝宝的听觉。

听听哪儿在响

当宝宝清醒且安静时，在宝宝耳边10厘米处，轻轻地呼唤宝宝的名字，或者用拨浪鼓发出悦耳声，吸引宝宝的注意力，让宝宝主动寻找声源。父母会欣喜地看到，宝宝能做出侧头、回头或者眼睛转动的动作。

这个游戏有利于培养宝宝对方向的认识，而且便于

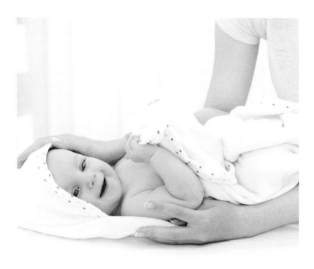

▲ 家长每天要多逗逗宝宝，让宝宝天天接触来自父母的关爱声调，培养宝宝对亲人的熟悉感。

宝宝熟悉自己的名字，慢慢对自己的角色形成一定的认知力。

欣赏一下美妙的乐曲

当宝宝心情放松的时候，给宝宝选择一些轻柔的音乐听，如中外古典音乐、轻音乐或者胎儿时期常为宝宝放的音乐。每次放10分钟左右，让宝宝在音乐的旋律中感受到平静与关爱。

家长还可以跟着音乐的拍子抱着宝宝跳舞，宝宝在随家长晃动的过程中，有助于促进听觉、位置觉和平衡觉的发展，为以后练习坐、站和走等运动打下基础。

⑤ 视觉训练游戏

3个月以内的宝宝，对近距离鲜艳的色彩已经有一定的视觉捕捉能力，家长要借此机会训练宝宝的视觉能力。

移动的小球

在宝宝的小车正上方，悬挂一个颜色鲜艳的小球，当宝宝躺着的时候，刚好能看到小球。家长可将球慢慢地移动位置，口中喊着宝宝的名字，吸引宝宝的目光追逐小球。这样的追逐游戏，每天跟宝宝玩几次，每次2～3分钟即可，长期坚持，可训练宝宝视觉集中力及视线转移力，促进视觉发育。

鲜艳的图片

家长最好在宝宝视力范围之内，如摇篮里、小车上、卧室内，张贴一些颜色鲜艳的挂图、照片，或者悬挂声音悦耳的哗铃棒、颜色各异的气球或灯笼，且要经常更换。大人在抱着宝宝走动的过程中，宝宝视力所到之处，皆是花花绿绿的颜色。

⑥ 语言训练游戏

2～3个月是宝宝语言发展的自发发音阶段，也是其学习说话的准备阶段。大人可以教宝宝发出一些简单的元音。如在逗宝宝玩的时候，用"呃""啊""哟"等简单的元音来回应宝宝，同时注意使自己的面部表情保

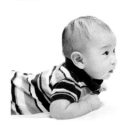

▼ 说话是父母与孩子最直接的交流方式，在宝宝尚不能说话的时候，家长要多为宝宝创造听的机会。

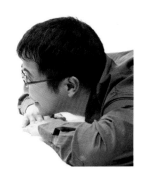

持轻松愉快。让宝宝觉得，发出这些声音是一件很有趣的事情。

父母每天用10分钟时间，将孩子抱起来，与自己面对面地说话。无论宝宝做出了什么反应，家长都尝试着用不同的言语、不同的声调、不同的语气来回应宝宝，让宝宝多认识一些不同的声音，对语言有更丰富的了解。

总之，语言训练游戏可以随时随地进行，关键是要让宝宝多参与，让宝宝感觉到说话的乐趣，以促进宝宝发音器官的"启蒙"。

⑦ 抓握训练游戏

抓握能力在一定程度上反映了宝宝的智力发展水平，2个月的宝宝，已经能拿住放在其手中的东西，3个月的宝宝，应该能偶尔抓住自己的手接触到的东西。

建议家长每天花几分钟时间，将一些色彩鲜艳的玩具，或者带有响声的玩具，如哗铃棒、红环、积木、海绵、绒布等，放在宝宝的视力范围之内，以颜色或声响刺激宝宝去抓握。

刚开始时，宝宝可能还不知道自己的手是可以抓握的，家长可先将孩子手指轻轻掰开，再将玩具先放到宝宝的手里，让其握住。这个环节可以促进宝宝的触觉及手指功能，让宝宝认识到游戏和手指之间的关系。

后来，家长就不要主动将玩具放到宝宝手中了，而是纯粹用色彩或声音来诱惑宝宝，或者将玩具碰触宝宝的手，引诱宝宝去抓握。有了上一步触觉及手指之间的联系，宝宝可能会对这个过程形成一定的反射，慢慢了解抓握是怎么回事。

在刚开始进行这个游戏时，宝宝可能并不能成功地抓握，或者仍然不知所措。家长不要担心，多试几次，随着宝宝感知事物能力的加强，宝宝慢慢就学会了。

❽ 蹬腿训练游戏

蹬腿游戏，其目的是锻炼宝宝腿部的肌肉，为增强肌肉能力、学习爬行、走路奠定基础。

每天晚上临睡前，或者天气不冷能脱去厚重的外衣时，可将宝宝抱起，放在自己的腿上，并扶着宝宝站立。这样，宝宝的小腿就会自然绷直，双腿也会不自觉地用力。

家长可以扶着宝宝上下自然地蹬腿，或者将双手驾在宝宝的腋下，将其稍稍举起蹦一蹦，并且以愉快的音调说着："宝宝蹦一蹦""宝宝跳一跳"，或者发出其他一些简单的元音。

这个游戏，一方面可以增进亲子感情，另一方面，还能增加宝宝腿部肌肉的力量。家长每天都可以让宝宝练习4～5次。

需要注意的是，为了达到预期目的，不要在宝宝心情烦躁的时候做这个游戏，否则很容易让宝宝产生反感情绪。如果是白天玩这个游戏，应在宝宝吃饱后20分钟进行，以免溢奶。

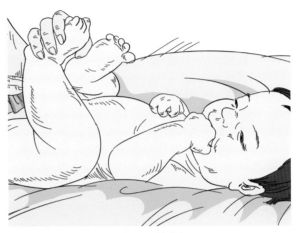

▲ 妈妈可以帮助宝宝做一些蹬腿训练游戏。

❾ 适合宝宝的玩具

每个宝宝的成长过程中，都会有多种多样的玩具。要根据宝宝当时的发育特点选择玩具，有助于训练宝宝的能力，促进智力发育。

表4-6 适合1～3个月宝宝的玩具

月龄	玩具种类	作用	玩法
1月	黑白脸谱、哗铃棒、彩球、灯笼	刺激宝宝听觉、视觉神经	放在离宝宝20厘米以内
2月	彩色脸谱、哗铃棒、拨浪鼓、彩环、海绵、绒布、音乐拉响玩具、八音盒、可吊起来的玩具、圆球、毛绒玩具	促进宝宝视觉、听觉发育	放在离宝宝50厘米以内，让宝宝寻找声源玩具，用眼睛追逐玩具
3月	彩球、靶心图、橡皮娃娃、拨浪鼓、积木、充气棒	锻炼宝宝的听觉、视觉、触觉	除了2个月宝宝的玩法，宝宝还可以进行抓握游戏

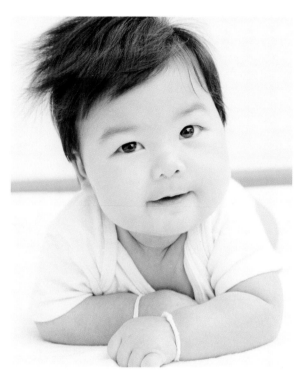

▲ 抬头训练，可以每天要让宝宝趴在床上训练 3 ~ 4 次，先从 30 秒钟开始，然后逐渐延长时间。

⑩抬头训练游戏

宝宝刚出生后几天就能移动头部了，只是不能抬头，只能本能地挣扎，或者被动地将头移动到一侧。到2个月的时候，宝宝的颈部肌肉已经有了一定的力量，已经能够稍稍抬起头和前胸，抱着宝宝的时候，其头部已经不会再后仰了。到3 ~ 4个月的时候，一般的宝宝都能抬起头了。妈妈如果经常为宝宝做抬头训练的游戏，宝宝的头部会抬得更早一些。

俯卧式抬头游戏

抬头游戏，应在宝宝清醒并在两次喂奶的间隔时间进行。玩的时候，妈妈应让宝宝俯卧在床上，使其双臂自然弯曲在胸前。然后，妈妈将宝宝的头转向前方，将一个颜色鲜艳或者带有声响的玩具放到宝宝的正前方，口中呼唤着宝宝的名字，吸引宝宝向前看。在宝宝看向前方的同时，妈妈可将玩具从左边移到右边，或者从右边移到左边，或者做小幅度的上下移动，引诱宝宝为了追随玩具，自觉地扭动头部。

一定要注意，在帮助宝宝做扭头动作的时候，不要期望着宝宝能"忽"地一下就抬起来，3个月大的宝宝抬头幅度，最初能做到45°就不错了，到4个月的时候，随着颈部肌肉力量的增强，宝宝才可能将头部抬高到90°。这个过程是循序渐进的，并不是从0°一下子抬到45°，或者从45°一下子抬到90°，妈妈在移动玩具的时候，要注意把握移动的幅度。

直立式抬头游戏

除了俯卧式抬头游戏，妈妈可以在宝宝吃过奶之后将其竖着抱起来，用手扶着宝宝的头部，使宝宝靠在自己的肩膀上，轻轻拍打宝宝的背部，再用手扶着宝宝的头部片刻。这个活动也有助于锻炼宝宝颈部肌肉的力量。

户外抬头游戏

抬头游戏也可以在户外进行。家长可以选择一个环境优雅安静的地方，使宝宝的身体轻轻向后仰，一手托住宝宝的臀部，一手扶住宝宝的胸部，使宝宝的背部紧贴自己的胸部。然后另外一个人在宝宝的前面，用小玩具吸引宝宝向前看。

在这个游戏中，宝宝的颈部、腰部基本不需要受力，有效地锻炼了颈部肌肉，而且户外活动又能开阔宝宝的视野，让宝宝呼吸到室外的新鲜空气，在愉快的情绪中增加肺活量。

宝宝常见问题或疾病

宝宝虽小，却是个"事儿精"，时不时地给妈妈出新的难题：肚子疼、消化不良、斗鸡眼……育儿路上，这些小麻烦还只是开端。爸爸妈妈要做的就是多学习育儿知识，更加细心地照顾宝宝。

❶ "三月绞痛"

有的宝宝，尤其是 3 个月以内的宝宝，会在没有原因的情况下大哭。这种大哭多发生在夜里某一个固定的时间，而且哭的时间很长，面色发红，抱膝至胸前，紧握着双拳，似乎疼得很厉害，无论家长如何抚慰都不起作用。这很可能是宝宝腹痛了，由于常发生在 3 个月大的时候，故称之为"三月绞痛"。

目前的医学条件尚不能解释婴儿腹痛的原因，有的认为宝宝某些器官未发育成熟，因此造成肠绞痛；有的认为原因在于婴儿对奶粉有过敏反应；有的认为，是由于母亲吃了某种食物对宝宝造成了过敏；还有的认为，这是宝宝对 1 天内的各种刺激产生消极反应，是因为神经系统超负荷而通过啼哭的方式发泄出来。究竟是何原因，目前尚未有定论。

"老虎爬树"法

"老虎爬树"法是一种减轻宝宝腹痛的按摩方法，其动作要领如下：

第一步：将宝宝背对着自己抱起来，左手绕到宝宝前面，右手从后面抱起宝宝。

第二部：将两手放在宝宝两膝盖之间，手掌平放在宝宝的小腹上。

第三部：将宝宝双脚收拢在胳膊底下，稍微翻转一下宝宝身体，使其略微面向自己的手掌。

第四步：用右手轻轻按摩宝宝的小腹。注意手法要轻柔。腹部发凉，可配合热敷。

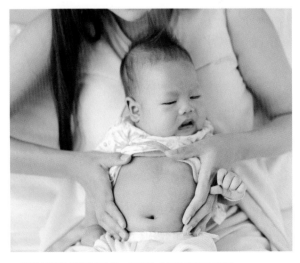

▲ 当肚子里有胀气的时候，宝宝也会因为腹痛而哭闹。

减少刺激法

宝宝在腹痛的时候，如果周围的刺激很大，如光线强、噪音大等，宝宝会变得更加烦躁，哭得更厉害，因而可以从减少刺激方面入手。具体方法有以下几种：

关掉音乐或电视，到一个安静、放松的环境中去；

在附近加一些"白噪音"，如吸尘器的轰响声、洗碗机的嗡嗡声、洗衣机的嗡嗡声等，这些单调重复的声音有助于安抚宝宝的情绪；

将宝宝抱在怀中轻晃。

❷ 宝宝消化不良

宝宝的消化腺未发育完全，部分消化酶分泌不足。消化功能弱，神经功能调节不足，原本消化系统就已经很薄弱，再加上喂养方式不科学，就很容易出现过饥或过饱的情况，导致宝宝消化不良。用奶粉喂养的宝宝更容易出现这种情况。

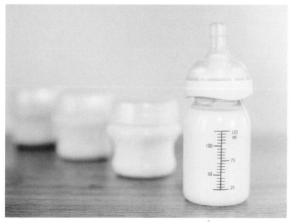

▲ 配方奶一次不宜喝得过多，否则影响喂养，容易导致宝宝消化不良。

宝宝消化不良，既有宝宝的生理原因，也有大人的因素。宝宝消化不良之后，不要盲目用药，而是要将日常保健工作做好。

当宝宝出现消化不良的情况时，家长不要过于担心，应在医生的指导下科学用药，不要自行购买消化药给宝宝喂食。宝宝的肠胃是很脆弱的，乱用药可能会加重宝宝消化不良的症状。

母乳喂养的宝宝，由于妈妈饮食不当或者宝宝受凉，也会导致消化不良。但只要问题不大，宝宝体重正常增长、精神状态良好，就不要理会，暂时少喂点，待宝宝的肠胃渐渐恢复即可。这种情况会随着宝宝月龄的增长而逐渐好转，没有必要看医生。频繁吃药会影响宝宝的正常发育。

预防宝宝消化不良的方法：

◎ 宝宝的奶具要经常消毒，即使是新买的，也要消毒之后再用。

◎ 冲泡好而宝宝没吃完的奶粉，放在冰箱里不要超过24小时。如果不想用冰箱，要做到现吃现冲。

◎ 宝宝喝过的奶粉，如果没有喝完，剩下的要丢掉，不要留到下一次，宝宝的唾液已经污染了奶粉。

◎ 不要加热宝宝喝剩下的奶粉，更不要热之后再给宝宝喝，因为热过的奶容易滋长细菌。

◎ 要让宝宝保持良好的食欲。在给宝宝喂食的时候，周围环境不能过于嘈杂；不要在宝宝疲倦的时候喂食；1次不要喂食过多。

◎ 不要过早给宝宝添加辅食。吃奶粉原本已经容易出现消化问题，辅食会增加肠胃负担，导致消化不良的症状更加严重。

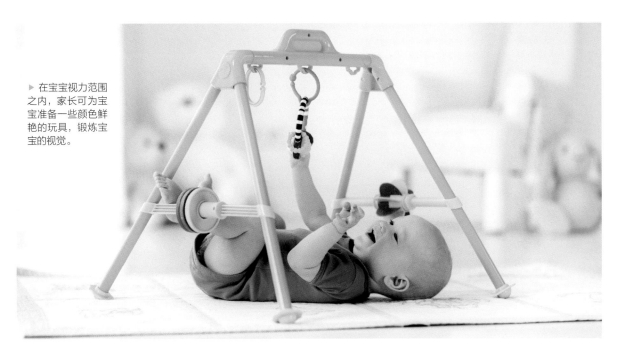

▶ 在宝宝视力范围之内，家长可为宝宝准备一些颜色鲜艳的玩具，锻炼宝宝的视觉。

❸宝宝斗鸡眼或斜视怎么办

如果婴儿发育不完善，容易出现斗鸡眼、斜视的情况，妈妈要及早发现、早期纠正。

斗鸡眼

很多小孩都有斗鸡眼现象，这是因为婴儿视野有限，只能看到近距离的物体，看的时候目光会较集中，两侧黑眼珠向内侧靠拢，容易引起斜视。加之宝宝两眼之间鼻根处较宽，眼球内侧的眼白被鼻侧的皮肤遮住，看起来眼珠更像是定位在眼球的鼻侧。

除非先天遗传，否则宝宝的眼部疾病很难在2岁之前确诊。妈妈若发现宝宝斗鸡眼很明显，应经常带宝宝看远处和绿色，不要让宝宝过早看电视、电脑。随着宝宝眼界的开阔，一般四五岁后会自然恢复。

如果宝宝的眼部疾病很久没有好转，要在其2岁之后再去做检查，不要太早。如果确诊，应及时到医院眼科系统诊疗。

斜视

婴儿的双眼单视功能发育不完善，出生后2个月只有大体融像，尚不能协调眼外肌精确融像，容易发生斜视。

为了确保宝宝拥有健康的视力，妈妈要及时观察宝宝的眼睛，注意异常。如果超过3个月之后，宝宝出现以下情况，妈妈就应该谨慎了：

◎ 宝宝经常用力揉眼睛；
◎ 看东西时总是歪着头、扭动头，或习惯闭上一只眼睛；
◎ 经常眨眼；
◎ 看东西时靠得很近，不能看清近处或远处的物体；
◎ 用手电筒照宝宝的眼睛，发现光点不在瞳孔中央。

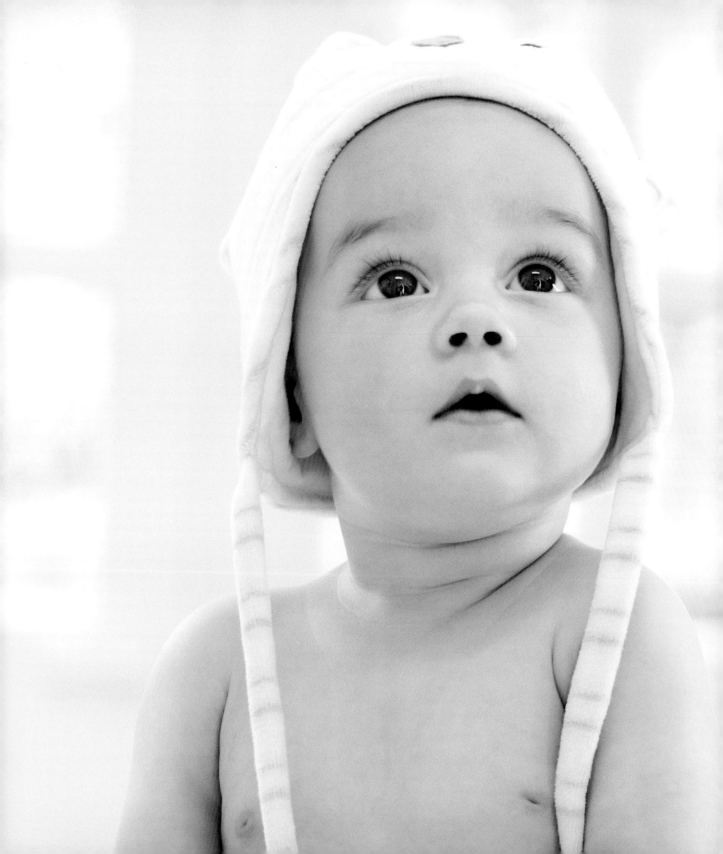

第五章

4~6个月宝宝的养育

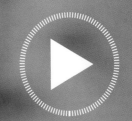

4~6个月的宝宝，
无论体格发育还是智能发育，
都比之前进步很多。
从这一阶段开始，
妈妈会欣喜地发现，
每周甚至每天，
宝宝都会为你带来不断的惊喜。

4~6个月宝宝发育特征

4~6月的宝宝生长发育很快，体重增长每周可达150~180克，对热量和各营养素需求较多，开始添加辅食了。与此相适应的是，宝宝的视觉发育、运动功能发育也非常迅速，爸爸妈妈要加强对孩子的训练和教育。

❶ 4 个月宝宝的智能、体格发育指标

视觉：能够跟踪眼前半周视野内运动的任何物件，对鲜艳的颜色感兴趣，尤其喜欢红色、橙色、黄色等暖色调，其中最喜欢红色。看到喜欢的东西，宝宝的眼球会跟着跑，并会伸着小手去抓。

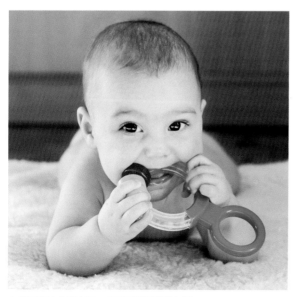

▲ 宝宝在 4 个月之后，此时可能喜欢咬东西。

听觉：听力明显增强，只要在他耳边附近发出声音，他会立刻扭头寻找声音的来源。但如果声音刺耳或太大，宝宝会害怕得哭。

大动作：只要清醒，宝宝的身体会一刻不停地活动。仰卧的时候，他喜欢将双脚高高举起来，或去踢上方的物品，或者将双脚交叉蹭自己的小脚。小手也不会闲着，会伸过去抓自己的脚趾头。俯卧时，他的头已经能完全抬起，并且直直地挺立着坚持几分钟。被大人抱着时，他的头会扭来扭去东张西望。将手放到宝宝的腋下使他站立，他能稳稳地支撑自己的身体，并且能微微摆动又不失去平衡。将宝宝以坐姿放在床上，周围用枕头等物支着，他能坐10~15分钟。

精细动作：抓握反射消失，两只小手会自如地合拢或张开。没事喜欢玩自己的小手，或者用小手来回蹭自己的头、脸。看见喜欢的玩具，会伸手去拿，并能牢牢地抓在眼前仔细看。视野范围看到的东西，只要能拿起来，都想抓一抓，放到嘴里咬一咬。或者干脆将自己的小手或整个拳头放到嘴里吃得津津有味。

语言：宝宝已经能发出好多元音了：呜、啊、噗、m、p、b等。虽然这些语言多是双唇中无意识挤压气流

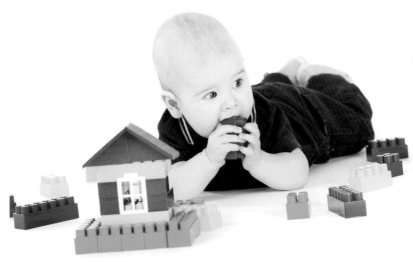

◀ 宝宝活动能力越来越强，家长要为孩子准备易于活动和穿脱的衣服。

所产生的结果，但毕竟是语言的开始。宝宝每次发音的时候似乎都很得意，会故意发得很大声，如果父母配合着跟他一起发音，宝宝会更加兴奋，以更大的声音来回应父母。没事的时候，宝宝还喜欢自己咿咿呀呀地练习发音。

认知能力： 宝宝的记忆力有所提高，对看过的东西多少会有点印象，能够区分爸爸妈妈和别人，最依恋妈妈。

社会行为： 当熟悉的人出现在他面前，他知道面前的人对自己的爱护，会表现出欣喜的表情，并表现出主动的社交行为：臂膀一张一合，表示想要抱抱。同时，他也有了自己的情感需求，不再是3个月以内那样任人摆布的小婴儿，会要求与人接触，即使他正在啼哭，看到熟悉的人走来，也会安静下来，并及时表达自己的需要。

其他： 宝宝吃奶的时候，会将小手放在乳房或奶瓶上轻拍，或捧着乳房、奶瓶吃奶。宝宝会自己寻找乐子，会活动双臂将自己身上的衣服或小毯子盖住自己的脸，再拉下来，再盖住。

表5-1 4个月宝宝体格发育指标

身高	男婴：64.1cm；女婴：62.4cm	体重	男婴：6.7kg；女婴：6.2kg
头围	男婴：41.7cm；女婴：40.8cm	胸围	男婴：42.5cm；女婴：41.2cm
坐高	男婴：47.72cm，女婴：41.56cm	头颅	前囟未闭合，后囟和骨缝已闭合
牙齿	极个别宝宝萌出第一颗乳牙	体型	均匀、丰满、健壮

（注：以上数值为平均值）

❷ 5个月宝宝的智能、体格发育指标

视觉：眼睛喜欢追逐物体，对于自己喜欢的物体，无论它滚到哪里，他的视线就会关注到哪里。照镜子时，看到镜子里的宝宝，会高兴地去拥抱。对大人的眼睛很感兴趣，会盯着看一会儿，然后抓或戳大人的眼睛。

听觉：叫宝宝的名字，他会很快转过来，急切地看着叫他的人，似乎在应答。更喜爱能发出声音的玩具，会拿在手中拍拍、把玩，似乎在研究声音是怎么发出来的。当宝宝哭泣的时候，如果听到和缓的音乐，会停止哭泣，寻找音乐发出的地方，会集中精力地倾听，听到高兴处，会发出笑声，并拍着小手咿咿呀呀地应和，脸上有很愉快和满意的表情。

味觉：能明确地区分甜、酸、苦、辣等不同的味道，对不习惯的食物会拒绝，但多熟悉几次会慢慢接受辅食。能明确地闻出不同的气味，如果闻到不喜欢的气味，会拒绝；闻到香喷喷的食物，会表现出极大的兴趣，甚至伸出手来抓着往自己嘴里送。

大运动：趴着时，会双手支起身体，能保持长时间地抬头。扶着宝宝的腰部，他能勉强坐一会儿，但如果让他自己坐，还不能坐稳。清醒着躺在床上时，宝宝不肯老实，总试图翻身，如果宝宝穿得少，就能翻过来。

当将宝宝放在膝头上时，宝宝会双脚并拢着顺着大人的手劲儿上下蹦跳，越蹦跳越高兴。如果宝宝没有这些活动，家长也不必担心，这说明你的宝宝是爱静的宝宝，前者属于爱动的宝宝。

精细运动：经常用手或整个身体去取眼前的玩具，偶尔能抓在胸前。喜欢将抓在手里的玩具往嘴里送，即使制止，他仍旧往嘴里放，有时候也喜欢敲东西，会用手拍、用脚踢玩具。会特别注意小物品，如米花、扣子。

语言：宝宝的表达能力越来越强大，除了咿咿呀呀地发出元音，还会用尖叫、大笑来表达。爸爸妈妈说话的时候，宝宝会盯着看，并试图模仿。宝宝自己还会经常练习将舌头伸来伸去，试图发出"呸呸"的爆破音。

认知：宝宝知道了因果关系，知道自己的脚踢会导致婴儿床摇晃，摇动铃铛会导致铃铛响。他也知道时间比他想象得更长久。大人离开一会儿宝宝就以为永远不再回来了，但从现在开始，他知道大人还会出现的。不仅对人的认识如此，对物也如此，家长可陪宝宝玩捉迷藏，宝宝知道东西被藏起来了待会儿还会出现。

社会行为：喜欢笑着看镜子中的人，会用手去拍打。被大人亲吻或搂抱时，情绪很安静。

表5-2　5个月宝宝体格发育指标

身高	男婴：66.7cm；女婴：65.9cm	**体重**	男婴：7.97kg；女婴：7.35kg
头围	男婴：43.10cm；女婴：41.90cm	**胸围**	男婴：43.40cm；女婴：42.05cm
坐高	男婴：43.57cm；女婴：42.30cm	**头颅**	前囟仍未闭合
牙齿	少数宝宝开始出乳牙	**体型**	丰满、匀称，头部比例下降

（注：以上数值为平均值）

❸ 6个月宝宝的智能、体格发育指标

视觉、听觉： 已基本发育成熟，但对物体的形状还不能区分。

大运动： 将宝宝放在床上，他不喜欢像以前那样顺从地躺着了，而是努力耸动自己的身体，很快从仰卧姿势转变为侧卧姿势，并从侧卧姿势转变为俯卧姿势。

认知能力： 能认出熟悉的人并朝大人微笑，也有一些宝宝表现出明显的认生行为，看到陌生人会害怕，不让陌生人抱，同样也会害怕陌生环境。如果不高兴，宝宝想要发脾气给别人看看，会长时间啼哭，拒绝吃东西，拒绝让他人抱，只让妈妈抱。

语言： 除了睡觉，宝宝会一刻不停地"说话"，嘴里发出"咔……哒……妈"等"火星语"，自己跟自己说得不亦乐乎。

情感： 高兴就笑，不高兴就哭，情绪变化很快，1分钟之内会出现大哭、大笑两种截然相反的行为。有时候，还有用小嘴一扁一扁想哭的样子表示自己的不满，又会将小手聚拢在胸前做一张一合的拍手动作。

社会行为： 宝宝对周围事物有了自己的观察力和理解力，看到大人微笑，会报以微笑；看到大人严肃，会不安；听到大人谈话中出现自己的名字，会将头扭过去以示回应；当大人拍一下手伸向他，他知道是要抱自己，会高兴地伸开胳膊；看到大人拿着奶瓶，他知道要吃奶了，会表现出很急切的样子；大人板着脸训斥的时候，宝宝会不安甚至哭泣；能理解反复出现的词汇，如妈妈、爸爸、吃奶、睡觉等；对亲近的人会表示特别的友好，如会用小手触摸爸爸妈妈的脸，会抓爸爸妈妈的耳朵，会口水长流地啃咬爸爸妈妈。

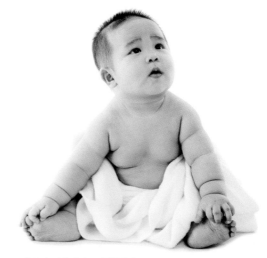

▲ 6个月之后的宝宝，慢慢会坐了。

表5-3　6个月宝宝体格发育指标

身高	男婴：68.9cm；女婴：67.2cm	**体重**	男婴：8.46kg；女婴：7.82kg
头围	男婴：44.06cm；女婴：43.20cm	**胸围**	男婴：44.06cm；女婴：42.86cm
坐高	男婴：44.16 cm；女婴：43.17cm	**头颅**	前囟仍未闭合
牙齿	多数宝宝长出门齿	**体型**	丰满、匀称，头部比例下降

（注：以上数值为平均值）

❹ 宝宝的认知能力

4个月开始，宝宝的认知能力开始飞速发展，不但能判断声音的源头，而且有了一定的记忆力，能够区分妈妈和其他人的不同，对自己喜欢和不喜欢的气味，已经有了明显不同的态度。

5个月的时候，宝宝分辨人的能力显著提高，除了喜欢父母，还喜欢其他小朋友。而对陌生人，他只会好奇地看一眼，或者微笑一下。遇到自己感兴趣的事情，他会看一会儿，但不能长久地注意一件事。

6个月的宝宝，记忆力和注意力都有所加强。这时候，他开始喜欢上照镜子，喜欢长时间地注视着自己的身影，与"镜中人"交流、微笑，或者作出说话的样子。

由于认知能力的提高，宝宝对世界的认识变得更持久。宝宝看到大人离开自己的时候，不会再恐惧，因为宝宝知道大人一会儿还会再回来。同理，如果大人将玩具藏在衣服下面或者盒子内，宝宝也不会再认为玩具就永远消失了，宝宝知道这些已经成了自己生活中的一部分，说不定什么时候就回来了。

与认知能力相应的是，宝宝"发现"事物的能力也有所提高。当宝宝发现一串铃铛和钥匙发出叮当响的时候，会有明显的表情反应，如喜悦、好奇，宝宝会故意将手边这些东西扔掉，听一听这种声音。大人捡起之后，宝宝还会扔。这是宝宝学习因果关系的重要时期，大人不要不耐烦，以免打消宝宝学习的积极性。

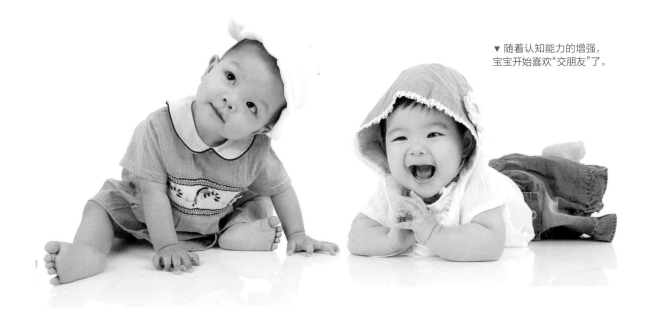

▼ 随着认知能力的增强，宝宝开始喜欢"交朋友"了。

❺ 宝宝的心理活动和特有的情绪

不同时期的心理活动的改变

随着视觉范围的扩大和认知能力的提高，宝宝的心理也呈现出越来越多样化的特征。

4个月的宝宝，由于视觉能逐渐集中较远的对象，会对自己感兴趣的事物表现出主动的视觉集中，并通过一定的行为表示自己的心理。如他看到奶瓶，会高兴得手舞足蹈；听到妈妈叫自己，会飞快地扭头微笑。

5个月的宝宝，对熟悉的事物会表现极大的兴趣，喜欢跟父母交流，有的宝宝可能会认生。当他听到熟悉的声音，看到熟悉的事物，会表现出希望被满足的行为，如会将手伸向父母，会尝试着取自己喜欢的玩具，尽量动手满足自己的需要。

6个月的宝宝，逐渐理解大人说话时的语气和态度，知道愉快的情感和不愉快的情感，并会模仿这些情感，如他想要的玩具如果拿不到，会哭泣，自己的需要得不到满足，也会撒娇似地要求得到满足。

宝宝特有的情绪

随着认知能力的不断提高，宝宝的心理越来越复杂，情绪也越来越多样化。从第四个月开始，宝宝的欲望、喜悦、厌恶、愤怒、惊骇和烦闷等6种情绪越来越明显。

喜悦：微笑是宝宝表示友好的常见方式，当他高兴、身体比较舒适时，常以这种情绪示人。

欲望：宝宝的欲望，除了基本的吃喝拉撒，还包括对父母的情感需要，有时候想要妈妈抱的需要甚至比吃奶更有吸引力。妈妈会发现，奶水已经不是制止宝宝哭闹的灵丹妙药，抱一抱，或者给哼个小曲，爱抚一会儿，宝宝马上会破涕为笑。

愤怒：愤怒的情绪表现得很明显。妈妈会发现有时候宝宝只是不太高兴，小声哼哼唧唧地哭，但如果自己的需求没有得到满足，会大声哭闹表示自己的不满，这就是宝宝愤怒了，家长要及时安抚。

厌恶、惊骇和烦闷：厌恶、惊骇和烦闷，则要看具体情况。对自己不喜欢的食物或玩具，宝宝会以直接拒绝的方式表示厌恶；惊骇，多是因为声音嘈杂；烦闷，除了生理原因，可能是宝宝想要出去玩了，不愿意待在屋子里了。

❻ 宝宝的语言功能和记忆

宝宝的语言功能

宝宝学语言的平均时段在6个月左右，父母可根据这个特点诱导孩子对语言的学习。

6个月的宝宝，其语言多是一连串相似的重叠音节，如"bababa""mamama""dadadada"。宝宝只是无意识地发出这些音节，爸爸听到宝宝叫自己时也许会很兴奋，但宝宝并没有意识到这些音节与大人之间有什么联系，宝宝至少要等到8个月之后才能理解其中的对应关系。

宝宝虽然不能说话，但有了一定的识别能力。如当大人叫宝宝的名字时，他会停下正在做的事，扭头注视一下，这是宝宝对语言的初步理解和反应。

需要注意的是，宝宝的表达能力很有限，但由于智力的不断提升，宝宝已经能通过大人的声音大小、语调的升降来了解大人的基本意思了，知道什么是严厉，什么是慈爱，会作出不快或高兴的反应。

宝宝的记忆

从第5个月开始，宝宝表现出明显的记忆力。记得最清楚的是父母的脸和奶瓶，他看到爸爸妈妈走过来，或者看见经常用的奶瓶，就会眉开眼笑，同时手脚快活地舞动。因为这些人和事物是他生活中常见的，有了这些记忆，宝宝对世界的信赖感会更增进一步。反之，当看到陌生人或不熟悉的事物，有的宝宝会因为害怕而啼哭。

不过此时宝宝的记忆时间比较有限，如果几天未见到爸爸，爸爸在他的眼里也会变成陌生人。

❼ 宝宝开始学着社交了

6个月的宝宝，已经表现出很明显的社会行为，如他开始尝试着社交了。

此时宝宝的社交很简单，对喜欢的事物亲近，对讨厌的事物远离。宝宝喜欢与爸爸妈妈和熟悉的家庭成员在一起，对这些人会表现出明显的亲近行为。多数时候，宝宝很享受与亲人相处的时光。大人在说话的时候，宝宝会表现出很想加入其中的行为，会以向前倾斜身子、瞪大眼睛、嘴里发出呜呜声等方式来引起别人的关注。

有些敏感的宝宝，会对陌生人和陌生环境表现出拒绝、远离、恐惧等反应，这些都是典型的认生行为。

6个月宝宝的社交能力：

◎宝宝会以伸手、拉人或发音等方式主动与人交往。

◎如果大人给宝宝洗脸或者擦鼻涕，宝宝不愿意时，就会将大人的手推开，有时候还会把脸转向一边。

◎宝宝对鼓励或亲切的语言表示愉快，对严厉的语言表现出不安或哭泣。

◎有些敏感的宝宝，会对陌生人和陌生环境表现出拒绝、远离、恐惧等反应。

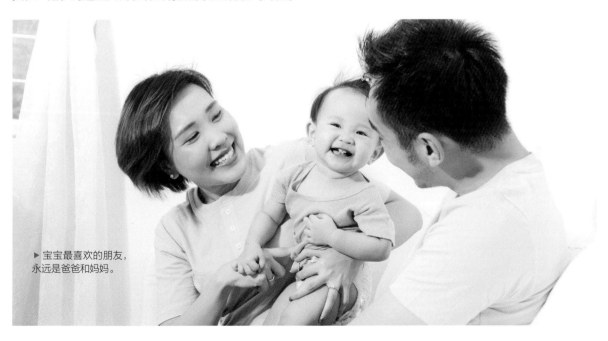

▶ 宝宝最喜欢的朋友，永远是爸爸和妈妈。

宝宝的喂养

当宝宝看到大人吃饭时，他已经会伸手去抓或嘴唇动、流口水了，这时候就可以考虑给宝宝添加一些辅食了。当然，母乳和配方奶仍然是这一阶段的主要食物。

❶ 上班妈妈如何给宝宝哺乳

一般宝宝满3个月以后，妈妈就要开始上班了。为了既不耽误工作又不影响宝宝，上班族妈妈就有些辛苦了。即使这样，聪明的妈妈依然可以乐在其中，上班、喂奶两不误。

如果上班地点离家比较近，可以在上班走之前让宝宝吃1次奶，中午下班回去再喂宝宝吃1次，晚上照常喂。哺乳的妈妈还可以采取上半天班的办法，或做兼职而不要上全职班。这样问题就少多了，可以说是一件两全其美的事。

培养宝宝形成喝奶粉的习惯

自出生就喝母乳的宝宝，一般不容易接受奶瓶和奶粉。妈妈要在产假结束之前，让宝宝学会喝奶粉，这样妈妈上班期间宝宝才不会挨饿。

将乳汁挤出来储藏

鉴于母乳中营养丰富，妈妈每天上班之前，可将母乳挤出来，冷藏在储奶袋中，其他家人在宝宝饿的时候将冷藏奶加热即可。

带着挤奶器上班

由于此时尚没有断奶，乳汁如果没被宝宝喝掉，会流出来，这样既尴尬，又白白丢失了营养。因此妈妈还可带着挤奶器上班，当感觉乳房胀的时候，就用吸奶器将奶水吸吮出来。不必担心奶水变质，室温下母乳可储放6～10小时，下班回家之后稍微用温水温几分钟即可给宝宝食用。

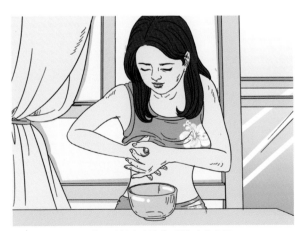

▲ 上班的妈妈可以将母乳挤出来储藏，以备宝宝食用。

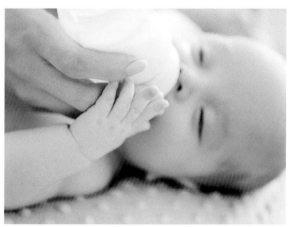

▲ 人工喂养的宝宝，与母乳喂养的宝宝相比，更容易有健康问题。

❷人工喂养宝宝易出现的问题

3个月以后的宝宝，吃奶量越来越多，人工喂养的弊端，此时会表现得很明显。

便秘、大便干燥

人工喂养的宝宝，比母乳喂养的宝宝大便明显干。这是因为牛奶、配方奶中的蛋白质、磷含量高，这些物质会使肠道pH值偏高、呈碱性，导致大便干燥。

人工喂养的宝宝，两顿奶之间要多喝水、水果汁、蔬菜汁，增加维生素含量。或者在奶粉中加上少量米汤，让宝宝多吸收一些流质，便于大便顺利排出。

消化不良

如果奶粉喂养的婴儿容易哭闹，而身体又没有什么疾病，那么多是因为消化不良引起的。

宝宝的肠胃功能还没有发育完全，吸收不好，牛奶或者奶粉中的一些成分不能在这方面做到尽善尽美，很容易出现消化不良、肚子不舒服的情况。所以建议如果需要用奶粉喂养宝宝时，最好等4个月之后。

体质差

奶粉中抗体少，又不能促进肠道内有益细菌的繁殖，所以宝宝对疾病的抵抗力比较差。

其他需要注意的问题

这个阶段的宝宝食量会不断地增大，如果是人工喂养的宝宝，注意在给宝宝做辅食的时候，添加一些牛奶中相对缺乏的营养物质，以达到营养均衡的效果。

长期用奶粉喂养，还容易造成蛋白质代谢紊乱，引起湿疹等过敏性疾病。尽管这一阶段，辅食只是宝宝饮食中很少的一部分，但是为了锻炼宝宝的吞咽能力，应该耐心地锻炼，精心挑选食材，以及细心地制作。

❸母乳宝宝不肯喝奶粉怎么办

从母乳到人工喂养

一般3个月之后，哺乳妈妈就开始上班了，一直靠母乳喂养的宝宝可能会对奶粉产生抵抗情绪。

刚开始喂奶粉时，宝宝宁愿自己挨饿也不肯吃。妈妈不要妥协，坚持饿宝宝1～2顿，宝宝很快就会接受奶粉了。如果因为担心孩子而妥协，不但前功尽弃，而且以后也很难扭转，因为宝宝已经知道你会满足他的要求。

如果宝宝脾气比较执拗，无论如何不肯吃奶粉，这可能与喂养的大人有关。妈妈可以先走开，让爸爸或其他家庭成员用奶粉喂宝宝，不要让他将妈妈和母乳产生联想。

人工喂养的宝宝，在3个月之后可以选择换配方奶，这时候宝宝可能会因为吃惯了前一种口味的牛奶而拒绝新牛奶。这时候妈妈可以通过经常拥抱、爱抚等方式减轻宝宝的焦虑感。在实际操作的时候，先在之前的奶粉中添加少量的新奶粉，如果宝宝吃了两三天之后没有什么不适，下次再喂的时候再增加新奶粉的量，减少之前奶粉的量，让宝宝逐渐适应新奶粉。期间，尽量不要给宝宝增加辅食。

另外，在宝宝生病、接种时，不要母乳转奶粉，或更换配方奶。

怎样为宝宝添加辅食

由少到多：宝宝开始可能连一小勺米汤也喝不完、连1/4蛋黄也吃不完。宝宝的消化能力有限，辅食应该逐渐增加，家长不要以成年人的标准喂养宝宝。

由稀到稠：宝宝最初只能吃些粥、菜泥等稀的辅食，不能吃太稠或固体食物，否则容易造成宝宝消化不良。

由细到粗：考虑到宝宝的肠胃，在乳牙萌出之前，不要给宝宝吃碎菜，只能给宝宝吃汤汤水水或菜泥。

❹ 宝宝的辅食中少加调味品

有的妈妈在为宝宝做辅食的时候，为了提高宝宝的食欲，会不自觉地多放一些糖，这是不利的。

宝宝在1岁之前，饮食最好保持原汁原味，不要添加任何调味品。因为宝宝的味觉尚不发达，过早增加食物的味道，宝宝长大后口味会变得很重，不利于健康。以下几种调味品要慎用：

白糖：很多食物本身就含有糖分，已经能满足宝宝对糖分的需求。如果妈妈在辅食中再增添白糖的话，容易使宝宝对甜味产生依赖，使宝宝养成爱吃甜食的习惯。

果酱：果酱口味很好，有助于促进孩子的食欲，但果酱中含有较多的糖分和食品添加剂，不利于健康。

盐、酱油：盐和酱油中都含有大量盐分，辅食中过早添加盐分，会降低孩子对咸味的敏感度。不过孩子长牙之后，妈妈可在宝宝每天起床之后给他喝几口淡盐水，有助于清洁肠胃和口腔。

一次添加辅食不要太多

宝宝刚开始吃辅食的时候，不宜一次进食太多，否则，不但容易造成消化不良，而且稍有激烈的动作，就会引起宝宝呕吐。

正确的添加方法为，最初只喂1～2勺，然后观察宝宝的反应。如果宝宝吃过不久就吐掉或者大便不正常，说明添加多了；如果宝宝两天内没有任何不良反应，可以按这个量坚持喂1～2周。

1～2周之后，可以再适当加一勺或半勺，并且可以往其中增加一种食材。确保宝宝在6个月的时候，能吃到3～4种蔬菜。

为了避免增加宝宝的进食负担，妈妈最初不要将多种食材掺杂在一起喂宝宝，一开始只喂一两种，待他适应一段时间之后再添加其他的，并且所选择的食材要做成稀糊状，不要一开始就给宝宝吃太稠或者固体食物。

❺ 给宝宝吃蛋黄

为什么要给宝宝吃蛋黄

蛋黄的主要成分是脂肪、蛋白质，并且含有宝贵的维生素A、维生素D、维生素E和维生素K，有助于预防佝偻病，也可预防烂嘴角、舌炎、嘴唇裂口等。另外，蛋黄中还有磷、铁等优质矿物质，有助于预防缺铁性贫血。对幼儿来说，蛋黄是一种不错的辅食，通常是孩子的第一种辅食。

给宝宝吃蛋黄的时间

从第4个月开始，妈妈就可将蛋黄捣碎，添加一定的清水或汤水，混着搅拌均匀给孩子吃。4个月的时候，宝宝也许一天还吃不完1/4的蛋黄，注意观察宝宝的反应，看是否有不适，然后逐日增加量。到6个月时，宝宝应该能吃掉1/2个蛋黄。这时候除了蛋黄，妈妈还可给宝宝吃鸡蛋羹了，慢慢增加蛋白量。

如果宝宝不喜欢鸡蛋的腥味，就不要再给他吃蛋黄，可以用粥或蔬菜汁代替。

❻ 吃鸡蛋过敏怎么办

调查发现，约有3%的婴儿吃完鸡蛋后出现腹泻、皮疹、呕吐等过敏反应。如果没有其他原因，就是鸡蛋过敏。

鸡蛋过敏，一般发生在6个月以内的幼儿身上。这是因为，婴幼儿的消化道黏膜屏障发育尚不完全，某些过敏性物质容易透过较薄的肠壁进入血液循环，引起过敏。

一般认为，孩子如果对鸡蛋过敏，可以让孩子先吃点蛋糕，但不必完全回避鸡蛋。过敏的根本原因是婴幼儿胃肠道系统发育不完善，妈妈可让宝宝吃一些妈咪爱或合生元等益生菌，进而改善孩子的胃肠道系统，待宝宝胃肠道系统趋于完善，就不会再出现鸡蛋过敏的情况。一般7~8个月后，宝宝的肠胃对异种蛋白的屏障作用增强，就不会再出现鸡蛋过敏的情况了。

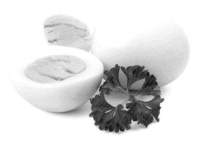

▲ 蛋黄捣碎后，可以加进配方奶中，做成蛋黄泥，让宝宝逐渐向辅食过渡。

❼ 宝宝可以吃淀粉类食物了

5个月左右的婴儿，可以时常吃一些奶糕、面条、饼干、烂粥等淀粉类食物。

随着幼儿胃肠道功能的不断完善，宝宝消化道中的淀粉酶分泌含量也逐渐增加，适当增添淀粉类食物，有助于提高膳食中蛋白质的利用率，还有助于培养宝宝用勺子和筷子进食、咀嚼的习惯。而且谷物类食物中含有丰富的B族维生素、铁、钙、蛋白质，这些营养素有助于补充母乳能量的不足。而饼干等固体食物，则帮助宝宝磨牙床，帮助出牙。

具体的喂养方法如下：

糊粥：1次可喂养几勺，每天喂养1~2次。

饼干：1次1~2个。

奶糕：将奶糕混合温水或牛奶，每天喂食3~4勺。

粥：最好调制成米糊状的蔬菜粥，粥中的食材可随着宝宝的增大逐渐添加。

面条：将薄且细的面条煮烂，每日适当给宝宝吃几根，此后可逐渐在其中加入蛋黄、肝泥等食材。

随着消化系统的不断完善，到了5~6个月的时候，无论吃母乳的宝宝，还是人工喂养的宝宝，都可以吃一些粥。宝宝的粥要做得精细一些，最好是添加了各种辅食的"混合粥"。如：

蔬菜粥： 将蔬菜切成末，用植物油炒熟，再放入熟烂的大米粥中，搅匀后用小火慢炖，加入一点儿盐调味即可。

蛋黄粥： 将煮熟的蛋黄混入煮好的粥内，加入适量葱花、盐、熟油调味。

鱼粥： 将鱼蒸熟后去骨，再用汤匙研碎，加入适量葱花、盐、熟油，倒入大米中煮开即可。

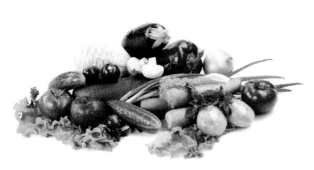

▲ 经常给宝宝喝些新鲜的水果汁和蔬菜汁。

❽ 常给宝宝吃新鲜果蔬

新鲜果蔬是某些维生素和矿物质的重要来源，宝宝常吃果蔬，可促进消化液的分泌和促进肠蠕动，既有助于补充营养素，又可软化大便，防治便秘。水果中的有机酸还有促进食欲、帮助消化的作用。

适合婴儿的新鲜果蔬有：苹果、柑橘、香蕉、桃子、葡萄、梨、芒果、木瓜、油菜、小白菜、菠菜、苋菜、莴笋叶、圆白菜、胡萝卜、西红柿等。这些果蔬，或含有较高的维生素C、维生素B_2和胡萝卜素，或含有钙、磷、铁、铜等矿物质。

相对而言，蔬菜中的维生素C和膳食纤维含量稍高，水果中便于吸收的糖分比较多，两者各有侧重点，妈妈注意既要补充水果，又要补充蔬菜，不要只偏重其一。

具体喂食方式，主要是将果蔬榨成汁，或者将果蔬剁碎加在米粥中喂养。

另外，6个月以内的宝宝，一般不要吃橘子类食物，否则容易导致过敏，7个月方可喂食橘子。

❾ 暂时不能给宝宝吃的食物

6个月以内的宝宝，除了不能摄入固体食物和调味品，以下几种常用食物也不宜给宝宝食用：

蜂蜜：幼儿消化系统不完善，蜂蜜中有一种细菌，容易导致幼儿肉毒中毒。1岁之前，坚决不能给婴幼儿吃蜂蜜。

高膳食纤维食物：6个月以内的宝宝可以吃一些含膳食纤维的食物，如面条，但却不能吃全谷物、麸质食物，不利于幼儿消化。

油炸品：油炸品一方面没有营养，另一方面不利于消化，婴儿吃了还易导致上火，因而不要给宝宝吃薯条。为了磨牙可以适量吃饼干，但不宜常食。

❿ 吃辅食后宝宝大便的变化

吃辅食前后大便的变化

宝宝添加辅食之后，大便的形状和颜色会发生变化。

在添加辅食之前，母乳婴儿的大便呈金黄色、稀糊状，人工喂养宝宝的大便颜色稍重、便质稍干。

添加辅食之后，最初几天，宝宝可能会出现轻微的腹泻症状。家长不必担心，这是婴儿肠道熟悉辅食的必经过程，一般适应几天之后，大便即可恢复正常。如果添加辅食几天之后，宝宝仍然拉肚子，这说明幼儿的肠胃消化能力有限，家长要减少辅食的添加量。

即使宝宝的排便恢复正常，但与纯粹吃奶水相比，大便还是有所不同的。吃辅食后，宝宝的大便会变得更臭，即使放屁也会有臭味；大便的形状，多数时候会掺杂一些颗粒，为黄色的泥糊状。

不同辅食大便也不同

具体来说，宝宝吃的辅食不同，大便的颜色也会有所不同。吃过绿叶蔬菜的宝宝，大便会呈现绿色；吃过西红柿和胡萝卜的宝宝，大便会呈现红色；喝过果汁的宝宝，大便会变绿，但喝过苹果汁的宝宝，大便颜色会变黑。

除了颜色的不同，食材不同，大便的形状也有所不同。苹果会让宝宝的大便变硬，西红柿、桃会使大便变软。

无论大便形状如何，只要宝宝玩耍正常，情绪良好，家长就不必过于担心。如果宝宝连续几天出现稀水样便，并且排便时哭闹不安，或者伴有不思饮食、神情萎靡等症，可能是肠道感染，家长应及时到医院为宝宝检查，并停止辅食的添加。

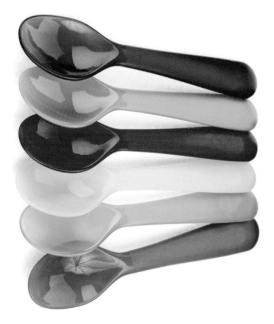

▲ 宝宝的餐具要尽可能可爱，更能吸引宝宝对食物的注意。

⑪ 宝宝食物过敏

有些宝宝，由于遗传或者发育的原因，容易出现食物过敏的情况。家长要提防宝宝食物过敏，预防措施如下：

避免豆类食物：豆类食物相对于宝宝的肠胃来说，难以消化，容易造成过敏。

让宝宝在家吃饭：家长在家自己动手给宝宝吃的辅食，无论食材还是烹饪方法，通常都是宝宝已经适应了的。

提防常见过敏食物：有一些食物对宝宝来说是不利于健康的，如螃蟹、草莓等，1岁以内的宝宝不宜食用。

⑫ 宝宝拒食怎么办

由于消化或习惯原因，最初为宝宝添加辅食的时候，有的宝宝可能会拒绝。当宝宝拒食的时候，可以试试一些小诀窍。

换一种口味

宝宝拒食，可能是因为对新鲜食物的不理解。如果他不肯吃，可以在食物的甜咸方面做些许调整，或者在泥状食物和块状食物之间过渡。

换一种器具

有的宝宝不习惯用奶瓶喂，有的宝宝暂时不能接受勺子，家长可根据宝宝的喜好适当调整器具。如果没有任何问题宝宝仍然拒食，那么可能是家长的喂食方法有问题了，如可能导致勺子碰到了宝宝因为出牙而略肿胀的牙龈，使得宝宝对这种工具产生反感，家长因此要及时调整方式。

一般情况下，只要宝宝体重正常，情绪良好，即使偶尔拒食一两次也没关系，过一段时间宝宝就会养成正常饮食的好习惯——不可因为宝宝拒食就不喂了。

⑬ 宝宝只吃甜食怎么办

甜味是婴幼儿最容易接受的味道，有些家长会为了促进孩子的食欲在辅食中加入糖分，这容易造成小儿机体对蛋白质和脂肪的吸收与利用降低，且容易造成小儿偏食。当孩子已经养成了吃甜食的习惯，家长可从以下几方面着手改善。

逐渐降低甜度

家长不需要一步到位把甜糖水换成白开水，这样宝宝会突然不适应。在每次喂水的时候，逐渐减少放糖量，让婴儿在不知不觉中降低对甜度的依赖。

逐渐减少高甜食物

随着婴儿饮食的多样化，一些宝宝可能会对色香味俱佳的低甜度食物产生兴趣，家长可用这些更具吸引力的食物来转移宝宝对甜味食品的依赖。

不要喂孩子高糖食品

无论是钙片，还是奶粉，家长都要有意识地选择避开高糖食物，让孩子远离甜食，改变自出生以来就习惯吃甜食的习惯。

⑭ 避免宝宝多吃

宝宝一般不会出现多喝的问题，当他不需要水的时候，他会本能地拒绝，一般两餐之间喂一次水是正常的。宝宝不会判断进食多少才合适，容易造成吃多拉肚子的情况。

判断宝宝多吃的方法很简单，即检查幼儿大便。排除其他病理性原因，如果宝宝一天大便数次，出现了腹泻或者消化不良的状况，多是因为饮食过量，肠胃不堪重负导致。

父母一旦发现宝宝非病理性的消化不良，就要酌情减少辅食的添加量，或暂时停止辅食的添加，等大便恢复正常之后，再循序渐进地添加食物。

⑮ 微量元素的补充

3个月以后，宝宝的生长发育加快，母乳和奶粉中的营养素已经不再能满足宝宝日益发育的机体了，家长如果不注意，很容易造成微量元素缺乏，尤其是钙和锌的缺乏。有些奶粉喂养的宝宝，可能还会出现缺铁的症状。

一般的宝宝，只要正常进食，合理搭配膳食，不容易出现微量元素缺乏的情况。万一缺乏某种维生素，可通过果蔬或维生素片补充。当宝宝7～8个月后能添加肉食时，可将动物肝脏、血制品及肉类做成泥状煮粥给宝宝食用。当食补不能满足宝宝需要时，可遵照医嘱摄入微胶囊。

需要注意的是，宝宝在补充微量元素时，某种元素每日摄入总量不可超过该营养素可耐受最高摄入量；补充单一元素时应配合膳食；补充几种维生素时，要注意各元素之间可能会发生的相互作用。

表5-4 宝宝应注意微量元素的补充

微量元素	症状表现
缺钙	睡眠质量差、枕秃
缺锌	口腔溃疡、挑食
缺铁	乏力、多动、食欲差

在6个月的时候婴儿的饮食仍然以母乳或奶粉为主，辅食以零食的方式摄入，不应是宝宝的主食。

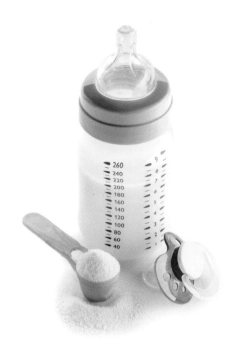

▲ 在 6 个月之前，母乳、配方奶粉是宝宝最主要的食物，辅食添加量很少。

⑯ 怎样为宝宝补充 DHA、AA

DHA，俗称脑黄金，是一种对人体非常重要的多不饱和脂肪酸，对婴儿智力和视力发育至关重要。0~7岁是宝宝大脑发育的重要时期，家长都可以为宝宝补充DHA。AA即花生四烯酸，它是构成大脑的重要脂肪酸，对婴幼儿大脑发育意义重大。

帮宝宝补充 DHA

DHA主要存在于下列几种物质中，家长可根据情况有选择性地帮宝宝补充。

母乳：母乳中含有婴幼儿所需要的各种营养素，尤其是初乳，DHA含量尤其丰富。由于母乳中DHA含量的多少与母亲的进食有关，母亲可多吃鱼，乳汁中DHA含量会大大增加。

配方奶粉：有些奶粉是专门添加了DHA的配方奶粉，其含量虽不及母乳丰富，却是婴幼儿补充DHA的主要方式之一。

鱼类：宝宝能吃鱼肉的时候，家长可经常给宝宝喂食鱼肉粥，尤其给宝宝吃鱼眼窝脂肪、鱼油，这两个部位是DHA含量较高的。

DHA制品：目前科技水平下，DHA主要从深海鱼油和藻类中提取，二者相比，从藻类中提取出的DHA更优质，是世界上最纯净、最安全的DHA来源，比较适合婴幼儿。

为宝宝补充 AA

现在很多奶粉中都加入了AA和DHA，这二者的最佳比例，应是2：1。这个比例一方面接近母乳的搭配，容易被婴儿吸收，另一方面，这个比例有助于宝宝生理的代谢运转。

如果所购买的奶粉中没有标注AA和DHA的含量，家长可参考亚麻油酸和次亚麻油酸的比例。这两种物质是AA和DHA的前趋物质，能在宝宝体内转化为AA、DHA。亚麻油酸和次亚麻油酸的最佳比例，应为5：1~15：1之间。

与DHA相比，AA的补充相对较容易，一般食物的一些脂肪酸可以转化为AA。但婴儿的代谢系统尚未发育完全，转化能力有限，因此1岁以内的宝宝，有必要刻意补充AA。

AA的食物来源，主要包括母乳、奶粉、肉类、蛋、单细胞藻类油脂等。除了母乳和奶粉，宝宝能消化辅食之后，家长要有意识地为宝宝喂食这些食物。

宝宝的日常起居护理

这段时间，宝宝变得越来越"疯狂"了，周围有什么东西，他都会放进嘴里乱咬一通，就连他每天喝水的奶瓶，甚至妈妈的乳头也难逃"劫难"。这说明，宝宝到了长牙期。与此同时，随着辅食的添加，宝宝运动能力的增强，爸爸妈妈会发现，宝宝越来越难带了。

❶ 4～6个月宝宝的衣着准备

与前3个月相比，4～6个月宝宝最大的特点在于：爱动，活动量增大。这个特点决定了宝宝的衣服必须宽松，便于宝宝四肢活动。大量活动又增加了新陈代谢，宝宝变得更容易出汗，这就要求衣服的面料必须柔软透气，以棉布或棉针织品为佳，并且家长要经常帮孩子换洗。

就穿衣的多少来说，夏季，4～6个月宝宝应穿背心或短衣、短裤，无论天气多么炎热，至少保证宝宝的肚子不裸露出来，以免着凉，导致感冒或消化不良；春秋二季，可给孩子穿着棉质的单衣，根据天气变化适当增减外套，注意给孩子穿着衣领稍低的上衣，避免宝宝脖子娇嫩的肌肤受到摩擦；冬季，则为宝宝穿着棉衣，里面要套棉质的内衣，在宝宝出汗之后及时更换内衣。天气十分寒冷的时候，为了避免宝宝脚不受凉，要给宝宝穿连脚裤或厚实的毛绒袜。

❷ 长牙期容易出现的问题

长牙是一种正常的生理现象。对宝宝来说，长牙期是一个特殊时期，家长要特别注意对宝宝的护理，做好下列事项的防治工作：

流口水： 宝宝原本就容易流口水，出牙时会分泌较多唾液，长牙期的不适会让宝宝不自觉地将小手伸进去抓挠，更容易流口水。

喜欢啃咬： 出牙时，宝宝会感觉牙龈痒或者疼，他会看见什么东西都想拿在嘴里啃咬一下，以此来减轻牙床下长牙的压力。

疼痛： 牙床发炎是柔软的牙床纤维对付欲出的牙齿唯一的办法，发炎期间的疼痛和不舒服是必然的。

易怒： 当牙齿尖越来越逼近牙床顶端时，牙床发炎变得更严重，持续的疼痛会让宝宝变得异常愤怒。

拒绝进食： 长牙的不适会让宝宝产生啃咬的冲动，但牙床碰着乳房时又会加剧这种疼痛，宝宝会因为疼痛难忍而拒绝进食。

睡不稳： 长牙不分白天和晚上，晚上备受折磨的宝宝难以睡觉踏实，尤其是长第一颗牙时。

轻微的咳嗽： 出牙期过多的唾液会令宝宝出现反胃或咳嗽，家长不必担心这种生理性咳嗽。

拉耳朵、摩擦脸颊： 牙床的疼痛会沿着神经传到耳朵及颚部，尤其是长臼齿时，宝宝会经常抓耳挠腮或者用力拉自己的耳朵。家长要避免宝宝抓伤自己。

长牙期的护理

长牙期对宝宝来说是一个很痛苦的时期，因为长牙不是疾病，无法通过医生诊治缓解痛苦，家长要给予孩子更多的包容和耐心，在日常生活中做到以下几点。

给宝宝磨牙工具：咬、嚼可以降低牙床的疼痛感，家长要为宝宝准备一些专门磨牙的工具给他啃咬。如可以将消过毒的、凹凸不平的橡皮牙环或橡皮玩具等给宝宝咬，也可将凉一点的香蕉、胡萝卜、苹果等给宝宝啃咬——不必担心他咽下去，没牙的宝宝无法咬破这些水果的硬皮。

为宝宝按摩牙床：当宝宝烦躁不安的时候，家长可将手指洗干净，伸到宝宝口里为他按摩牙床。刚开始宝宝可能会因为按摩的压力而排斥，不过很快他就会发现按摩有助于减轻疼痛感，会乖乖地让家长按摩。

护理牙齿：由于肿胀和疼痛，宝宝的牙床容易出现萌出性血肿，家长千万不要帮他挑破。如果牙床处已经因为宝宝的啃咬而溃烂，要及时给口腔医生处理，避免造成继发性感染。

当宝宝萌出牙齿之后，若宝宝口中没有溃烂，家长最好尝试着用婴儿牙刷给宝宝清洁牙齿。

远离甜品：在出牙期间，不要让宝宝吃甜食，即使服用药品，最好也用无糖药品，避免将来出现蛀牙。

出牙期的口腔卫生

长牙时，宝宝会随时将眼前能看到的东西都塞进嘴里啃咬，家长要帮助他做好口腔卫生的护理，避免发生龋齿病和其他牙病。宝宝经常咬的奶嘴、玩具，家长要经常为其清洗干净，并隔一段时间进行消毒处理。

在整个长牙期，家长都要关注宝宝的口腔卫生，为以后拥有一口好牙齿作准备。

❸ 保护宝宝的乳牙

乳牙的好坏不仅仅会影响咀嚼能力，它对宝宝将来的发音能力、恒牙的正常替换乃至全身的生长发育都有重要作用。因此，从宝宝萌出第一颗乳牙开始，家长就要做好乳牙的护理。

具体来说，可以从以下几方面进行。

给宝宝足够的营养

钙、磷、氟等矿物质及维生素，尤其是维生素C，能有效坚固牙齿，维持牙床健康。可以适当给宝宝吃一些易消化又较硬的食物，促进乳牙的生长。

多给宝宝喝水

宝宝餐前和睡前，家长要给宝宝饮用一些白开水，以此起到清洁口腔的作用。

训练宝宝使用水杯喝水

宝宝长牙后会啃咬奶嘴，容易导致奶水渗透到牙齿根部，引起发炎或其他牙病，家长要及时让宝宝学会用水杯喝水。

纠正宝宝含奶或含饭的习惯

有的宝宝喜欢将食物含在口中，无论张嘴"说话"还是睡觉都不吐出、也不咽下去。食物长期在口腔中不但不利于牙齿卫生，而且影响牙齿的形状，家长要及时纠正宝宝这个坏习惯。

❹ 让宝宝养成按时睡觉的习惯

5~6个月的宝宝，按说应该已经熟悉昼夜了，不该再出现昼夜颠倒或闹夜的情形。如果宝宝夜间仍然不肯睡，玩耍、哭闹得厉害，家长就要训练宝宝养成按时睡觉的好习惯。

家长要以身作则

宝宝要睡觉的时候，其他家庭成员要配合熄灯、关掉电视、不要大声喧哗等。妈妈是哄孩子睡觉的关键人物，妈妈最好跟宝宝保持一致的作息习惯。

为宝宝制定严格的作息时间表

宝宝每天的睡眠时间，最好安排在晚上8点左右，长期坚持，让宝宝建立起一套规律的生物钟。最初宝宝可能不能接受这种刻板的起居方式，但只要养成准时睡觉的生物钟，宝宝以后将很少有睡眠障碍。

帮助宝宝放松

为了帮助宝宝尽快入眠，睡觉前，妈妈可为宝宝放一些舒缓音乐、讲故事、洗澡、按摩等活动，让宝宝在身心放松的情况下慢慢进入梦乡，并根据这些活动形成睡眠反射。

不要担心宝宝趴着睡、侧身睡

6个月的宝宝会翻身了，在睡眠的过程中，会有翻身行为。家长通常会发现，宝宝最初明明平躺着，不知什么时候却换成了趴着睡、侧身睡的姿势。

事实上，一般的宝宝都是喜欢趴着睡的，这并不说明宝宝有什么问题。宝宝之所以采取这样的睡眠姿势，是因为他觉得这样睡觉舒服。6个月的宝宝已经不必担心趴着睡压迫胸部引起呼吸困难了，宝宝自我感觉不舒服的时候，会自觉地翻过身去，自己调节为平躺；当宝宝觉得这样躺着不够舒服的时候，依然会采取自己所喜欢的趴着睡或侧睡，家长不必担心。这与成年人夜里睡眠姿势不一的道理是一样的。

至于宝宝用哪种姿势睡觉，家长不必强求，宝宝会翻身了，他会选择一种自己感觉最舒服的睡眠姿势。

⑤ 避免宝宝养成夜醒的习惯

婴幼儿越小，晚上吃奶、大小便的次数越多，他已经从小养成夜间醒来的习惯。当宝宝长大之后，虽然这些麻烦减少了，但宝宝也会习惯醒来一两次。针对这种情况，家长不要理会，轻拍哄他入睡即可，宝宝自己没有需要，会自动调整睡眠状态，慢慢减少夜间醒来的次数。

此外，宝宝长牙、身体不适的时候，也容易半夜醒来，家长要分情况对待，在最短的时间内满足宝宝的物质和精神需求。

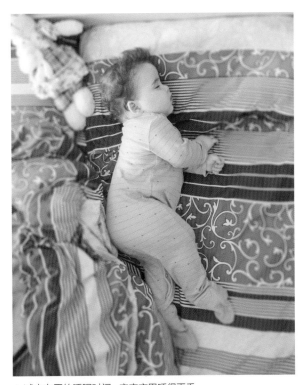

▲ 减少白天的睡眠时间，宝宝夜里睡得更香。

⑥宝宝几天没大便怎么办

宝宝开始吃辅食之后，肠胃需要一个适应阶段，这个阶段可能出现消化不良拉肚子的症状，也可能便秘。

正常来说，2~3天或更多天没有大便就属于便秘了。如果大便为软便，无硬结，即使4~5天一次，也属正常。如果排出来的粪便干硬，呈颗粒状，不易排出，每次量都很少，这也是便秘。

改善宝宝便秘，要从调整婴儿饮食入手，可以参照下面的饮食方法。

◎用米汤为宝宝冲奶粉，半流质食物更能软化粪便；

◎在两次喂奶期间，多给宝宝喝水，或者喂一次新鲜果汁，每天要喂果汁2~3次；

◎6个月以后的婴儿，除了果汁，每天还应加一些蔬菜泥、水果泥，如胡萝卜泥、苹果泥或香蕉泥等；

◎奶粉更容易造成粪便干结，要减少配方奶的量，循序渐进地增加辅食的量；

◎训练宝宝养成定时排便的习惯，及时诱导使其产生便意。

⑦ 4~6个月婴儿体操

锻炼宝宝全身的体操

第一步：让宝宝仰卧，先从上到下按摩宝宝全身。这是准备动作，目的是培养宝宝的愉快情绪，并帮助他放松肌肉。

第二步：握住婴儿的手腕，大拇指放在宝宝的手心，促使他握拳，然后帮助他做扩胸运动。

第三步：将婴儿的双臂平举到胸前，使其双掌掌心相对，然后轻拉两臂向上，让宝宝的手背贴着床。

第四步：握住婴儿的脚腕，使宝宝的双腿伸直，再蜷曲。

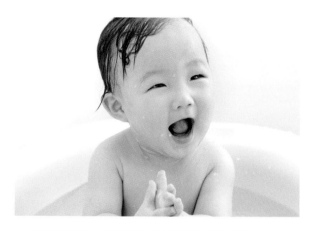

▲ 宝宝新陈代谢快，应勤洗澡，家长可鼓励用手轻轻拍水，让宝宝感到水中嬉戏很好玩。

第五步：扶着婴儿的膝部，做直腿抬高动作。

第六步：让宝宝躺在床上自由活动几分钟，帮助宝宝平复情绪，舒缓肌肉。

锻炼宝宝上肢肌肉力量的体操

第一步：家长握住宝宝的手，将宝宝的胳膊从身体两侧向上抬起，再放回两侧。

第二步：让宝宝俯卧，将其双臂放平，然后握着宝宝的双手，做出飞一样的动作，迫使宝宝抬起前胸。

第三步：让宝宝站在床上，拉起宝宝的手腕，使他的胳膊向上举起。

⑧先天免疫力消失后怎么办

宝宝出生时，体内已经有了先天的抗体，对疾病有一定的免疫力。但随着月龄的增大，先天的免疫力会逐渐消失，一般6个月时（人工喂养的在3~4个月）就完全丧失了。在后天免疫力尚未完全建立起来之前，宝宝的体质稍微差一些，容易生病。为了宝宝的健康，从第6个月或者更早，家长就要注意帮宝宝预防疾病。

尽量不要将宝宝带到人多拥挤的地方：人多的地方细菌多、细菌种类复杂，如电影院、商场、集市、公交车等。在流行病高发的季节，如初春、秋季，更不要带宝宝到人多的地方。

合理饮食：宝宝已经能食用一些辅食了，家长在作好母乳或奶粉喂养的同时，注意添加辅食的多样化，提高宝宝的免疫力。

帮宝宝锻炼身体：家长可经常帮助宝宝做体操，或者进行日光浴、温水浴等，多方面提高宝宝的身体素质。

及时增减衣物：家长要随时为宝宝做好增减衣物的准备，时刻让宝宝的穿着与天气的变化协调一致，避免着凉。一旦发现宝宝有异常，要立刻就医，不要拖着。

❾ 宝宝可能会出现的意外

宝宝6个月大了，身体越来越有劲儿，活动范围也越来越大，宝宝容易出现的意外有：从床上掉下来、坐着摔倒、吞吃异物等。这就要求家长尽量不要让宝宝独自待在床上，如果妈妈只是离开很短的时间，要将宝宝放在正中间，避免宝宝爬到床边掉下去；在宝宝身边环绕一些被子或者其他可依靠的东西，并且不要让宝宝坐在太硬的床上；宝宝身边不要放能吞下的东西，纽扣、硬币、药丸、香烟、打火机或者其他危险品。这些东西，家长如果暂时不用，最好收起来放远一点，避免宝宝放嘴里吞食。

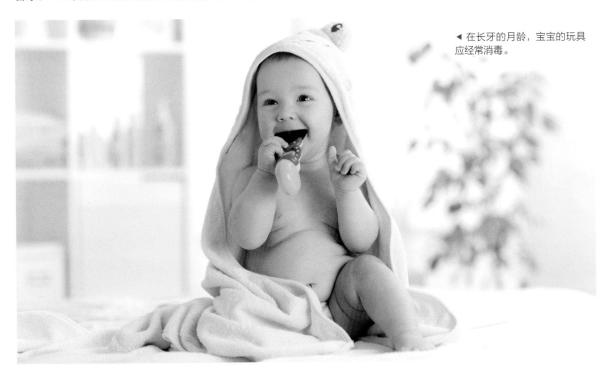

◀ 在长牙的月龄，宝宝的玩具应经常消毒。

4～6个月宝宝的教育与玩乐

宝宝的好奇心和求知欲更强了，对语言的感觉变得越来越好，当爸爸妈妈说话的时候，宝宝也越来越喜欢咿咿呀呀地参与到其中来了。正所谓聪明宝宝用心教，婴幼儿时期对宝宝进行早教也非常重要，宝宝的聪明离不开早期教育。

❶ 帮助宝宝学翻身

民间有"三翻六坐九爬爬"的说法，意思是说，宝宝3个月的时候会翻身，6个月的时候会坐，9个月的时候学会爬。其实从仰卧到俯卧这样高难度的翻身，宝宝学会得比较晚。

在学习翻身的时候，家长可先让孩子躺下，在宝宝的头顶上方刚好够不着的地方举着一个小玩具吸引宝宝。然后，家长将玩具拿到一边，鼓励宝宝伸手去够玩具，同时轻轻推宝宝的身体，促使宝宝向玩具的方向倾斜。最后，慢慢将婴儿由仰卧的姿势翻转到俯卧。

注意在翻转到俯卧的最后阶段，应确保宝宝的情绪是快乐的，不要勉强他，否则会降低宝宝对翻身学习的积极性。

❷ 鼓励宝宝抓握

婴儿天生就具有抓握反射，一生下来就会用自己的手握住妈妈的手指头。但抓握反射只是一种无意识的行为，宝宝并不能通过这个反射自己伸手抓喜爱的东西，或者将东西捡起来，有意识的抓握比较晚。

培养宝宝有意识的抓握，家长可先将一个小玩具送到宝宝手里。随着宝宝认识能力的不断提高，宝宝慢慢会发现手的作用，宝宝会研究自己的手指，家长可将玩具放到他的手指刚好够得着的范围，鼓励宝宝伸手去抓。最好经常让宝宝能抓着，否则宝宝会产生挫败感。这个练习玩久了，宝宝看到自己喜欢的东西，就会主动伸手去抓。

❸ 培养宝宝的纪律意识

宝宝越大，自主意识越强，妈妈有时候会发现，宝宝越来越不愿按照自己的意愿行事了。如，当将宝宝放到小车上时，宝宝如果不想待的话，便会哭闹；当大人将不适合玩的东西从宝宝身边拿走的话，宝宝会很不满，也会哭闹；当宝宝想让妈妈陪伴自己的时候，会用哭闹的方式将大人唤过来，大人一过来，宝宝立即停止哭泣，等等。

其实这些算不上淘气的行为，只是婴儿认知能力有限的表现，家长要正确引导孩子，培养孩子的纪律意识，不要任其"淘气"下去，否则宝宝以后会越来越无法管束。

当宝宝非要某个东西时，家长要明确地拒绝，并用非常坚定的语气对他说"不"，表情适当严肃，让宝宝明白那是不可有的行为。

如果宝宝不满意大人的安排，哭闹着不肯听从，家长要灵活变换方式，不要直接拒绝。如当宝宝不乐意坐在小车里时，家长可在小车里放一个令他感兴趣的东西，转移他的注意力。

❹ 教宝宝认物

4~6个月的婴儿，认知力和记忆力都明显提高，妈妈应经常教他学认物，以促进其智力的发展。常见的认物方式有以下几种。

看图认物

准备一些内容简单、明确，色彩鲜艳的图画书，指着书上的图画，告诉宝宝那是什么。还可以给宝宝看图画上的食物，例如图画上有苹果，妈妈可以指着图画讲给宝宝听。

图和实物一起出现

为了加深宝宝的印象，家长还可拿出实物，与图画书一起配合着学习。如当让宝宝认识苹果的时候，可让宝宝摸摸苹果，闻闻苹果的气味，然后再对着图画书让宝宝对照着看。这样强化的刺激，更有助于宝宝的学习。

配合着游戏一起学习

当宝宝对图片上的东西已经有一定认识时，家长可将一堆图片放到宝宝怀里，然后说出一个物品的名字让宝宝找相关的图片，答对有奖赏，刺激宝宝学习的积极性。

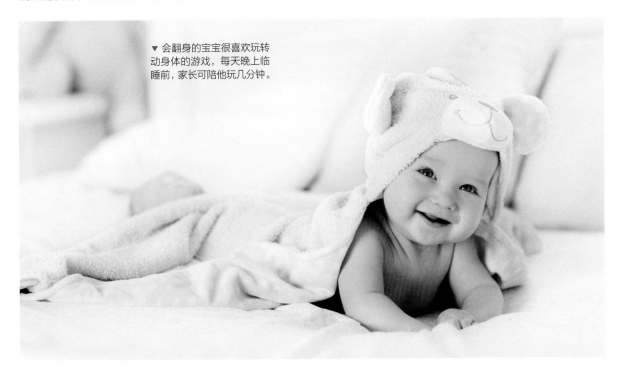

▼ 会翻身的宝宝很喜欢玩转动身体的游戏，每天晚上临睡前，家长可陪他玩几分钟。

⑤ 教宝宝学会友好地回应

4~6个月的宝宝虽然不懂得社会交往行为，但他人跟宝宝打招呼的时候，家长要教宝宝做一些积极的回应，以此培养宝宝与人的良性交往能力。

4~6个月的宝宝，在遇到以下事情的时候，需要做积极回应：

表5-5　教宝宝与人互动

伸手抱时	家长想要抱孩子的时候，口里说着："来！伸出小手让妈妈抱抱！"宝宝可能不知道什么意思，也不知道伸手，爸爸可在宝宝身后帮他伸出手臂，当宝宝伸手之后，家长要及时给予称赞，以让宝宝觉得这是一件有趣的事。久而久之，当有人提出抱抱时，宝宝就会愉快地伸出小手。
当爸爸妈妈外出回来时	爸爸妈妈外出回来之后，要对宝宝说："宝宝，爸爸（妈妈）回来啦！"一般这时候宝宝会以友善的微笑回应。爸爸妈妈放下东西之后，可以用抱、亲吻等方式来鼓励和夸赞宝宝，让宝宝逐渐养成看见家人回来就有礼貌回应的习惯。
当他人逗乐时	当家庭成员之外的人向宝宝示好的时候，家长要鼓励宝宝微笑，让宝宝养成高兴地与人打招呼的习惯。当宝宝做出了正确举动之后，家长要多表扬他。

⑥ 正确对待宝宝的玩

宝宝爱上把玩

随着抓握能力的增强，到5个月左右的时候，宝宝真正爱上了把玩。

宝宝周围如果有玩具或者其他能抓起来的东西时，宝宝的手将一刻也不停留。宝宝会小心翼翼地将手放到玩具两侧，用双手拢住，然后把它拖来拖去拖上一分钟左右。研究完毕，宝宝会再将玩具放到嘴里啃咬，算是对该玩具进行深度的认识。

在把玩的过程中，宝宝会第一次真正地将自己的视觉、触觉和肌肉感集中起来瞄准一个东西，这种全身器官的协调是智力发育达到一定程度的结果。这种能力进一步发展，宝宝会逐渐形成一定的推理能力，会慢慢将事情的前因后果联系起来，认知能力将进入到一个质的飞跃。

因此，4~6个月的宝宝，家长要在宝宝身边多放一些可以把玩的东西，不要嫌乱，让宝宝在拾起和把玩的过程中提高自己的认识能力。

耐心对待淘气的宝宝

随着宝宝智力水平的提高和自我意识的增强，宝宝开始用自己的方式来与人们交流，淘气便成为一种习惯，并且越长大越淘气。

淘气是孩子成长过程中的必经阶段，家长不必太烦恼。家长要做的工作，一方面要耐心对待宝宝的各种看似不合理的行为，另一方面要给予积极的引导。

4~6个月的宝宝，淘气的表现主要在于，一定要得到自己想要的东西，但有些东西是不适合宝宝玩的，如筷子。这时候，大人如果不给他玩，宝宝就会哭闹。但也不能他一哭闹就满足他的要求，否则宝宝会养成撒泼的习惯，宝宝会认为只要自己一哭闹就能得到想要的东西。

正确的做法是转移孩子的注意力。当宝宝想要筷子的时候，不要直接从宝宝的手中抢过来，而是快速塞给他另一件比较好玩的玩具，让宝宝忽略那件想要的东西。不要担心宝宝非要执拗地要前一件东西，毕竟4～6个月的宝宝认知能力有限，自主意识还没有到非常强的地步，只要手中有东西而不是空空如也，宝宝的注意力很快就会被转移。

❼弹跳游戏

6个月的宝宝，腿部肌肉已经有了一定的力量，家长就可通过弹跳游戏锻炼宝宝的腿部肌肉。

弹跳游戏比较简单，宝宝有兴致的时候，家长只需坐着，将宝宝放在自己的腿上，双手放在宝宝的腋下。那么不管宝宝是面对家长，还是背对家长，宝宝都会高兴地跳跃，有时候甚至一边跳，一边咿咿呀呀地说话。家长若稍微帮宝宝用一点力，口中用欢快的语调对他说话，如"宝宝长高喽""宝宝真棒"等，宝宝跳跃的积极性会更高。

在跳跃的同时，家长也可顺便教宝宝迈步，让宝宝明白：哦，原来除了蹦蹦跳跳，腿还可以干这事儿啊！从而增加宝宝对腿部的认识，刺激大脑形成对应的反射，为学走路做准备。

❽宝宝视觉的训练

视觉方面的刺激游戏，宝宝从小都在训练。宝宝视觉发育每个阶段都有各自不同的特点，其视觉游戏也应有所变化。4～6个月的宝宝，在锻炼视觉的时候，应该尝试着望望远处。

妈妈带着孩子出去玩儿的时候，当看到旁边有小鸟飞过，可指给宝宝看，并告诉宝宝说："看，这里有一只小鸟，呀，飞得真高呀……"如果看到叶子从树上落下来，也可以指给孩子看，用儿童比较容易接受的音调告诉宝宝那是叶子，正在下落。或者看到天上飞得比较低的飞机，也可以用同样的方式指给孩子看。

大自然中每天有运动着的物体，家长可经常带宝宝外出，遇到一些宝宝比较感兴趣的物体或者家长觉得比较有教育意义的物体时，家长都可立刻指给宝宝看，让宝宝更多地认识大自然，同时锻炼自己的视力。

另外，从第4个月开始，宝宝对颜色有了简单的区分能力，看到红色的物体更容易产生兴奋，家长可有意识地用红色玩具做诱导，锻炼宝宝的分辨能力。

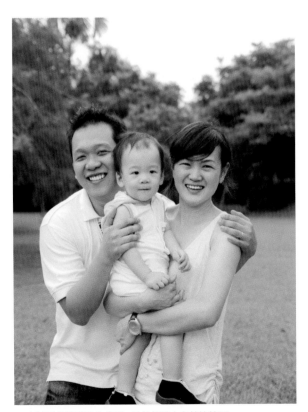

▲ 家长要多带孩子去公园，让他领略大自然的美丽。

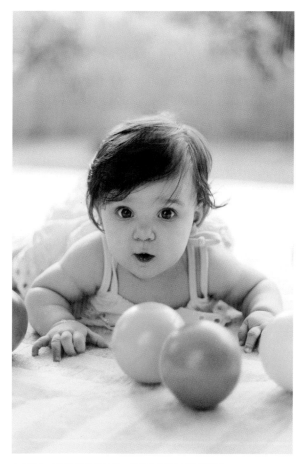

▲ 可用一些玩具逗引宝宝，让他在玩耍中学会翻转。

⑨让宝宝学会自己玩玩具

6个月的宝宝，双手已经有了一定的抓握能力。此时宝宝对玩具的抓握，尚停留在被动的阶段，只有将玩具递到宝宝的手里，宝宝才知道抓，自己却不知道双手可以主动去抓，家长就是要教宝宝学会主动抓——因为手的灵活程度与大脑发育有直接关系。

教导孩子学会自己玩耍，唯一的方法是示范。

当宝宝情绪良好时，家长可将铃铛等能发声的玩具握在手中，在宝宝视野范围内，轻轻摇晃。家长的面部表情要柔和、愉快，让宝宝明白，这样摇响铃铛是一件开心的事。

如果家长摇了一会儿，孩子还是无动于衷，那么家长可将玩具塞到宝宝手中，举着他的手帮宝宝摇动，一边摇，还一边用愉快的语气夸赞宝宝，让宝宝感知到摇玩具的神奇之处。

这两个步骤是培养孩子学会自己玩的起步，家长不要指望帮孩子示范一两次宝宝就会亲自动手了。应耐心地多练习几次或者几天，孩子看得多了，听得多了，尝试多了，慢慢就学会自己摇摆玩具了。

⑩照镜子

随着月龄的增大，宝宝的视野也越来越广，宝宝喜欢上与人打交道，尤其是同龄小朋友，照镜子就是宝宝与"同龄小朋友"交流的最好方式。

妈妈可将宝宝抱到一面大镜子面前，让宝宝看里面的自己。宝宝看到里面的小朋友，会高兴地扑过去，作出拥抱的动作，对里面的"小伙伴"非常亲昵。

妈妈在陪着宝宝照镜子的时候，可以在镜子面前做各种表情，如高兴地笑、瞪眼、张大嘴巴，等等，可以一边做这些表情一边说话，如"高兴""张嘴""瞪眼"等，让孩子在玩乐中学会分辨各种表情。

照镜子是培养宝宝社会性的一种游戏，有助于培养宝宝的社会亲和性，也有助于丰富宝宝的视觉体验。宝宝如果还没发现照镜子的乐趣，妈妈可敲敲镜子，用声音吸引宝宝的注意力，让宝宝注意到镜中的影像。

⑪ 6 个月宝宝的捉迷藏方式

6个月的宝宝已经有了一定的认知能力，可以玩一些简单的捉迷藏游戏了。

家长可将玩具在宝宝眼前晃一下，然后藏到宝宝能够着的地方。注意不要藏得太隐秘，可以露出一角，便于宝宝发现，让宝宝自己将玩具取出来。宝宝找到玩具之后，妈妈要及时赞扬或者给予奖励，让宝宝明白这是一种对的行为。宝宝玩多了，妈妈可将玩具藏得稍微隐秘一点，但要保证宝宝一定能找到并取出来，激发宝宝寻找的积极性。

还有一种简单的方法。家长用手或围巾盖住宝宝的脸，嘴里用欢快地音调说着"冇——"，然后再一点一点地将围巾拉下来，在孩子眼睛露出的一瞬间，再欢快地说一声"冇——"。这种突然消失又出现的玩法，会让宝宝觉得非常刺激。多玩几次，宝宝会自己拉掉围巾，体验游戏带来的快乐。

⑫ 踢蹬

踢蹬游戏有助于锻炼孩子双腿的运动能力。

妈妈可将孩子以坐的姿势放到床上，将一个能发出声响的玩具放到孩子的脚边，然后先用玩具敲敲孩子的小脚，让发出的声音吸引宝宝的兴趣，然后逗引宝宝用脚蹬、踢。

也可将孩子以仰卧的姿势放到床上，在他上方靠头顶勉强够着的地方放一个小玩具，摇晃玩具使其发出声响，逗引宝宝去拿。孩子会用全身的力气向上拿，妈妈可轻按他的小脚，孩子的脚会不由自主地用力挣扎，不经意地蹬一下，宝宝会发现自己往前移动了一点，够着玩具了。这个游戏经常玩，即使没有玩具的引诱，宝宝也会爱上这种双脚一蹬就移动的感觉，宝宝会经常像仰泳一样从床的一端移动到另一端，既锻炼了腿部肌肉，又增加了乐趣。

⑬ 打到了

宝宝6个月的时候，喜欢通过自己的撞击产生的声音，适合玩拍打游戏和敲小鼓游戏。

妈妈可将一些色彩鲜艳、能发声的玩具放到孩子胸前不远的地方，距脸部20～30cm。先将孩子的小手放到玩具上，抓着孩子的小手拍打，然后再鼓励他自己拍打。

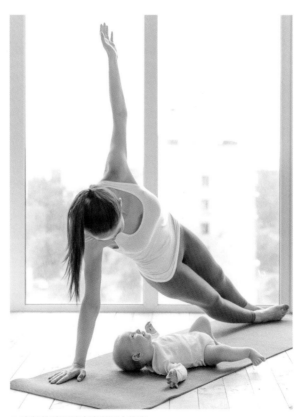

▲ 家长的陪玩是宝宝最开心的事。

也可为孩子准备一面小鼓，将鼓槌放到宝宝的手里，抓着宝宝的小手敲击小鼓。鼓声会吸引孩子的注意力，然后大人放开自己的手，宝宝会自己拿着鼓槌敲击，宝宝可能会一边用力地敲一边嘴里吱喝着呢！

拍打游戏是锻炼孩子的动手能力，让手眼的协调促进孩子大脑皮层感觉中枢与运动中枢协调能力的发展，并了解拍打与声音之间的因果关系。

⑭适合 4 ~ 6 个月宝宝的玩具

4 ~ 6个月宝宝的玩具，要根据宝宝学习抓握、因果关系、认识事物、啃咬习惯和动手能力的不同阶段进行选择。

表5-6　适合4~6个月宝宝的玩具

月龄	玩具种类	作用	玩法
4个月	摇铃、彩圈、带铃的环、皮球、塑料动物、镜子、音乐旋转玩具、橡皮动物，等等	强化宝宝的视觉和听觉反应	家长先玩给宝宝看，刺激宝宝自己动手
5个月	镜子、摇铃、小皮球、软塑玩具、铃铛、手绢、画面简单且色彩鲜艳的玩具，等等	逐渐让宝宝认识到事物与声响的因果联系	家长抓着宝宝的手示范，并鼓励宝宝自己玩
6个月	小鼓、镜子、皮球、不倒翁、手绢、水中玩具，等等	锻炼宝宝手眼协调的能力，促进大脑发育	抓握游戏

⑮不断激发宝宝玩的兴趣

每个宝宝都会有大量的玩具，家长仍然会觉得玩具不够多，因为一个玩具宝宝可能玩一会儿就厌倦了，但这并不说明家长一定要花费大量金钱为宝宝买很多玩具。

宝宝对世界的探索兴趣超乎一般人的想象，即使一片纸、一个小盒子、一个盖子，宝宝也会拿在手中孜孜不倦地"研究"和把玩。家长可将没有危险性的日常用品放到宝宝的周围，让孩子自己玩乐。

即使同一件玩具、同一件生活用品，家长每次可以变换不同的玩法。如可以拍打，可以摇晃，可以藏起来让宝宝找，等等。每换一种玩法，就能重新激发孩子的兴趣。

家长还要尽可能多地为孩子营造玩乐氛围，专门给宝宝清出来一片玩乐的场地，只要时间允许，尽可能多地陪孩子一起玩，让孩子在娱乐中体会到父母的爱。

⑯抓到了

"抓到了"是抓握游戏的一种，有助于锻炼孩子感知事物的能力及促进手眼协调。

妈妈先将一些容易抓住的玩具消毒、洗净、擦干净，放到孩子的身边，鼓励宝宝去抓和够取。宝宝在抓的时候，妈妈可以与宝宝进行交流，如"拿起来""够着了""加油"等，或者告诉宝宝玩具的名称，为宝宝营造一种欢快的气氛。当宝宝拿到之后，妈妈可用亲吻、拥抱等方式表扬宝宝。

宝宝常见问题或疾病

在这一阶段，宝宝的先天免疫力的逐渐消失，在形成自己的免疫力之前，宝宝很容易有感冒、发热、腹泻等一些不适或小状况。爸爸妈妈千万不要紧张，这是宝宝成长过程中的必经阶段，爸爸妈妈一定要更细心地呵护宝宝。

❶ 吃手

吃手是孩子满足生理和心理需要的一种方式，从第4个月到八九个月，约90%的婴儿都会出现吃手的现象。若孩子无其他异常情况，一般不要阻止宝宝吃手。有调查显示，宝宝想要吃手而家长不允许的话，宝宝会变得很烦躁，脾气容易变坏。

心理学家认为，吃手大多数不是因为饥饿，而是婴儿稳定自身情绪的一种自我抚慰方式。很多婴儿会从吃手推广到吃一切东西，手边能抓到的一切东西都会放在嘴里啃咬一番，吃手也被认为是婴儿早期的一种探索认识和学习的行为，家长没必要纠正。

有的宝宝吃手会呈现一种"病态"，将宝宝的手拿开之后宝宝会强烈不满，哭闹着非要吃手。这种类似于"强迫症"的习惯就需要纠正了，一般喂养不足、缺少关爱的孩子容易出现这种情况。

❷ 感冒

感冒是婴幼儿的常见病，宝宝6个月（人工喂养宝宝为3～4个月）时免疫力下降，容易引起感冒，家长要做好婴幼儿的感冒预防工作。

宝宝在此阶段的感冒，主要是预防传染和保暖工作不到位。家庭成员中有人得了感冒，尽量不要再接触宝宝，宝宝抵抗力弱，大人很容易将细菌和病毒传给宝宝。另外，家长还应根据天气的冷暖变化及时为宝宝增减衣物。

宝宝感冒的注意事项：

◎ 不要给宝宝洗澡，避免因受凉而加重感冒症状；

◎ 宝宝可能会出现拒奶情况，父母不要勉强宝宝，宝宝喜欢吃多少就喂多少，可以多喂水和果汁；

◎ 服药剂量宜小不宜大，降低药物对身体的副作用；

◎ 服药后多给宝宝喝水，加快药物的吸收和排泄，减少药物不良反应对宝宝的毒害；

◎ 尽量不要使用抗生素，抗生素对病毒无效，且容易杀死有益细菌，降低宝宝免疫力；

◎ 如果感冒时有发热现象，有过敏史的家庭不要给宝宝服用退热药。

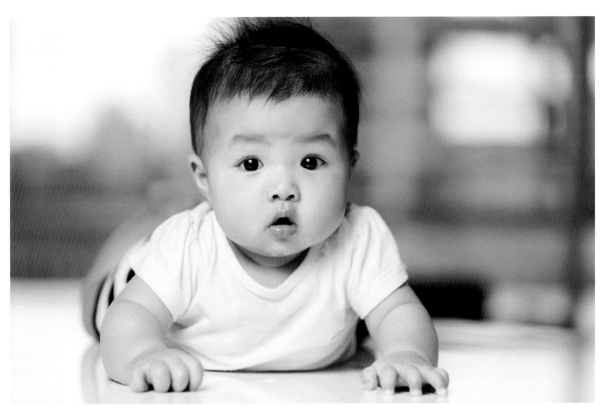

▲ 宝宝口水比较多时，家长要勤擦拭，保持下巴干燥，预防湿疹。

❸ 发热

发热原本对身体有一定的防御作用，可歼灭入侵的细菌。孩子低热时，不要急于退热。但如果发高烧到38.5℃以上，家长就要立刻送到医院就诊了。

除感冒和热病引起的发热需要常规护理，其他疾病引起的发热除了常规护理，还要先治疗原有疾病，一边除病根一边退热。

感冒和热病引起的发热通常较为常见，常规护理方法也比较容易实现。如果不太严重的话，家长通过冷敷、酒精擦浴的方法就能为宝宝退热。当这些物理方法作用不大时，家长可配合着用退热药，如安乃近滴鼻液、扑尔敏片、小儿退热栓等。药物的不良反应对神经有损伤，应尽量减少药剂量或遵医嘱。

小儿发热容易反复，夜里睡觉的时候退热了，但第二天早上可能又热起来，吃了退热药好一些，但时间稍久也会再热起来。因此，家长不要大意，随时做好退热准备，避免突然高烧未来得及诊治而损伤神经。

如果宝宝连续4天以上高烧不退，家长要送到专科医院进行全面检查，检查宝宝是否有其他方面的疾病，再进行相应的护理。

❹ 流口水

婴儿4个月以后，一方面唾液腺的发育逐渐成熟，唾液分泌增加。另一方面有的宝宝已经开始长牙，乳牙的萌出对牙龈神经产生刺激，也会导致唾液分泌增加，因此，宝宝会出现经常流口水的现象。再加上此时宝宝已开始吃辅食，半流质食物、固体食物使得唾液的分泌量会进一步增加，加剧了流口水症状。

流口水是婴儿的一种正常生理反应，4～6个月的婴儿每天大约可分泌200ml唾液。由于此时宝宝的口腔还比较浅，还没有形成完善的吞咽功能，闭唇和吞咽的动作不能协调，无法调节口腔内过多的唾液，妈妈会经常发现宝宝下巴底下湿湿的一大片。

但有些流口水现象是病理性的，如口腔炎就会引起大量口水，家长应让孩子多补充维生素B₁、维生素B₂、维生素C等，多给宝宝喂凉开水、淡盐水清洁口腔。同时做好餐具和玩具的消毒工作。

❺ 肠胃问题

随着辅食的添加，或者奶粉的改变，4个月以后的宝宝容易出现肠胃问题。

频繁放屁

放屁是正常的生理行为，原本无须大惊小怪，若宝宝出现下列异常，就要有针对性地进行护理。

放臭屁： 孩子放的屁有酸臭味儿或者呃逆不断，这是消化不良的表现，家长要减少婴儿的进食量，辅食暂不要添加或少添加，减少脂肪和高蛋白食物的摄入。

放空屁： 空屁即只有响声而无臭味的屁，通常伴随有阵阵肠鸣音，这是宝宝饥饿的信号，家长要及时喂食，并注意不要让孩子吃得太快、太猛。

无屁： 如果孩子不放屁并且哭闹不安时，可能是有肠梗阻的现象，宝宝会因为腹痛而痛苦，家长应及时就医。

腹泻

腹泻多是喂养不当引起的，当宝宝吃奶量过多时容易发生，有时候妈妈患了感染性腹泻也会传给宝宝。对于前者，家长可减少其饮食量，多给宝宝喝一些白开水；对于后者，家长和宝宝应一起去医院就医。

便秘

从第3个月开始，由于种种不合理的饮食习惯，宝宝容易患上便秘，家长要通过多喂一些水和流质半流质食物及时缓解，常给宝宝喝水果汁、蔬菜汁。

宝宝便秘的物理解决方法：第一，将肥皂条蘸些水轻轻插入宝宝肛门；第二，将开塞露注入肛门。这两种方法针对粪便积聚时间过长的宝宝，一般都能见效，但缺点是容易让宝宝产生依赖心理，不再用力自主排便，最好不要常用。

❻ 倒睫毛

宝宝4个月之后，家长经常会发现宝宝在睡醒之后眼角内外沾有眼屎，宝宝经常泪汪汪的。仔细观察，会发现宝宝的下眼睑的睫毛倒向眼内，与眼球发生摩擦，这就是倒睫毛。

倒睫毛是婴幼儿一种比较常见的病症，会刺激角膜、引出眼屎和流眼泪，但一般不会对眼睛造成严重损伤，宝宝可以通过不断眨眼缓解不适。

造成宝宝倒睫毛的原因，主要是因为宝宝脸蛋胖，脂肪丰满，下眼睑倒向眼睛的内侧而出现倒睫。一般过了5个月，随着宝宝脸型的变长、鼻骨的发育，宝宝的面部会变得俏丽起来，倒睫毛自然痊愈，父母完全不必担心。

如果宝宝的睫毛又粗又短，发生倒睫毛时就容易对眼部造成损伤，使得宝宝眼红（结膜充血）、怕光、流泪、喜揉眼等。家长可适当用抗菌素眼液、眼膏（如金霉素眼膏、洁霉素眼液等）为宝宝涂抹。家长还可经常将宝宝的下眼皮往下拉一拉，减少倒睫毛对角膜的刺激。

❼ 大量出汗

婴幼儿一般都容易出汗，这是因为他们交感神经兴奋性高，而出汗是受交感神经支配的。家长要学会识别病理性出汗。

病理性出汗可分为以下几种情况：

入睡后不久出汗：这种情况尚属正常，这是因为孩子刚从兴奋状态进入抑制状态时血流仍然较快所致，一般过一段时间汗液会消退。为了预防感冒，家长在孩子刚入睡的时候可以减少被褥，等其熟睡后再盖好被子。

入睡后过一段时间出汗：这种情况类似于盗汗，尤其是下半夜大量出汗时。如果孩子同时伴有面色苍白或萎黄、精神不振、食欲不振，家长要带孩子到传染科进行体检，查看是否患了结核病。

佝偻病引起：佝偻病所引起的异常，通常容易引起枕秃，有的宝宝还会有神经兴奋性增加的表现，常摇头，或正熟睡时突然惊醒、大哭，家长要及时到医院检查，及时补充钙和维生素A、维生素D。

❽ 哭闹时口周青紫

婴幼儿皮肤比较白、薄嫩，鼻梁附近的蓝色静脉常常清晰可见。但有些孩子，在哭闹时，口周常出现异常青紫，好像宝宝受了很大的委屈大发雷霆一样。其实口周青紫是一种病理性表现，宝宝可能患有某些疾病。

先天性心脏病

当宝宝患上"法洛四联症"或大血管错位等先天性心脏病时，心脏内血液循环容易发生混乱，致使静脉血与动脉血相混，机体容易缺氧。当宝宝有大量活动或哭闹时，口周就会出现青紫。

肺部疾病

当孩子患上肺炎、喉炎和支气管异物吸入等症时，体内气体交换容易受阻，引起口周青紫。

肠源性青紫

肠源性青紫有些类似于食物中毒，当宝宝吃了变质蔬菜或哺乳妈妈吃了变质蔬菜时，宝宝会发生高铁血红蛋白血症，致使血红蛋白失去携带氧气的能力，机体因为缺氧而出现全身性的青紫。

❾ 贫血

宝宝出现贫血，一般情况下是因为：

◎ 脐带结扎过早，引起红细胞数量不足；

◎ 带有某种遗传性疾病；

◎ 母亲在怀孕的时候本身体质不够。

随着宝宝的日渐长大，当从母体里带来的铁质及母乳中铁质已经不足以维持正常的生理需要时，宝宝就会贫血。尤其是第4个月添加辅食之后，有的宝宝因为胃肠毛病（如痢疾）或新陈代谢异常，铁质吸收受抑制，容易引起贫血。

从第4个月开始，家长就要定期为宝宝做血红蛋白成分的检测试验，否则难以发现宝宝的轻微性贫血。如果发现孩子血红蛋白过低，就要在日后的饮食中增加铁质的补充，多让孩子吃加铁的婴儿配方奶粉、含铁的米片或含铁的维生素滴剂等。

⑩ 睡觉打鼾

有些家长会惊奇地发现，婴儿才几个月，睡觉的时候竟然像个小大人一样发出轻微的鼾声。这是一种疾病，家长一定要高度重视。

婴儿打鼾，尤其是重度打鼾，会影响休息，宝宝容易出现食欲差、精神不佳的症状，久而久之，则会导致发育迟缓，身高、体重都会低于同龄人。由于生长发育缓慢，宝宝的体质也不够强壮，抗病能力较低，容易发生慢性呼吸系统疾病，家长如果不及时纠正的话，宝宝可能会出现鸡胸、漏斗胸，甚至肺源性心脏病。因此，家长不要对孩子的打鼾粗心大意。

婴儿打鼾的原因，一般是因为口咽部软组织松弛，扁桃体肥大致使气道受阻，进出气体会随着呼吸发出呼噜声或出现短暂性不能呼吸的情况。家长一旦发现宝宝有打鼾的情况，要及时带孩子去医院耳鼻喉科检查和治疗。若是扁桃体或腺样体肥大引起，要及时手术切除。手术后，要经常让小儿侧着身子睡觉，或者在他的背部垫上软的物品，慢慢地打鼾现象就会减轻或消失，身体发育也会逐渐恢复正常。

⑪ 中耳炎

如果宝宝的耳垢不是很干爽，有米黄色的东西粘在耳朵上，就要提防宝宝患上中耳炎。若发现宝宝的耳道外口处会因流出湿润的分泌物，并且宝宝在流出分泌物之前有低热现象，夜里睡不安稳，可以确定宝宝患上了中耳炎。

导致宝宝患中耳炎的原因有很多：

◎ 擤鼻涕方法不正确，不应捏住两侧鼻翼，否则鼻孔会在压力的作用下向鼻后孔挤出，压迫咽鼓管引发中耳炎。

◎ 不应采取仰卧位吃奶，而应侧卧，否则奶水会经咽鼓管呛入引发中耳炎。

◎ 不应让宝宝吸二手烟，二手烟的有毒物质会刺激宝宝。当宝宝已经患中耳炎时，香烟还会引起宝宝中耳炎恶化。严重时，甚至导致永久性耳聋。

◎ 给宝宝洗澡或洗头发时方法不正确，导致水流入耳中引起中耳炎。

中耳炎对宝宝的危害可大可小，家长要给予孩子细心的照顾。

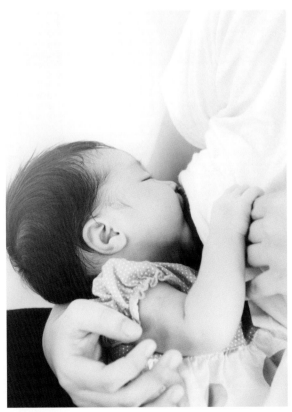

▲ 宝宝吃奶时应采取侧卧位，以避免奶水经咽鼓管呛入而引发中耳炎。

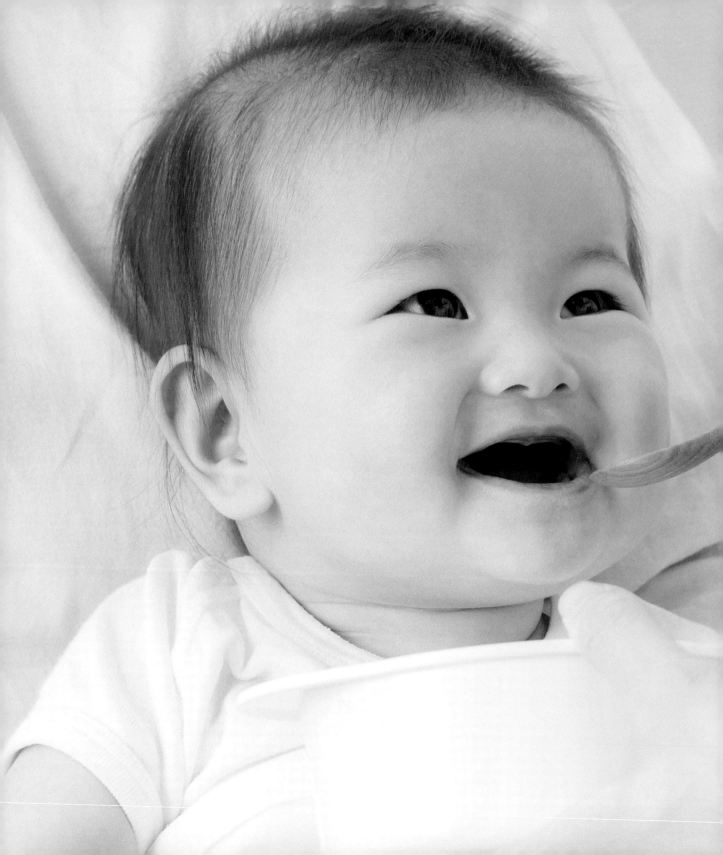

第六章

7~9个月宝宝的养育

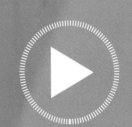

7~9个月的宝宝，
体格发育速度较前一阶段有所下降，
智能发育却进入飞速发展阶段。
从这一阶段开始，
家长对孩子的养育就不能局限于
最基本的生活照料了。

7~9个月宝宝发育特征

7~9月的宝宝，体重增长速度放缓，但体重绝对值仍然在增加。从这个阶段开始，由于学爬行等大肢体动作，宝宝体力消耗更大。在情感认知上，受分离焦虑症的影响，宝宝可能会产生恐惧心理。

❶ 7个月宝宝的智能、体格发育指标

大运动：翻身很灵活，不需要大人扶就能自己坐直，大腿已经能够支撑大部分体重，扶着宝宝的腋下，宝宝会自己上下跳跃。大人扶着宝宝时，他会尝试着把小腿抬起来试着迈步。

精细动作：手的动作更灵活，学会将物品从一只手转移到另一只手上，两只手可以同时抓住两个玩具。喜欢撕纸玩，喜欢用手指到处摸、捅、挠，会模仿大人做手势。

认知能力：能认出熟悉的事物，会主动寻找不见了的玩具。听到自己的名字有反应，会跟妈妈打招呼，会自己吃饼干。

语言：主动模仿说话，在学会一个音节之前会一连几天重复这个音节。能听懂不同的语气、语调所表达的不同意义。努力尝试着与大人说话，会发"da、da""ma、ma"音。

情感：会用不同的方式表示自己的情绪，开始表现出对人或物的爱憎。有的宝宝仍然有轻微的分离焦虑症，看见熟人会要求抱。

社会行为：能够区别亲人和陌生人，看到亲人很高兴，看到镜中的自己也很高兴。比较喜欢玩躲猫猫游戏。

表6-1 7个月宝宝体格发育指标

身高	男婴：69.2cm；女婴：67.8cm	体重	男婴：8.3kg；女婴：7.6kg
头围	男婴：45.0cm；女婴：43.7cm	胸围	男婴：44.6cm；女婴：43.7cm
坐高	男婴：44.7cm；女婴：43.8cm	头颅	前囟开始变小，但仍未闭合
牙齿	多数宝宝已经长出1~3颗牙齿	体型	丰满、匀称

（注：以上数值为平均值）

❷ 8个月宝宝的智能、体格发育指标

大运动： 会自己坐着玩，还能左右自如地转动身子，还会不自觉地倾倒，倒时会用前臂支撑自己。已经可以随时自如地翻身，家长不要让宝宝一个人在床上。有的宝宝已经学会爬了，有的会倒着爬，有的还只能原地匍匐前进。

精细动作： 能用拇指、食指、中指捏东西，对小物品会主动采取捏的方式。无论看到什么东西都喜欢拿，喜欢将物体放到盒子里再倒出来，反复倒入倒出，在反复摆弄中，对物体的大小、长短、轻重有一定的认识。喜欢使劲用手拍打桌子，对拍击声比较新奇。能有意识地伸开手指将手中的东西掉下去，大人帮宝宝捡起宝宝又会扔掉。能同时玩两个玩具，会将玩具递给指定的人。手指运动更有指向性，会用手指抓东西，将东西从一只手传到另一只上，无论手上有什么东西，都喜欢摇一摇，或敲一敲。

认知能力： 对一切事物充满好奇，但注意力不持久，很容易被更感兴趣的事物吸引。对镜子中的自己有拍打、亲吻、微笑等行为。对自己喜欢的事物，会主动移动身体去拿。懂得大人的语言和面部表情，大人夸赞时会表现出愉快的情绪，大人训斥时宝宝会表现出委屈或懊恼的情绪。

语言： 语音向可识别的方向转变，会笨拙地叫"妈妈""拜拜"，如果家人对宝宝的叫声表示称赞时，宝宝会觉得自己说的话很有意义，以后会用"妈妈"这个词汇来吸引大人的注意。但宝宝并不明白该词的意思，不能将它和妈妈本人真正联系起来，纯粹只是为了交流才说。平常宝宝会经常主动发音，发出的音节能够将声母和韵母联系起来，如"ba~ba~ba""da~da~da"等。

情感： 喜欢让大人抱，当大人伸开双手招呼宝宝时，宝宝会高兴地伸出手来表示要抱。对人类的情感有一定的理解，被友善对待时宝宝会很高兴，被训斥时宝宝会懊恼、哭泣。

社会行为： 宝宝更加依恋爸爸妈妈了，看到陌生人、来到陌生地方会表现出焦虑的神情。有了自己的意愿和想法，会根据大人不同的态度做出不同的反应。

表6-2　8个月宝宝体格发育指标

身高	男婴：70.4cm；女婴：68.9cm	**体重**	男婴：8.9kg；女婴：8.2kg
头围	男婴：45.7cm；女婴：34.6cm	**胸围**	男婴：44.6cm；女婴：43.7cm
坐高	男婴：45.2cm；女婴：44.4cm	**头颅**	个别宝宝已闭合
牙齿	多数宝宝已经长出2~4颗牙齿	**体型**	丰满、匀称、健壮

（注：以上数值为平均值）

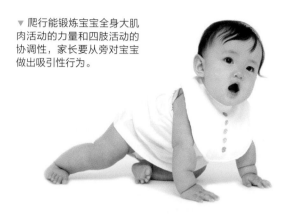

▼ 爬行能锻炼宝宝全身大肌肉活动的力量和四肢活动的协调性，家长要从旁对宝宝做出吸引性行为。

❸ 9个月宝宝的智能、体格发育指标

大运动： 会用手和膝盖爬行，能灵巧自如地拉着东西自己站起来，也能根据自己的意愿从坐立的姿势变为躺下的姿势，不再被动地倒下。

精细动作： 喜欢用手指抠东西，无论是桌面、墙壁还是妈妈的鼻孔，都想抠一抠。通过对玩具的摆弄，对物体之间简单的联系有一定的理解，如敲击会发出声音，所以宝宝会乐此不疲地敲击，自得其乐。这是孩子探索行为的表现，家长应鼓励孩子做自己喜欢的事。

认知能力： 能够认识五官和图片上的一些物品，能从一大堆图片中找出自己熟悉的几张。当大人在谈论宝宝的时候，宝宝懂得害羞。喜欢和大人一起做游戏，常常主动参与其中；喜欢听刺激的声音，如电话声、门铃声，但最喜欢模仿大人的动作，会尝试着自己喝水，或者将勺子放在水中搅。会配合着大人穿衣了，能伸手配合穿衣，伸脚配合穿袜、穿鞋，而且表现得非常兴奋，因为宝宝知道穿衣之后就可以到外面去玩了。

语言： 理解能力增强，会根据大人的指令做出三四种动作。如听到"不""不准"时，宝宝会暂时停下手中的事。当问某种熟悉的东西在哪里，他会指出来。听到妈妈叫自己的名字，会做出一定的反应。当听到自己熟悉的音乐时，会跟着哼唱，音调与音乐比较接近。会做出"欢迎""再见"等手势。此时仍然不会说话，但已经会喊"爸爸""妈妈"了。

情感： 分离焦虑症愈发明显，越发认识到爸爸妈妈的独特，对爸爸妈妈更加依恋，渴望与家人重聚。

社会行为： 喜欢被表扬，对于爸爸妈妈的反应会做出比较热烈的回应。当妈妈表扬某个行为是正确时，宝宝会高兴地再做一遍同样的动作，好像希望可以多一些表扬。从现在起，家长在教育孩子的时候就应该以表扬为主，少批评，多诱导。虽然有些宝宝有认生行为，但他总体还是喜欢与人交往，家长应让他多与同龄人交流。

表6-3　9个月宝宝体格发育指标

身高	男婴：72.0cm；女婴：70.1cm	**体重**	男婴：8.3kg；女婴：7.6kg
头围	男婴：46.0cm；女婴：45.2cm	**胸围**	男婴：45.6cm；女婴：46.5cm
坐高	男婴：45.6cm；女婴：44.6cm	**头颅**	多数宝宝前囟未闭合
牙齿	多数宝宝已经长出3~5颗牙齿	**体型**	丰满、匀称、健壮

（注：以上数值为平均值）

❹ 宝宝的分离焦虑症

有5%～8%的婴幼儿，从七八个月开始，当与亲人分离时，便会有焦虑、不安或不愉快的情绪反应，这就是"分离焦虑症"。

产生分离焦虑症的原因与环境和教育有关。当宝宝突然离开自己熟悉的人和环境，容易诱发分离焦虑症。家长若从小培养宝宝的独立能力，鼓励孩子探索陌生的环境，认识新的朋友，一般不会有太明显的分离焦虑症。

分离焦虑症表面上看似乎没有什么危害，其实不然。如果孩子经常处于分离焦虑症的情绪中，情绪的交流容易引起生理上的变化，抗病能力会下降，容易出现感冒、发热、肚子疼等症。刚被送到幼儿园的孩子更明显，他会通过不起床、假装生病、哭闹等方式进行抵抗，如果自己的要求得不到满足，会在一定程度上影响性格。

英国心理学家、母爱剥夺实验和依恋理论的创始人约翰·鲍尔比将分离焦虑症分为以下三个阶段：

表6-4　分离焦虑的三个阶段

第一阶段	反抗阶段。宝宝看到妈妈离开就会又踢又闹、号啕大哭。
第二阶段	失望阶段。妈妈离开后宝宝依然断断续续地哭泣，不理睬别人，表情迟钝。
第三阶段	超脱阶段。不得不接受外人照顾，正常吃东西、玩耍，但看不到妈妈依然会非常悲伤。

❺ 宝宝不愿意与妈妈分离怎么办

宝宝自出生就与妈妈保持亲密接触，当妈妈外出或者上班的时候，宝宝就会与妈妈长时间地分开，这是宝宝所不乐意的，往往会大哭大闹。

宝宝不愿意跟妈妈离开，根本原因在于担心妈妈抛弃自己，让宝宝一个人孤零零无依无靠。摸准了这个心理，妈妈就可采取相应措施了。

适当让宝宝与陌生人待着

宝宝如果经常见到陌生的面孔，或者经常与其他家庭成员待着，就会明白这些人对自己是没有恶意的。

具体做法：妈妈可经常将宝宝交给其他家庭成员看护，当有陌生人抱抱的时候，不要担心人家摔着宝宝或者有其他想法。宝宝与陌生人建立信任感其实也是在培养宝宝的社交能力。

不要欺骗宝宝

当妈妈要离开的时候，可先陪宝宝玩一会儿，趁他情绪好的时候，用简短的语言告知一声，如说"再见"，说的时候情绪要是愉快的，然后再离开。最初宝宝可能不习惯，妈妈可以先离开一下，然后再回来，再离开一下，时间稍比上次久一些再回来，如此多试几次，宝宝就会明白你会回来的，就不会对妈妈的暂时离开再感到焦虑了。

❻ 怎样消除宝宝的恐惧心理

随着认识能力的不断提高，原本一些让宝宝习以为常的东西，从这一阶段开始，变得恐惧起来。

如小时候他喜欢听吸尘器嗡嗡的单调声，但7个月之后，他听到吸尘器的声音会感到莫名的恐惧，甚至一听到与吸尘器类似的声音，如搅拌机的声音，也会吓得放声大哭。

宝宝这时候的恐惧毫无理性可言，心理学家也不知道原因所在。家长要做的是，不要勉强让宝宝适应宝宝所恐惧的东西，否则宝宝会更恐惧。要努力增强宝宝的安全感和信任感，让宝宝远离所害怕的东西，不要引发宝宝的恐惧心理。

❼ 家长可能会有的困扰

宝宝越长大，坏习惯越多，家长的困扰也就越多。7个月以后的宝宝，可能会有如下坏习惯：

吃手

吃手是所有宝宝的共同爱好，发展到后来会将所有能够着的东西放在嘴里啃咬。家长不必强行阻止宝宝吃手，吸、吮、咬等是宝宝认识世界的方式，家长只需经常将宝宝的小手洗干净、做好其口腔护理工作即可。

乱扔东西

宝宝一方面会自己捡东西，另一方面也会扔东西，捡捡扔扔，在单调重复的游戏中玩得不亦乐乎。乱扔东西也是宝宝成长的必经阶段，有助于强化他对物体的认识，并锻炼眼手协调能力。

但是宝宝长大了，就不宜这样了。家长要让宝宝将扔的东西捡回来，帮助改掉这个毛病。

到处移动

当宝宝能移动身体或爬的时候，容易在床上到处"跑"。家长不必阻止宝宝，还要为宝宝创造爬行的环境：场地开阔，无危险物，铺设胶垫，让宝宝在爬行中锻炼手、眼、腰、腿等全身部位的协调。

用手抓饭

大人在吃饭的时候，宝宝用手抢筷子、抓饭也是一种普遍行为。妈妈可根据需要，放任宝宝抓，给宝宝准备一个单独的小碗；也可将食物及时送到宝宝嘴里转移其注意力。

认生

宝宝之前可能看到谁都笑，但突然有一天，他对陌生人变得警觉起来，一看到人走近就哭。家长要让宝宝多接触陌生环境，如带宝宝去朋友家、外出旅游，到饭店吃饭，或者让宝宝多与小朋友玩耍。宝宝"阅历"越广，对世界的认识也越多，会慢慢明白世界不像他想象的那么令人恐惧，从而改掉认生的毛病。

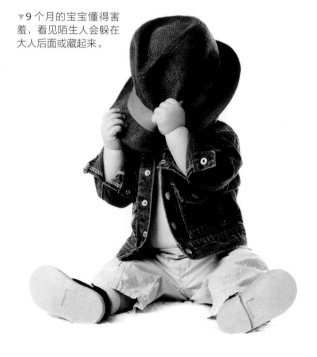

▼9个月的宝宝懂得害羞，看见陌生人会躲在大人后面或藏起来。

二 宝宝的喂养

随着宝宝越来越大，宝宝对各营养素的需求更多了。所以这一阶段，需要添加的辅食更多，各种谷类、面类、蔬菜、水果及动物性食物会在宝宝的饮食中逐渐增多，母乳和配方奶在宝宝饮食中的地位也日益下降，但仍是宝宝的主要食物。

❶ 可以吃泥糊状食物了

到了七八个月时，宝宝已经经历了水、果汁、粥的添加，能吃一些更稠的食物了，妈妈可以为宝宝添加一些泥糊状食物了。泥糊状食物是介乎于液体和固体之间，不干不稀，如肝泥、肉泥、菜泥、水果泥等，都属于泥糊状食物。

营养要丰富

从营养方面来说，泥糊状的食物，由于其选材的更广泛性，如可以加入肉泥，营养更丰盛。而此时有的宝宝已经断奶，有的母乳已经不如前期那么营养，宝宝需要吃更丰盛的食物来补充体内所缺的营养，在宝宝还不能吃固体食物之前，泥糊状食物成为首选。

给宝宝吃碎末状食物

孩子吃了一段泥糊状食物之后，如果没有异常，家长可以尝试着让宝宝吃一些碎末状食物。如可将鸡蛋黄直接夹给宝宝吃，而不是像过去那样在汤水中混合搅拌着吃了。也可将土豆煮得稍微烂一点，用筷子夹一小块给孩子吃。还可以将一些比较碎的菜喂给宝宝吃，也可让宝宝尝试着吃肉末、肝末等。两餐之间，可以让宝宝自己吃小馒头、小饼干，或者颗粒比较小的苹果。

吃碎末状的食物，一方面说明宝宝的咀嚼能力增强了，家长不要再像过去那样费心地为宝宝捣碎、加工；另一方面，也为宝宝吃更有难度的食物奠定基础，碎末食物的消化过程本身就提高了宝宝的咀嚼能力，孩子饮食将越来越多样化，营养也会越来越丰盛。

❷ 适合7～9个月宝宝吃的食物

七八个月大的孩子，消化功能大为增强，不仅能吃流质、半流质的食物，还能吃一些固体食物。家长要明白哪些食物对孩子来说才是最有营养的，家中常备一些适合孩子吃的食物。

适合宝宝吃的常见食物有以下几类。

米粥

大米或者小米粥均可，粥要煮得软一些、黏稠一些。

面食

主要是煮得比较软的面条，可以加入各类蔬菜、肉末。刚出炉的馒头、新鲜面包也可给宝宝吃。

鱼类

选择一些刺少、肉多的鲜鱼，给孩子清蒸吃；也可将鱼肉做成肉泥，给孩子蒸成小丸子吃。

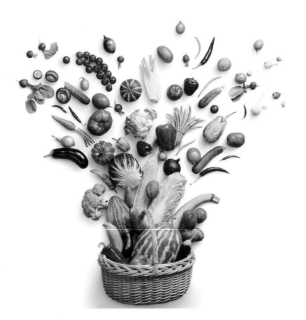

▲ 水果最好在吃饭前 1 个小时和吃饭后 1 个小时给宝宝吃，1 次不宜吃太多，否则会影响正餐。

肝类

肝类是最易消化的动物性食品，营养价值也比较高，家长可将土豆、胡萝卜、南瓜等煮好，混合着炒熟的鸡肝（牛肝、猪肝）给孩子吃，也可做成肝汤。

水果

苹果、梨、橘子、葡萄等都是适合宝宝吃的水果，家长可用榨汁器打成水果汁，也可切得很碎给宝宝嚼着吃。不要给宝宝喝人工合成的果汁。

肉类

最好是碎鸡肉，清炖得尽可能烂，然后撕得很碎给孩子吃。刚开始注意不要一次让孩子吃太多，一小勺即可。

豆类

豆类食物中最适合的当属豆腐，家长可将豆腐加热做成豆腐汤或蛋黄炒豆腐给宝宝吃。若想让孩子吃黄豆或豆豉，一定要煮熟烂、弄碎，且 1 次不要让孩子吃太多。

咀嚼对孩子的好处

◎ 有利于唾液腺的分泌，提高消化酶活性；

◎ 在咀嚼的过程中，可促进头面部骨骼、肌肉的发育，有助于语言发育；

◎ 咀嚼反复摩擦牙床，有助于牙齿的萌出，便于及早进食多种辅食；

◎ 为孩子学习技能创造机会，有助于激发宝宝对世界的探索。

❸ 适当吃一些粗粮

由于消化能力有限，宝宝最初只能吃一些精细的粮食。但细粮吃多了一方面容易让宝宝吃腻，另一方面容易引起便秘，从第 7 个月开始，家长就可适当给宝宝吃一些粗粮了。

粗粮主要包括以下三类：

谷类： 如玉米、小米、紫米、高粱、燕麦、荞麦、麦麸等。

干豆类： 如黄豆、青豆、红豆、绿豆等。

块茎类： 如红薯、山药、马铃薯等。

❹ 何时可以吃动物性食品

月龄比较小的宝宝，除了蛋黄、乳制品外，不可吃肉禽类、水产类、动物脂肪等动物性食品。宝宝最早可以吃动物性食品，应在 8～10 个月时。

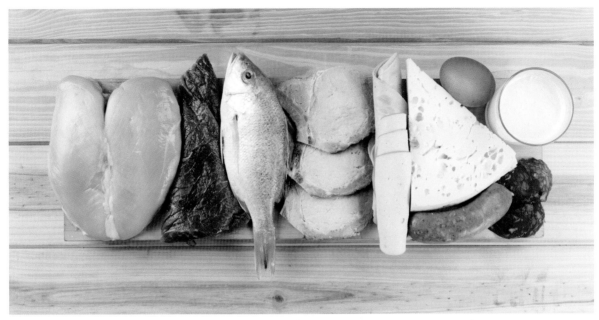

▲ 动物性食品应按照这样的顺序添加：蛋黄—鱼泥—肝泥—全蛋—瘦肉。

8个月之前的宝宝，辅食主要围绕谷类食品、蔬菜、水果、鸡蛋等，宝宝在完全适应这些食物的同时，肠胃的消化能力也在逐渐增强。到了8个月的时候，随着宝宝的不断发育，身体对各种营养素的需求增加，这时候可补充含有丰富蛋白质、脂肪和丰富的无机盐及维生素的动物性食品。

在给宝宝添加动物性食品时，尤其要仔细观察是否有消化不良的问题，最初要一种食物一种食物地添加，让宝宝对新的食材有一个逐渐适应的过程。如果宝宝在食用一种动物性食品之后的3～7天后无腹泻、呕吐和皮疹等过敏反应，则表示该种食物添加成功，其后方可添加另一种食材。

适合孩子的动物性食品

在婴幼儿的膳食中，动物性食品主要包括禽肉、畜肉、动物肝脏、鱼类、蛋类。

◎禽肉和畜肉的营养比较丰盛，属于蛋白质含量高、生物价值高的食物，家长可将肉类做成肉丸、肉泥、肉片、肉馅等给孩子食用。

◎动物肝脏营养也很丰富，易于消化，有助于补血，家长可经常给孩子煮鸡肝、猪肝、牛肝吃。

◎鱼类的蛋白质仅次于肉类，它比肉类更鲜嫩，更易消化，家长可变着花样将鱼类做成各种口味，吸引宝宝更多地进食。

◎蛋类中的蛋白质含量也很高，家长可将鸡蛋、鹌鹑蛋等做成羹蛋、煎蛋、蛋饼，或者炒得嫩嫩的直接给孩子吃。

❺加强补铁、钙

一般来说，从第3个月开始，宝宝开始补钙；从第4个月开始，宝宝开始补铁；过了六个月之后，无论补钙、补铁，都应该有所加强。

对铁和钙的认识

随着认知能力的提高，宝宝的智能发育将进入高速发展阶段，这时候就应该补充铁和钙了。以铁为例，孩子缺铁会造成细胞功能紊乱，造血功能下降，容易导致注意力减退和智力下降，不利于智能发育。

钙的主要作用虽然是促进骨骼和牙齿发育，但它在脑和机体的生长发育及新陈代谢过程中起到重要的调节作用。如钙可激活神经细胞代谢，钙离子有"第三信使"之称，同时还参与神经肌肉的活动。另外，补钙还有助于防治佝偻病，避免影响孩子智能发育。如果孩子体内铅元素过量的话，补钙还可降低铅元素对神经的毒害作用。

宝宝如何补钙、铁

要想让孩子拥有一个健全的头脑，必须为其大脑发育提供足够的营养素。家长要常常给宝宝化验一下血中的元素含量，以此为依据为宝宝补充营养。

宝宝在具体补钙、铁的时候，应根据"轻者食补，重者药补"的原则，优先通过食物补充，多让孩子吃可口的水果、蔬菜、肉食等含微量元素丰富的食物。如果孩子已经严重缺钙、缺铁，有异常表现，家长在食补的时候，可服用钙剂、铁剂等药物。

❻宝宝什么时候可以自己吃饭

7～8个月的宝宝，一般都能稳稳当当地自己坐着了，如果宝宝已经能够吃一些固体食物了，家长就可尝试着让宝宝自己吃饭。

最初，家长可将饼干、磨牙饼、苹果片等塞到孩子手里，让宝宝自己拿着食物往嘴里填，或者将宝宝的手举起来，引诱宝宝自己吃。

如果孩子已经能够自如地自己取食物吃，家长还可为宝宝准备一个小勺子、小碗，让他自己练习吃饭。刚开始孩子可能不知所措，家长可抓着他的手，从碗里舀一些食物，然后以使宝宝比较舒适的方式，将食物送到宝宝的嘴里。

❼什么时候需要给孩子补水

孩子对水的需求没有对食物的需求明显，当孩子哭闹着喝水的时候，证明此时宝宝的体内已经非常缺水了。家长要掌握一些孩子缺水的症状，及时补充水分。以下3种情况必须为孩子补水：

表6-5　什么时候需要多补水

当孩子腹泻或呕吐时	此时孩子体内的液体容易丢失，若不及时补水，可能会引起脱水
当孩子发热时	发热会引起出汗，体内津液容易流失，需要通过喝水来补充
当孩子大量排尿时	尿液属于体内水分的丢失，家长一般应在孩子尿尿之后喂水

宝宝的日常起居护理

宝宝越大，活动能力就越强，爸爸妈妈稍微不注意，宝宝就会遭遇危险。那么，在这个阶段，爸爸妈妈如何做好宝宝的日常护理工作呢？

❶ 白天小睡的安排

宝宝白天小睡的次数一般为2次，一次在早上，一次在午后，总共时间大约为3个小时，早上的时间会相对短一些，午后会长一些，这样可以保证宝宝在晚上睡觉前保持精力，以免晚饭后睡觉而影响到晚上的睡眠。

当宝宝在白天不想睡觉的时候，家长要想一些办法帮助宝宝入睡。家长可以将宝宝睡觉的屋子光线调得暗一点，给宝宝营造一个睡觉的氛围。也可以将宝宝放在摇车里面或者抱在怀里，摇着让宝宝入睡。一般来说宝宝早上的小睡可以忽略掉，但是，午后的小睡就很有必要了，因为这个时候宝宝活动了一上午有点累了，这个时候不睡，晚饭时间必然会困，家长要想办法让宝宝午后睡觉。

在安排宝宝白天小睡的时候，要根据宝宝的作息时间和生活规律来安排，每个宝宝的习惯不同，睡眠时间也会有所不同。

❷ 宝宝的口腔护理

口腔的温度、湿度和食物的残留都非常适合细菌的

生长，护理不当就会导致口腔疾病的发生，例如口腔溃疡、口臭等，影响宝宝的食欲。

在进行口腔护理之前，一定要先做好准备工作。让婴儿侧卧，用毛巾围在宝宝的下巴下面，以免在清洁时打湿衣服。同时还要准备好消毒之后的筷子、棉签、淡盐水和温开水。在进行护理之前，护理者要用流水将自己的双手洗干净。

在护理的过程中，护理者用镊子夹住棉签，沾上1%～3%的淡盐水或者温开水，然后擦洗宝宝两边的脸颊和齿龈的表面，之后再擦洗舌头。如果宝宝不愿意张口，父母可以用拇指和食指捏住宝宝的两颊，迫使其张口。如果需要，还可以用勺子或者筷子打开宝宝的口腔。

在擦洗的时候，使用的工具一定要清洁卫生，已经消过毒的东西要避免受到再次污染。擦洗时，每清洁一个部位就要更换一次棉签，在棉签上不要沾上太多的液体，避免液体进入呼吸道发生意外。

❸ 宝宝衣服的选择

父母在养育宝宝的时候需要注意很多事情，但是很容易忽略宝宝的衣服。父母应该了解一些帮宝宝选择衣服的方法，让宝宝穿上健康的新衣。

摸布料：宝宝的衣服最好选择天然的纯棉布料，减少对皮肤的刺激，同时将舒适性、延展性、吸水性和透气性等考虑进去，给宝宝选择最合适的面料。

闻气味：选择宝宝的衣服时一定要闻一闻衣服上面有没有不当的异味。

看颜色：选择宝宝衣服的颜色时，最好以浅色为主，因为深色的衣服在宝宝穿着的过程中，会使染料渗入皮肤，有的宝宝喜欢咬衣服，会将其中化学制剂吞入口中。颜色鲜艳的衣服中，甲醛的含量很高，对宝宝健康很不利。

检查装饰物：如果衣服上有装饰物，应该检查其牢固程度，避免脱落造成宝宝的意外伤害。还要检查衣服的缝合处和拉链处是不是平整。

新衣服一定要洗过之后再穿：新衣服在给宝宝穿之前一定要先清洗，要使用专用的婴儿洗衣剂。

如何让宝宝爱上穿衣

很多宝宝在穿衣服的时候都会表现得不配合，尤其是宝宝在情绪不佳、身体不适的时候，他们的小手小脚会不停地乱动，阻碍家长给其穿衣，这个时候，家长必然会十分苦恼。家长要掌握一些给宝宝穿衣服的技巧。

将穿衣变成一种游戏：宝宝都是好动的，如果家长让宝宝老老实实待着给宝宝穿衣服，宝宝可能会感到不耐烦，家长不妨将宝宝的穿衣变成一种游戏，边穿衣服边对宝宝讲话。比如说："宝宝，我们要穿裤子了，这样你的小腿就不会着凉了，我们先穿左腿，来，将左腿抬起伸直……"这样的话，宝宝就会觉得比较有趣，会更加配合一点。

转移注意力：在给宝宝穿衣服的时候，不妨转移一下孩子的注意力，比如听音乐、讲话、另一个人拿玩具逗宝宝等，这样宝宝就会在不知不觉中将衣服穿好，再者宝宝的心情好也会比较配合。

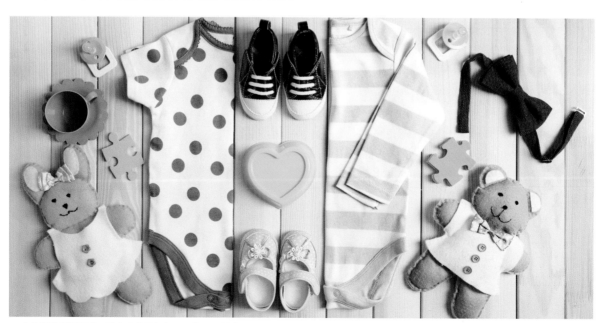

▲ 宝宝新陈代谢旺盛，贴身衣物最好每天一换，即使冬天，也要保证贴身衣服的干净舒爽。

穿一些简单的衣服：在给宝宝选择衣服的时候，不要选择过于复杂的衣服，一方面不利于宝宝穿脱，另一方面也不利于宝宝活动。

❹ 使用童车的注意事项

童车是宝宝日常生活中经常用的工具，为了安全起见，家长在使用童车的时候要注意以下诸多事项：

◎ 在出行之前，检查车内的螺母、螺钉是否松动，躺椅部分是否灵活可用，轮闸是否灵活有效。

◎ 不要在高低有差异的地方让孩子坐在童车里，也不宜在电梯里让孩子坐上童车。

◎ 单人的童车，里面不要坐两名婴儿，注意不要让婴儿坐在坐垫以外的地方。

◎ 大人有其他事项的时候，固定好童车的轮闸，确保童车不会移动。

◎ 当需要提起婴儿的时候，不要连人带车一起提起，应一手抱起婴儿，一手提车子。

◎ 在推着婴儿车的时候，不要单独用前轮或单独用后轮推车，否则容易造成车架弯曲、断裂，威胁宝宝安全。

◎ 在推着婴儿车前行的时候，速度不要过快，应以孩子较为舒适的速度行进。

◎ 每辆童车都有一定载重量，说明书上会有标识，家长将孩子放到童车上之后，尽量不要放无关的重物。

◎ 当童车从高处往下推的时候速度较快，应先将婴儿抱出来，不要连人带车一起向下冲。

❺ 一定要先学会爬再学会走吗

按照一般习惯，宝宝应该是先学会爬，再学会走路。但有的家长却发现，自己的孩子没有经历爬，但也能走得稳稳的，这样看来学爬行似乎有些多余。

学爬行对宝宝来说有诸多好处：

◎ 爬行有助于扩大孩子的视野范围和活动范围，有助于拓展孩子采集信息的范围和渠道，对宝宝形成较好的思维逻辑有巨大的帮助。

◎ 爬行是一种四肢并用的活动，孩子在爬行的过程中可以很好地促进四肢协调性，有助于增强孩子的协调能力。

◎ 在学习爬行的过程中，宝宝不可避免地向前爬，向后退，只有宝宝学会了控制身体平衡，才真正稳稳地前进。因此，学爬行本身就是培养平衡力的一种方式。另外有研究证明，不会爬行就走路的孩子平衡能力较差。

◎ 爬行不足的婴儿，视力发育容易受到影响。过早学走路的孩子，由于看不清眼前较远的事物，会努力调整眼睛的屈光度和焦距，久而久之容易造成眼部疲劳性损伤。因此，不学爬行就走路的婴儿，容易有视力方面的问题。

由此可见，孩子在学走路之前，最好先学会爬行。哪怕宝宝没有学会爬行，家长至少让宝宝多尝试这个过程，多活动，不要常将宝宝抱在怀里。

宝宝可能会时常俯卧，在俯卧的时候，宝宝会手脚不停地动，他们会用手掌或者膝盖支撑着身体，似乎想要向前移动一样，父母可以帮助宝宝拉伸一下胳膊、小腿，给宝宝做出一个爬行的动作。宝宝可能会来回摇晃身体，却不会向前移动，这是必然的。当宝宝学会爬行的时候，宝宝可能首先向后爬行，父母不必惊慌，这是因为孩子的手臂比腿长的缘故，他自己很快就会调整过来的。

四 7~9个月宝宝的教育与玩乐

让宝宝吃好、睡好、不生病固然重要，但要知道，宝宝有着强烈的好奇心，对于任何事物都想要探索。这时，爸爸妈妈要鼓励宝宝去学习、认知事物、培养宝宝的社交能力。这有助于发展宝宝的语言能力、记忆力以及身体的各项功能。

❶ 注意培养宝宝的社交能力

本阶段的宝宝已经表现出了一定的社交欲望，想要和他人交流，在陌生人面前表现得腼腆、认生也是一个普遍情况，这是因为宝宝没有过多的交往经验，他们不知道该如何和他人打交道。此时，家长们就要开始培养宝宝的社交能力了。

让孩子多和同龄孩子在一起

孩子和大人在一起的时候可能会表现得比较拘束，但是和同龄的孩子在一起就会比较自如了。要培养宝宝的社交能力，不妨先让孩子和同龄孩子在一起玩耍，逐渐提高他的交际能力。

教给孩子一些基本的社交礼貌和动作

这个阶段的孩子已经能够掌握一些简单的动作和手势了，比如点头、拍手、挥手等。家长在教给孩子这些手势的时候，要告诉孩子，表示欢迎要用拍手、点头；表示再见要用挥手；表示感谢要用点头或者拍手等。如果孩子理解能力比较强，也可以教孩子和其他孩子握手，并且逐渐教给宝宝更多的动作。

多多鼓励孩子

孩子是需要鼓励的，当孩子不愿意出去的时候，不要教训孩子，而是要多鼓励孩子，努力让孩子多走出去。当孩子接触外面的时间长了，接触的人多了，社交能力自然就会增强了。

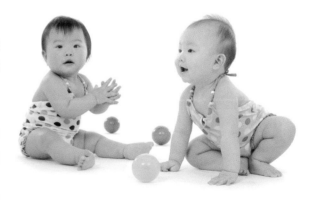

▲ 家长要为宝宝找一些玩伴，让他们一起玩耍，不要经常将他留在家中与成年人在一起。

❷ 帮助宝宝学说话

7～9个月的宝宝已经想要开口说话，家长可以适当帮助一下孩子，让其可以顺利开口学说话。

告诉宝宝所看到的一切事物的名称

当我们和宝宝在一起的时候，可以将宝宝看到的所有事物的名称都告诉宝宝，即使宝宝听不懂，我们也要不厌其烦地告诉宝宝，这样可以刺激宝宝的语言能力发展。比如我们带宝宝出去，看到花园的花朵、青草、小树、鱼鸟等东西，都可以一一告诉宝宝，并给宝宝讲一下这个东西的形状、特点或者作用等。

用心和宝宝聊天

用心和宝宝聊天是指家长要在没有其他声音干扰的情况下，和宝宝进行聊天，周围不要有电视声、音乐声等。当和宝宝聊天的时候，家长要和同成年人聊天一样，当宝宝有回应的时候，你也要认真答复，就这样一对一答，让宝宝对语言交流形成初步的认识。

可以对宝宝多次重复一个字眼或者名称

当一个名称或者字眼反复多次出现在宝宝的耳边时，宝宝就会加深对其的印象，然后很快学会说这个词汇。比如很多人教孩子喊"妈妈"，就会每天数次在孩子面前重复说"妈妈"，其实就是利用的这个方法，孩子听得多了，自然就会学得快。

❸ 让宝宝学做手势

其实从第6个月开始，家长可以开始让宝宝学做手势了，在宝宝学会用语言交流以前，手势将成为他和家长交流的方式。学做手势对宝宝来说也是大有裨益。

首先，学做手势可以促进宝宝的语言发展。做手势可以促进宝宝大脑的发育，让宝宝更加聪明，能提高宝宝的认知能力和语言能力。

其次，学做手势可以建立宝宝的自信心。这个阶段，宝宝有着强烈的和人交流的欲望，不过他的语言能力还达不到。但是，学会做手势后，宝宝就可以和大人进行交流了，宝宝也不会因为和人无法沟通而变得急躁，自信心也会增强。

❹ 让宝宝认识爸爸妈妈

当孩子的认知能力发展到一定水平时，家长就可以和孩子一起玩一个辨认爸爸妈妈的游戏。此时，孩子已经能够感知到谁是妈妈、谁是爸爸这些概念了，这个游戏可以帮助孩子更好地认识周围的人，有助于提高宝宝的感知能力。

做游戏的时候，人要多一些，最好有几个人在一起，比如孩子的爷爷奶奶、爸爸妈妈或者朋友。如果让孩子认识妈妈，则要其他人抱着，然后问孩子"妈妈在哪里"，如果孩子将头转向妈妈这边，则说明孩子已经认识了妈妈，并在心里有一个妈妈的定位。接着也可以用这个方法来让孩子认识爸爸以及家中的其他人。

❺ 爬行游戏

7个月开始，宝宝就可以练习爬行了，爬行有助于宝宝肌肉和视力的发育，可以让宝宝更聪明，也是为宝宝站立行走做准备。下面介绍几种适合宝宝的爬行游戏。

俯身练习

在宝宝练习爬行之前，要让宝宝先练习一下俯身，为爬行做好充足的准备。在练习的时候，可以在宝宝不远处放一个玩具，让宝宝向前趴下去抓玩具，如此反复进行练习。也可以放在宝宝的左边、右边、后面等。

色彩和声音的诱导

宝宝开始练习爬行的时候，家长可以在宝宝面前放一个色彩鲜艳或者能够发出声音的玩具，以便吸引他的注意力，增加孩子的兴趣，引导宝宝向前爬行。

和同龄人一起爬

当宝宝和同龄人在一起的时候最容易受感染，可以让宝宝经常和同龄的宝宝一起爬，这样会增加他爬行的兴趣。家长也可以采用竞赛的方式，鼓励宝宝多多爬行。

❻捏起来

随着手指的灵活性增强，孩子可能变得十分爱抓东西，看见一个物品就想抓起来，尤其是一些小颗粒的物品。如果孩子出现了这样的情况，家长可以和孩子一起玩一个捏起来的游戏。

游戏的时候，家长可以在桌子上放一些小颗粒的物品，比如爆米花、软糖、棉花糖等相对柔软、容易捏起来的东西，然后教孩子使用拇指和食指将东西捏起来。

孩子将东西捏起来之后，可以引导孩子再放下去，或者是放到另一个固定容器中，也可以放到父母的手中。

这样的游戏可以锻炼宝宝手指的灵活性以及视力和注意力等，对宝宝的生长发育大有好处。需要注意的是，在玩游戏的时候，要避免孩子拿一些硬物，比如扣子、花生米、豆子等，以防出现危险。

❼拍手

拍手的游戏主要是锻炼宝宝将行动和语言联系起来，让宝宝有一个条件反射。在拍手游戏的时候，可以让孩子和家长面对面坐着，家长对着宝宝拍手，然后家长可以握住孩子的双手让孩子拍手，并且说着"拍手、拍手"，说的时候要欢快一点，能够引起宝宝的兴趣。

当孩子学会拍手之后，家长还可以教孩子挥手——"再见"、双手合十——"谢谢"等手势，当孩子学会这些的时候可以让宝宝在其他人面前表演，这样不仅可以锻炼宝宝手脑并用的能力，还可以训练宝宝的交际能力。

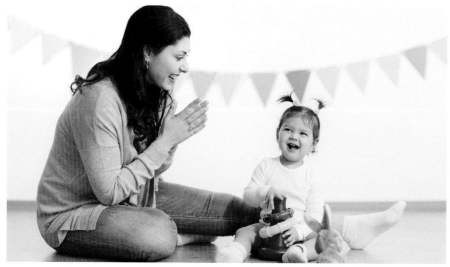

◀ 家长要参与到孩子的游戏中去，与他一起享受玩耍的喜悦。

❽ 指眼睛

指眼睛的游戏，目的是让孩子认识自己眼睛的位置，对眼睛的概念有一个初步的认识，有助于培养孩子的语言理解能力和记忆力。

做指眼睛游戏的时候，家长要和孩子对坐着。首先，家长拿着孩子的手指一下自己的眼睛，告诉孩子说："这是妈妈（爸爸）的眼睛。"然后，再用孩子的手指孩子的眼睛，说："这是宝宝的眼睛。"如此反复，让孩子认识到眼睛的位置。利用这个方法也可以让孩子逐渐学会指鼻子、指嘴巴、指耳朵等，时间久了，孩子就能够很容易分辨出五官的位置，这也是孩子对身体的最初认识。

❾ 玩捉迷藏游戏

爸爸妈妈可以让宝宝坐在床上，看着自己，然后用手或者被子蒙住自己的脸，然后再拿开，叫宝宝的名字或者发出"喵、喵"声，如此反复，渐渐地宝宝就会知道爸爸妈妈的脸躲在手或者被子后面，宝宝也许会自己动手将手或者被子拿开。爸爸妈妈也可以将宝宝的脸蒙住，然后再拿开，并且开心地叫宝宝的名字，宝宝就会推开爸爸妈妈的手，或者将蒙脸的东西拿开。

❿ 敲鼓等游戏及适合的玩具

孩子玩敲鼓的游戏可以训练手的灵活性和眼手的协调能力，小鼓发出的声音也会吸引孩子的注意力，刺激孩子的听力发育。

做敲鼓游戏的时候，要让孩子坐着，将小鼓放在孩子面前，将鼓槌放在孩子的手中，家长拿着孩子的手教孩子敲鼓，当孩子学会自己敲鼓的时候，放手让他自己去敲打，孩子熟练以后，就会喜欢上这个游戏。如果是拨浪鼓也可以，将拨浪鼓放在孩子的手中，家长拿着他的手左右摇摆发出声音，告诉孩子这是拨浪鼓，逐渐引导孩子自己摇拨浪鼓。

在做游戏的时候，要注意安全，不要让鼓槌伤到孩子。

一些色彩鲜艳、能够活动的玩具最能吸引孩子的注意了，所以，色彩鲜艳的皮球也是不错的选择。

家长可以准备几个色彩不同的皮球，然后让孩子坐在地上或者是床上，将皮球放在孩子面前。家长坐在距离孩子大约半米的位置，然后将皮球扔给孩子。再让孩子将皮球扔给自己，反复练习。这样玩皮球，可以增加宝宝手部的灵活度，培养宝宝的注意力。

家长也可以利用皮球来训练宝宝的爬行能力，将宝宝安置在一个安全的地方，把皮球放在距离宝宝2～3米的位置，引诱宝宝爬过去拿球。

表6-6　适合7～9个月宝宝的玩具

月份	玩具
7月	积木、套塔、套碗、发声玩具、塑料玩具、玩具电话、推拉玩具、摇马、不倒翁、球类、充气小帆船、宝宝车等
8月	娃娃、充气玩具、发声玩具、推拉玩具、丝织品做的小玩具、床头玩具、色彩鲜艳的脸谱、镜子、图片、小摇铃、拨浪鼓、八音盒、风铃等
9月	水杯、彩色球、摇铃、小汽车、漏斗、量勺、玩具电话等

五 宝宝常见问题或疾病

在宝宝的抵抗力和免疫力下降时期，如果遇到秋冬交替之际，以前健健康康的宝宝可能会经常生病。怎样预防孩子生病、照顾病中的宝宝，成了爸爸妈妈的一项艰巨的任务。

❶ 抵抗力下降

从6个月开始宝宝的先天免疫力会逐渐消失，体质相对较弱，稍有不慎宝宝就会因机体降低了对各种疾病的抵抗力而得病。家长应着手帮助宝宝建立后天免疫力，做好宝宝的日常预防工作。要定期带宝宝到医院进行疫苗接种，这能有效地预防宝宝患有某些疾病。

在饮食上，应保证宝宝摄入充足的营养，如蛋白质、维生素D、钙、铁等。其中，蛋白质能够合成各种抗病物质。适当地给宝宝吃一些有助于增强抵抗力的食物，比如蘑菇汤和牛初乳等。每天适量地给宝宝喝一些婴儿奶粉。

此外，为了更好地提高宝宝抵御疾病的能力，爸爸妈妈在日常生活中不要有以下几种行为：

喂得太饱：很多家长担心宝宝吃不饱，因而常常给宝宝吃很多。然而，家长不知道的是，让宝宝吃得很多非常容易导致宝宝患病。为了避免这一情况的发生，家长应合理、均衡地安排宝宝的日常饮食。

睡眠不足：研究发现，人体中含有一种睡眠物质，这种物质既能催眠，也能增强人体的抵抗力。因此如果宝宝患病时，家长应保证宝宝有充足的睡眠、休息时间，这样有助于缓解宝宝的病情。平时应让宝宝保证充足的睡眠。

不爱运动：特别是在寒冷的冬天，家长常常怕冻着宝宝而让宝宝一直在家里待着。其实，这非常不利于宝宝的健康。运动得太少，不仅会降低宝宝行动的协调能力，也会降低宝宝的抵抗力。因此，即使在冬天家长也应适当地带宝宝到户外运动。

穿得太多：不少家长认为，宝宝在冬天需要穿很多的衣物。其实，这样反而容易使宝宝生病。宝宝正处于身体快速发育的时期，其体质为阳性，火气较盛。如果穿得太多，宝宝体内就会变得更热，出现上火症状，从而引起感冒。

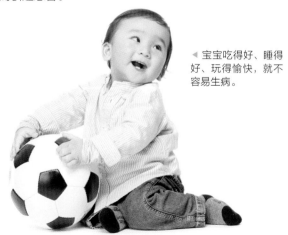

◄ 宝宝吃得好、睡得好、玩得愉快，就不容易生病。

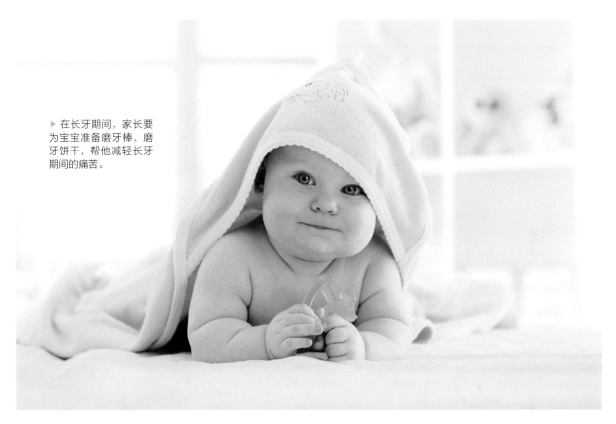

▶ 在长牙期间，家长要为宝宝准备磨牙棒、磨牙饼干，帮他减轻长牙期间的痛苦。

❷ 长牙时拒食

在宝宝长牙的时候，家长可以每次把喂宝宝吃奶的时间分成若干次，在间隔期间可以适当地喂宝宝一点固体食物（如饼干或面包片）。用奶瓶喂宝宝的时候，妈妈也可以将奶嘴上的洞开大一点减轻宝宝吮吸时遇到的困难，也有助于缓解宝宝因吮吸时碰到牙龈而出现的疼痛。不过，妈妈也不要将奶嘴上的洞开得太大，否则很容易呛着宝宝。

❸ 枕秃

宝宝枕秃，指宝宝的头部与枕头相接触的地方出现一圈头发偏少，甚至没有头发的情况。

宝宝大多时候都在床上躺着，而头部与枕部相接触的地方很容易出汗，进而使宝宝的头部产生瘙痒的感觉，宝宝此时还不会用手抓挠瘙痒处，也无法告诉爸爸妈妈，因而宝宝常常会用左右晃动脑袋的方式来应对这种瘙痒感。久而久之，枕部头发就会逐渐被摩擦掉而引发枕秃。假如宝宝的枕头很硬，也容易引起枕秃现象。

除了上述客观因素，导致宝宝出现枕秃的还有生理因素，如妈妈妊娠期营养不良、宝宝缺钙、患有佝偻病前兆、出汗等。

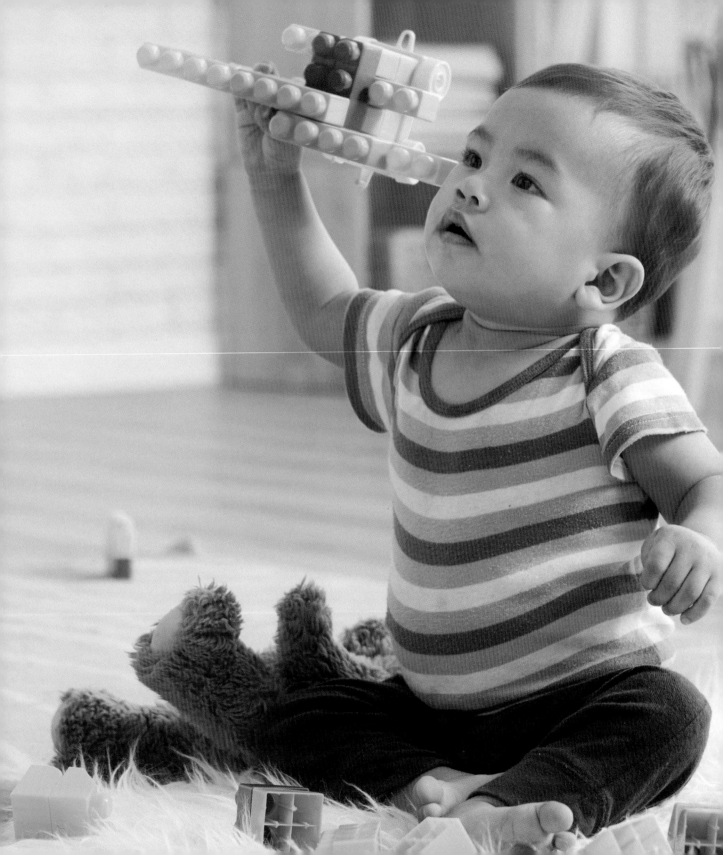

第七章

10~12个月宝宝的养育

10~12个月是宝宝语言、动作和行为
能力发育的重要阶段,
宝宝将迈出人生中的第一步、开始第一次叫
"妈妈"、长出第一颗
牙齿等经历很多人生中的第一次,
会成为父母最珍贵的礼物。

10~12个月宝宝发育特征

这一阶段的宝宝，运动功能、心理功能迅速发育，对周围事物的兴趣越来越浓，对一切新鲜的东西都会产生好奇和探索的本能，爸爸妈妈应该抓住宝宝的这一特点，积极地对宝宝开展早教。

1 10个月宝宝的智能、体格发育指标

视觉：双手能够配合眼睛的活动。

听觉：能够清楚地分辨声音的来源，在听到声音之后头会转向声源。

触觉：手指能够感知物体，如果滑落会有意识地去寻找。

动作：宝宝的双手更加灵活，可以拿起东西，一手拿玩具，另一手玩玩具，开始分工合作。下肢开始爬行，在支撑物的帮助下，可以稳稳地站立起来，还能够跟着学步车走几步。

语言：开始叫"妈妈"，喜欢模仿他人的声音，经常会重复同一个词。宝宝能听懂父母的指令，并按照指令去做。

认知能力：宝宝开始探索周围的环境和事物，在接触新鲜事物的时候会显得格外兴奋。

情感：喜欢看着别的宝宝玩耍，对自己的玩具有强烈的占有欲，不愿意和他人分享。妈妈的心情也开始影响到宝宝，他会随着妈妈情绪的变化而变化。

社交：宝宝更愿意和大人在一起，开始模仿大人的行动。

其他能力：数学逻辑能力开始发展，会有意识地去比较两种物品的不同，比较玩具的大小。

表7-1 10个月宝宝的体格发育指标

身高	男婴：75.4cm；女婴：73.99cm	体重	男婴：9.91kg；女婴：9.4kg
头围	男婴：46.35cm；女婴：45.18cm	胸围	男婴：45.97cm；女婴：45.15cm
体型	身高增长，感觉变瘦了	牙齿	长出4~8颗门牙
囟门	前囟门开始慢慢闭合	睡眠	每天睡眠时间为12~16小时

（注：以上数值为平均值）

❷ 11 个月宝宝的智能、体格发育指标

视觉：宝宝开始喜欢看图画书。

听觉：开始能理解非常简单的词句。

语言：会模仿大人说话的方式和动作，不停地说话，在遇到问题的时候会用语言来回答，不知道的会用肢体语言来表达。这一阶段，宝宝开始用词语来完成句子。

动作：宝宝在扔掉玩具之后会自己捡起来，能用拇指和食指来捏住东西。在大人的帮助下，宝宝开始摇摇晃晃地走路，缺少平衡感。

认知能力：能在不同的事物之间建立相关的联系，开始知道时空和因果关系。如看到妈妈准备水盆，就知道该洗澡了。

下肢：宝宝可以平稳地坐在地上，能稳稳地坐在板凳上，开始扶着家具行走。

情感：自我意识初步形成，喜欢和熟悉的人在一起，怕生，会时刻都想待在妈妈身边，分离会让宝宝感到痛苦。

社交：宝宝能够用表情和简单的语言、动作和大人进行交流，并且喜欢和大人待在一起，还会用各种方法引起大人对自己的注意。能和其他小朋友之间慢慢建立一种物品之间的联系，但是还未形成真正的交往。

其他能力：想象力随着语言能力的增强而发展，如看到小猫的时候会联想到猫的叫声，还能想象生活中常见物品的读音，有时候还能模仿一下。

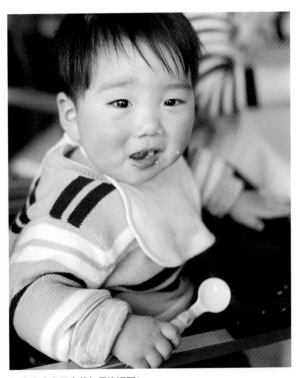

▲ 宝宝会自己拿着勺子吃饭了！

表7-2　11个月宝宝的体格发育指标

身高	男婴：76.58cm；女婴：75.15cm	体重	男婴：10.15kg；女婴：9.54kg
头围	男婴：46.6cm；女婴：45.4cm	胸围	男婴：46.4cm；女婴：45.3cm
体型	容貌发生改变，头部和腹部仍然是身体最大的部位	手指	手指的灵活性提高，可以用拇指和食指开始简单的动作

（注：以上数值为平均值）

❸ 12 个月宝宝的智能、体格发育指标

听觉： 能根据别人的指令来做出正确的反应。

动作： 手指更加灵活，能够独立地翻开书本；双手可以进行前后左右的活动；自己会尝试搭积木等游戏；宝宝还能独立地站立和行走片刻，其他肢体动作越来越熟练，喜欢不停地行走，越来越喜欢独立地完成动作。

语言： 此时宝宝可以说出"爸""妈妈""抱抱"等5~10个简单的词语，还能用几个词汇来表达自己的想法。在说"不"的时候会下意识地摇头，用动作来配合自己的词语。有时还会发出惊叹词语。

认知能力： 开始逐渐认识自己的身体部位，认识常见的几种动物。

情感： 恐惧感会增加，陌生的东西都会让宝宝感到害怕，会不停地跟着妈妈，也会特别依恋某一种玩具。这些都是宝宝借助外在事物来安定自己的情绪。

社交： 依然喜欢和大人在一起，还会用各种方法引起大人对自己的注意。并且和其他的小朋友之间慢慢建立一种物品之间的联系，但还未形成真正的交往。

其他能力： 宝宝的平衡能力、客体感知能力和数学能力又有所发展。宝宝可以不借助大人的帮助独立地完成行走等动作，用手来帮助平衡；此时对宝宝最重要的就是知道物体永久性的想法，即使人和东西不在眼前，但是还是存在的，会主动寻找消失的东西。在父母的指导下开始数数。

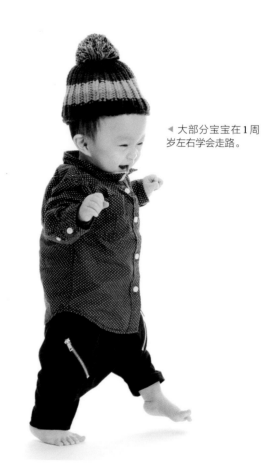

◄ 大部分宝宝在 1 周岁左右学会走路。

表7-3 12个月宝宝的体格发育指标

身高	男婴：78.02cm；女婴：76.36cm	体重	男婴：10.42kg；女婴：9.64kg
头围	男婴：46.93cm；女婴：45.64cm	胸围	男婴：46.8cm；女婴：45.43cm
睡眠	晚上睡眠10~11小时，白天睡2~4小时	牙齿	长出6~8颗牙齿

（注：以上数值为平均值）

④ 10～12个月宝宝的心理特征

宝宝逐渐显示出自己的个性

10～12个月的宝宝已经具有自我意识，开始显现出自我个性发展的倾向。在对待同一件事情上，不同的宝宝会出现不同的态度。当父母拿走宝宝最喜欢的玩具时，有的宝宝会马上大哭大闹，甚至乱扔东西；但是有的却不声不响，不会做出心痛的表情或啼哭。在面对大人的逗引时，宝宝也会有不同的反应，有的会露出微笑，有的是不理不睬，还有的不管是什么人都上去拍打，以打人为乐。这种不同的态度就反映出了宝宝将来内向或者外向等性格的特点。这个时期，父母要注意培养宝宝良好的个性，为今后宝宝的人际交往打下良好的基础。

对感兴趣的东西能集中精神

宝宝天生就对新鲜的事物充满了好奇心，到了10～12个月的时候，宝宝对一切事物仍然充满好奇，但此时在遇到自己感兴趣的事物时能够集中自己的注意力了。比如看到电视中的动画片，他会盯着看很长一段时间，甚至走到电视前去摸索，想知道那些画面是从哪里出来的；在父母带宝宝出去买东西时，宝宝会盯着自己喜欢的东西，不愿意离开，甚至在离开之后还不停地回头看。这就表明宝宝的注意力已经开始集中了，父母可以利用这种反应来发展宝宝的特长。

好奇心与探索精神增强

10～12个月的宝宝，随着其行动能力的增强，宝宝的好奇心越来越重，探索欲望也越来越明显，尤其是男宝宝。在玩玩具的时候，他们经常会将玩具拆开，看看里面究竟有什么东西；在看到能够发声的玩具时，就会不停地摸索玩具，想找出声音究竟是从哪里发出来的。

看到宝宝将东西拆得七零八落，父母千万不要责备孩子，有兴趣的爸爸还可以和宝宝一起，帮助宝宝将拆开的玩具重新组装好，这样就能促进宝宝探索精神的发展。

自我意识增强

随着宝宝自我意识和行动能力的增强，宝宝开始有了自己的想法，喜欢去做自己想做的事情，不愿意受到父母的约束。

10～12个月的时候，宝宝的生活规律已经基本上养成了，每天会定时地排便，心中会有一个"小九九"，知道每天吃完早饭之后可以到外面去玩耍。吃完早饭之后，就会有意识地拉着父母朝着门外走，并配合相应的肢体动作，告诉父母自己想出去。

另外，宝宝自我意识增长的另外一个表现就是不再愿意让别人管自己了。在吃饭的时候，宝宝开始讨厌父母给自己喂饭了。虽然自己还不能独立地拿着勺子吃饭，但是也很不愿意别人来帮助，甚至在别人帮助的时候会大哭大闹等。

喜欢听指令、被人夸赞

在宝宝的自我意识增强之后，他开始拒绝父母的帮忙，尝试自己独立地去完成某一件事情，自信心增强了。这时候宝宝就特别喜欢听到指令和夸奖的声音。在父母对自己下达了指令之后，宝宝会非常兴奋地去完成这一项任务，以此来证明自己的独立性。在任务完成之后，宝宝会期待父母给自己一个鼓励的拥抱、亲吻或者一个微笑、一句表扬，这样宝宝的自信心就会得到增强，反过来促进独立性的增强。如果父母能够夸奖宝宝的行为，将会养成良好的亲子关系，但是如果父母对宝宝的行为进行阻止，或者不理不睬，就会让宝宝逐渐疏远父母，不利于建立良好的亲子关系。

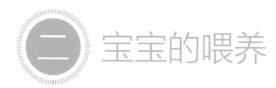

宝宝的喂养

这一阶段，宝宝的生长发育速度仍然很快。宝宝的乳牙继续萌发，很多宝宝都长出了切牙，能够咬食比较硬的食物。与此同时，母乳质量下降，对母乳、配方奶和辅食的需求"此消彼长"。辅食喂养逐步向幼儿方式过度，餐次减少，餐量增加，吃母乳的宝宝面临着断奶。

❶ 为宝宝断奶

何时可以给宝宝断奶

宝宝9～10个月大的时候，母乳的分泌量及营养成分都减少了很多，仅仅靠母乳喂养已经远远不足以维持宝宝对各种营养素的正常需求了。而且妈妈喂奶过久，会导致子宫内膜发生萎缩，容易引发月经不调、食欲不振、体力透支等，此时就应该为宝宝断奶了。妈妈还要做好一些心理准备，如宝宝哭闹着吃奶时不要迁就宝宝，狠一狠心就熬过去了。再如，宝宝断奶后，妈妈可能会产生"宝宝不再需要我了"的失落情绪，要及时调整心态，不要将不良情绪传染给宝宝。有的妈妈在断奶后，出于一种奇特心理，会让宝宝尝试着再吸食母乳，这也是一种不正确的心理，应及时改正。

为了便于宝宝和妈妈都顺利度过适应期，妈妈在断奶的时候应牢记两大要诀：

选择最佳时机：10个月左右的宝宝已经逐渐适应母乳以外的食品，此时宝宝已经长出几颗切齿，胃内的消化酶逐渐增多了，肠壁的肌肉发育也相对成熟了，此时

应果断断奶，最迟不超过12个月。断奶时间越晚，宝宝的恋母情结越强，越容易造成营养不良和挑食的坏习惯。

选择最佳季节：断奶最好选择在春末或秋天，这两个季节天气凉爽，温度适宜，最容易帮宝宝度过不适期。夏天断奶容易造成孩子呕吐或腹泻，冬天断奶容易造成宝宝睡眠不安，容易引起上呼吸道感染。如果遇到后两个季节，妈妈可适当推迟断奶时间。

怎样顺利断奶

想要顺利地给宝宝断奶，父母在宝宝4个月的时候就要开始准备，逐渐让宝宝接触一点其他的食物。等到10～12个月断奶的时候，宝宝的咀嚼能力增强，也养成了用餐具进食的习惯，能快速地接受母乳之外的食物。

除了早做准备之外，断奶期也要用科学的方法和合理的饮食才能帮助宝宝顺利地断奶。

运用科学的方法断奶

采用逐渐断奶的方法，不要一下子强行断奶，每天减少喂奶的次数，如果经过1周之后，宝宝的消化吸收状

况良好，就可以再减少一天喂奶的次数。因为晚上宝宝对妈妈的依赖最强烈，所以可先从减少白天喂奶开始，逐渐过渡到停止夜间喂奶。

在断奶的过程中，妈妈要让宝宝逐渐适应饮食习惯的改变，态度一定要坚决，不能因为宝宝的哭闹就拖延断奶的时间。这样反反复复断奶的刺激会伤害宝宝的心理健康，使宝宝的情绪不稳、睡眠中容易惊醒，对宝宝不利。

注意合理的饮食

蛋白质是宝宝生长过程中必要的营养元素，但是断奶之后宝宝就缺少了优质蛋白质的来源，所以在平时的饮食中要多吃鱼类、肉类和蛋类，每天还要喝定量的牛奶。

此时宝宝的牙齿不多，肠胃消化功能有待成熟，所以食物要以易消化为主，同时保证食物的种类，让宝宝均衡地补充营养。

宝宝的胃很小，但是对热量的需求量很大，所以宝宝要少吃多餐，每天进食5 ~ 6次为宜。

宝宝进食的时候要营造一个良好的氛围，以增进其食欲。

❷ 断奶后的饮食特点

◎ 宝宝的饮食由母乳逐渐过渡到以米、面、蔬菜、鱼肉、蛋类等组成的混合饮食为主。

◎ 宝宝断奶之后需摄入足够的奶量来补充身体所需的营养，奶量每天约600毫升。

◎ 补充钙质，每天摄入250 ~ 500毫升的牛奶或豆浆，多吃肉、蛋等食品。

◎ 主食以谷类为主，每天进食粥类或者面条100 ~ 200克，保证热量供应。

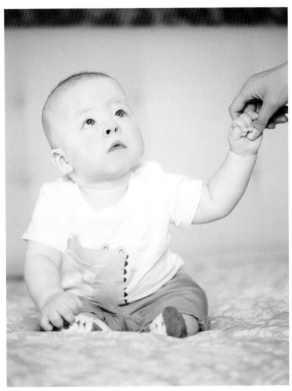

▲ 断奶后宝宝的安全感下降，情绪低落，而且还不能完全适应母乳之外的其他食物，会出现哭闹、拒食、抵抗力下降等不适。

◎ 每天摄入25 ~ 30克的蛋白质，可以选择鱼、肉、鸡蛋、豆腐等食物。

◎ 进主食的时候要吃50 ~ 100克的蔬菜，在烹制的时候要便于宝宝的消化。

◎ 每周要吃一两次的动物肝脏，为25 ~ 30克，来补充铁质。

◎ 多吃一些蔬菜和水果，来补充宝宝体内的维生素和无机盐，可以以蔬菜汁和果汁的形式让宝宝喝下去。

◎ 注意烹调方式和食物种类的多样化，在保证色香味的基础上以清淡和易消化为主。

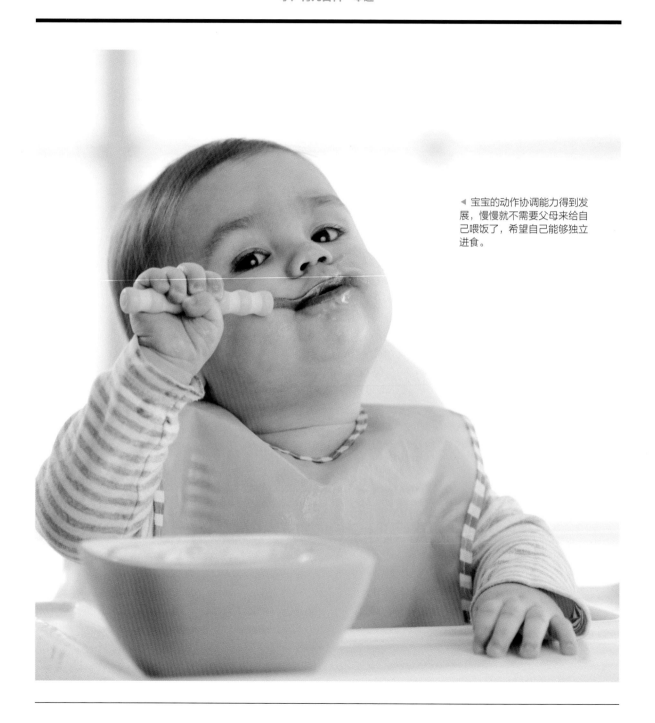

◄ 宝宝的动作协调能力得到发展，慢慢就不需要父母来给自己喂饭了，希望自己能够独立进食。

❸ 怎样促进宝宝的食欲

宝宝有时候不想吃东西，食欲特别差，这样不利于宝宝摄入充足的营养来保证身体的成长发育，父母要想方设法来促进宝宝的食欲。

进行适当的活动

在宝宝食欲不好的时候带着宝宝多进行户外活动，促进身体各个功能器官的发育和新陈代谢，这样能够帮助宝宝消化吸收，让胃口变好。

提高宝宝吃饭的兴趣

可以让宝宝参与到买菜、洗菜和烹调的过程中来，这样宝宝会更有兴趣吃饭。在做菜的时候多花一点心思，保证菜肴的丰富多样和色香味俱全，可以将糕点等做成宝宝喜爱的图形，这样会吸引宝宝的兴趣。另外，可以给宝宝选一套宝宝喜欢的餐具，帮助宝宝自己来吃菜，这样都会促进宝宝的食欲。

不要勉强宝宝多吃

在宝宝食欲不好的时候，不要强迫宝宝一定要吃多少，更不要责骂孩子，尽量保持平静的态度，等宝宝想吃饭的时候自然就会吃东西。父母不必过分担心。

❹ 宝宝进餐时间不要太长

在宝宝能够吃饭的时候，父母要督促孩子养成良好的饮食习惯，不要让宝宝只玩不吃，将吃饭的时间拖得太长。

吃饭的时间太长，对于刚学会吃饭的宝宝来说，会让他们感到非常的拘束，失去对吃饭的兴趣。有的宝宝很乖巧，能在短时间内把饭吃完，但是有很多宝宝喜欢乱动或者不听话，总是需要很长时间才能把饭吃完。

对于这样的宝宝，父母就要寻找宝宝不爱吃饭的原因。首先要确认宝宝的身体没有疾病和不适，然后规定好吃饭的时间，只要超过时间就要果断地收拾碗筷，经过几次之后，宝宝就知道吃饭的时候要专注，吃饭的时间也会缩短。

一般来说，宝宝吃饭的时间不宜太长，最好控制在20分钟以内，这样有利于宝宝养成良好的饮食习惯。

❺ 避免宝宝肥胖

改变观念：很多父母认为小时候宝宝胖是身体健康的表现，而且长大之后体重就会恢复正常，这种观念是不正确的。虽然青春期身高的增长会稍微平衡体重，但是身高并不能解决体重的问题。在青春期之前，父母要严格控制宝宝体重的增长。

控制饮食：要让宝宝养成良好的饮食习惯，多吃高蛋白、低脂肪、低糖的食物，这样宝宝很容易产生饱胀感。而且在宝宝摄入的脂肪和糖分的含量不能提供充足的能量时，蛋白质也能转化为能量，不会变成脂肪。这样的方法可以有效地控制宝宝体重的增长。

宝宝正处于生长发育期，还是需要补充充足的营养，所以还要多吃蔬菜和水果，补充必要的维生素和矿物质。

积极运动：当宝宝的体重有超重的趋势时，父母可以带领宝宝一起进行有氧运动，来消耗脂肪。在运动之后不要让宝宝喝含有糖分的饮料。

❻ 科学教宝宝吃水果

水果中含有丰富的维生素和微量元素，可以满足宝宝的营养需求，所以吃水果对宝宝身体是有利的，宝宝要养成正确吃水果的习惯。在宝宝还没有满周岁的时候，应按照下面的方式来吃水果。

可以喝新鲜的果汁

因为宝宝的消化功能正处于发育阶段，还不适合吃太硬的食物，可以将新鲜的水果洗干净之后，将果肉切成小块，直接放到碗中挤压出果汁。现在基本上直接用榨汁机来榨取果汁。

可以将水果煮熟

最好不要直接给宝宝生吃水果，可以先将水果切成小块，放到开水中煮3~5分钟来加热后食用。

可以把水果做成果泥

宝宝早在4~5个月大的时候就可以开始吃果泥了。将水果洗干净之后，用汤匙刮成泥状。一般是边吃边刮，这样能保证水果的营养。

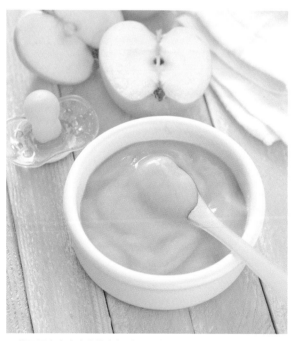

▲ 苹果泥中含有丰富的有机酸、果胶、B族维生素、维生素C、膳食纤维，可经常给宝宝喂食。

❼ 每天给宝宝喝牛奶

尽管宝宝会接受其他种类的食物，但是宝宝的肠胃功能还没有完全发育，不能马上适应新的食物，每次也不能吃得太多，所以不能保证宝宝能够摄入足够用的营养。如果宝宝不接受新的食物，就会吃得更少，就更难保证营养，每天喝牛奶仍是有必要的，还可以帮助宝宝健康地度过断奶期。

在断奶期，每天需要的牛奶量有所不同。刚开始宝宝对牛奶的需求量较大，可以多喂一些，通常每天需要500毫升的牛奶。然后逐渐地减少喂养量，让宝宝逐渐接受新的食物。等到断奶期之后，每天只需要250毫升牛奶即可。

❽ 什么时候可以增加调味料

对半岁以内的宝宝，在添加辅食的时候不要放盐。很多父母会事先尝一下咸淡，但是宝宝对盐的敏感度较高，通常父母觉得合适的味道对宝宝来说都会太咸。当食物中的含有0.25%的盐时宝宝就可以感知到，食物中本身的盐分就可以满足宝宝的需要，不需要额外添加。等到了10个月之后，每天添加的食盐也不要超过2克。

在6个月之后，除了食盐之外，还可以适当地添加葱、香菜、八角等有特殊香气的调味料来增加食物的香味，促进宝宝的食欲。而且每天可以添加2~3滴植物性的食用油。

在宝宝1岁之后，每天还可以添加1~2滴酱油，醋类则要在宝宝2岁以后味觉发育成熟之后再添加为好。

在制作宝宝食物的时候，尽量选择能少用调料品的食物，例如番茄酱等，因为清淡的口味才是最健康的，宝宝如果从小培养清淡的口味，有利于养成良好的饮食习惯。

宝宝的日常起居护理

10～12个月的宝宝，身体发育有了突破性的进展——站立，有的宝宝还能做出站起、坐下、扶着家具走等动作。宝宝的能力越强，潜在的危险性也就越大，爸爸妈妈要注意为宝宝的安全保驾护航。如果宝宝想去户外游玩的欲望比较强，在照顾好必要的日常起居的同时，爸爸妈妈还要多带宝宝做做户外运动。

❶ 开始培养宝宝的规律化生活

培养良好的饮食习惯

养成良好的饮食习惯能够增强宝宝的抵抗力，保证身体的健康。而且健康的饮食习惯还能保证宝宝生长所需要的各种营养。所以父母要从小培养宝宝定时、定量吃饭的习惯，不要随意改变宝宝饮食的时间和数量。父母还要保证宝宝不挑食、不偏食，加强营养的摄入。

培养良好的睡眠习惯

保证宝宝充分的睡眠时间和质量是良好习惯的一部分，只有休息好了，宝宝才有足够的精力去玩耍、探索新的事物。对于1岁左右的宝宝，他们的理解和语言能力都有所发展，可以让他们养成自然入睡的习惯。在宝宝入睡之前，父母一定要营造一个良好的睡眠环境。如果有必要，还可以播放摇篮曲等轻音乐，帮助宝宝快速进入睡眠状态。

培养良好的排便习惯

养成良好的排便习惯能够促进宝宝消化系统规律的活动，促进宝宝的生长发育。在1岁左右，父母就可以培养宝宝定时排便的习惯，在训练的过程中，首先要弄清楚宝宝排便的规律。通常母乳喂养的宝宝是2～3天1次大便，人工喂养的宝宝要少一些。在刚开始的时候可以让宝宝坐盆排便，排便的过程中不要给宝宝吃东西，不然容易养成边吃边拉的坏习惯。通常3周之后宝宝的排便习惯就会养成。

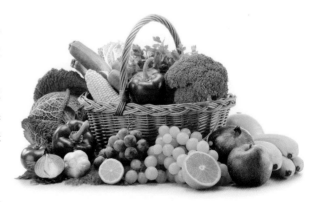

▲ 让宝宝多吃新鲜蔬菜、水果及粗粮，可有效预防便秘。

❷ 培养宝宝刷牙的习惯

随着宝宝的成长，有两件事情，父母们要开始培养，那就是让宝宝养成刷牙的习惯和使用坐便器的习惯。

培养宝宝刷牙的习惯

这个时候，宝宝开始长牙齿了，为了保证牙齿和口腔的健康，父母要让宝宝养成刷牙的好习惯。要培养宝宝刷牙的习惯，父母要从以下几点入手：

给宝宝选择合适的牙膏：刚满1周岁的宝宝还不会将牙膏的泡沫吐出来，甚至还会将泡沫咽下去，所以不适合使用含氟量较高的成人牙膏，所以一般选择专用的儿童牙膏。

含氟牙膏可以预防龋齿的发生，还能促进骨骼的代谢，有利于宝宝的生长发育。但是如果宝宝的年龄太小，不正确地使用含氟牙膏会带来很严重的安全问题。因为宝宝的吞咽功能还不成熟，很容易将牙膏吞进去，导致摄入的氟过量。所以家长一定要正确地指导宝宝使用含氟牙膏。

指导宝宝使用正确的刷牙方法：将刷毛和牙齿呈45°角，转动刷头，上下来回刷动。通常刷牙的顺序是先刷外面，再刷牙齿的咬合面，最后刷里面；先刷左边，再刷右边，先刷上边，再刷下边，按照这样的顺序将牙齿刷干净。每一个部位要刷8~10次才能刷干净，整个过程大约在3分钟。

正确使用牙膏的方法

刷牙的频率：正确掌握刷牙的频率，坚持早晚刷牙，每天使用牙膏的次数不要超过3次。

牙膏的用量：正确控制牙膏的用量，每次挤出黄豆大小即可。

刷牙的要求：在刷牙的过程中告诉宝宝不要咽下去，低头，尽量让口中的泡沫流出来，之后再用清水漱干净。

刷完牙后的护理

刷完之后经常按摩牙龈，这样做是为了促进组织的血液循环，保持牙齿健康，避免牙齿过早松动。刷完牙之后不要马上让宝宝将泡沫吐出来，至少要在口里含2分钟，这样才能完全发挥牙膏的药理作用，起到杀菌的效果。

❸ 让宝宝学会使用坐便器

1岁以后的宝宝，宝宝的膀胱和相关的肌肉能够控制尿液，也能够坐立和站立，这就表明宝宝的肌肉神经已经到了适合自己排便的程度了。在心理上，宝宝能听懂父母的指令，了解上厕所的意思之后，会跟在父母身后进厕所并开始模仿父母动作，这时候可以开始教宝宝自己排便。

父母的态度要亲切自然：宝宝对坐便器还很陌生，所以在刚刚接触的时候会产生抵触，父母不要对宝宝过于严格。

让宝宝进行模仿：宝宝这时候非常喜欢模仿大人的动作，所以在父母上厕所的时候，可以让宝宝观察大人的动作。

购买适合宝宝的小坐便器：将宝宝的坐便器放在父母的马桶边上，可以让宝宝当椅子来坐，或者把坐便器当成游戏的工具。

父母要给宝宝适当的鼓励：当宝宝自己能坐上坐便器的时候，父母要适时地鼓励和称赞宝宝，加强宝宝使用坐便器的动机。

表情要自然：在清除宝宝的便便时，父母可能会嫌脏而露出恶心的表情，这是不合适的，若被宝宝看到，会给宝宝带来负面的心理影响。

要有耐心：宝宝使用坐便器不可能一帆风顺，在宝宝没有顺利完成的时候不能批评和责骂孩子，可以调整下次排便的时间。

❹ 宝宝为什么不愿意待在家

宝宝即将满周岁了，父母会发现宝宝不愿意待在家里面了，经常闹着去外面。究其原因，主要有三点：一是父母不带宝宝出去，在家的时间特别长，宝宝就会想出去；二是父母经常带宝宝出去玩，宝宝已经习惯了在外面，一回家就不自在；三是家里太无聊，宝宝也会想出去。

针对这三点原因，在宝宝闹着出去的时候，父母也可以从以下三方面入手：

尽量抽时间带宝宝出去：宝宝天生就爱玩，对新鲜的事物充满了好奇，将宝宝带出去，可以让宝宝尽情地玩耍，增强宝宝的体质，也有利发展宝宝完整的个性。父母可以将宝宝带到公园里面，欣赏美丽的景色，也可以让宝宝和其他的小孩子一起玩耍，建立自己的关系。

合理安排外出的时间：如果经常带着宝宝在外面玩，就会让宝宝乐不思蜀，不想回家。所以父母要合理安排宝宝的生活时间，室内外的活动要合理分配。这样养成习惯之后，宝宝也就不会经常想出去。

丰富宝宝的生活：宝宝在家里觉得很无聊，也会经常想出去。此时父母可以给宝宝买宝宝喜欢的玩具、鲜

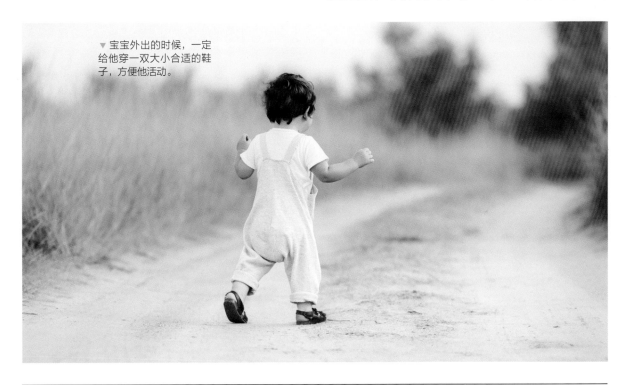

▼宝宝外出的时候，一定给他穿一双大小合适的鞋子，方便他活动。

艳的图书等，也可以和宝宝一起来制作玩具。父母在家的时候要多和宝宝进行交流，和宝宝一起玩，也可以让其他的小朋友到家里来玩，这样宝宝就不会感到无聊了。

❺ 宝宝不喜欢洗澡怎么办

有的宝宝不喜欢洗澡，家长可以试着增加洗澡的趣味性，借此可以吸引宝宝积极地参与。

调整好水温：在宝宝洗澡之前一定要将水温调整到宝宝觉得舒适的温度，这样宝宝才不会特别抗拒，一般以37~38℃为宜。

选择合适的洗浴用品：宝宝洗澡的沐浴产品一定要温和，避免刺激宝宝娇嫩的皮肤。

使用洗发圈：洗澡的时候给宝宝带上一个洗发圈，防止水溅到宝宝的脸上和眼睛中，引起宝宝的不适。

用小澡盆洗澡：可以让宝宝在小的澡盆中洗澡，这样会让宝宝更有安全感，因为大澡盆会让宝宝感觉自己会沉下去。

增加洗澡的趣味：在给宝宝洗澡的时候，可以和宝宝一起玩耍、逗乐，或者在水中放入宝宝喜欢的玩具，给宝宝唱歌等，这样就会让宝宝不再抗拒洗澡。

行动要果断：在宝宝不愿意洗澡的时候，妈妈一定不要退让，一定要坚持自己的原则。如果宝宝在洗澡的过程中哭闹，也要保持冷静。等到宝宝感到舒适的时候就会停止哭闹，享受洗澡的过程。

❻ 常让宝宝做运动

10~12个月的宝宝已经具备了一定的运动能力，父母可以根据宝宝的实际情况，积极地引导宝宝进行各种运动。一般适合这一阶段宝宝的运动方式有以下几种：

头部运动：让宝宝有意识地前后左右转动自己的头，按照一定的顺序进行重复。

扩胸运动：让宝宝平躺在床上，两只手臂向两边打开，再交叉，重复几次。

腿部运动：让宝宝平躺在床上，在父母的帮助下，宝宝将双腿向上伸直，并且和身体呈90°的夹角，坚持几秒钟后放下，重复几次。

腰部运动：让宝宝平躺在床上，然后父母拉住宝宝的双手，让宝宝坐起来。

弹跳运动：当宝宝学会站立的时候，父母将手放在宝宝的腋下，帮助宝宝站起来。宝宝就会借助父母的力量进行跳跃的尝试，父母可以给予宝宝一定的外力支持，帮助宝宝跳起来。

❼ 避免宝宝做危险的事

避免宝宝接触电源：宝宝在地上爬行的时候会接触到电源插头，宝宝就想要将插头拔出来一探究竟。如果父母发现宝宝有这些行为的时候，一定要坚决阻止，或者将插头放在孩子够不到的地方。

不要让宝宝模仿"抽烟"：有时候发现爸爸的香烟，宝宝也会模仿爸爸的动作将它放在嘴里，家长也要及时阻止，并将常用危险物品妥善收拾好，尽量放在宝宝拿不到的地方。

不要让宝宝靠近厨房：妈妈在厨房做菜的时候，宝宝会经常想到厨房里去。但是厨房中有刀具、煤气、电磁炉等非常危险的物品，在宝宝进入厨房之后就很可能会接触到这些危险物品，所以尽量不要让宝宝靠近厨房。

不要让宝宝咬人：这时候宝宝正是长牙齿的时候，在心情烦躁、自己又无法表达清楚的时候就会咬人，尤其是小朋友。这时候父母要及时阻止。

10～12个月宝宝的教育与玩乐

10～12个月的宝宝会对周围所有的事物都表现出强烈的兴趣，针对宝宝的这种好奇心和爱玩的天性，父母可以和宝宝一起玩游戏，在玩乐的过程中培养宝宝广泛的兴趣。

❶ 在游戏中培养宝宝的广泛兴趣

培养寻找的兴趣

父母可以经常和宝宝玩捉迷藏的游戏，可以是人，也可以是物，例如自己藏起来，或者将宝宝最喜欢的玩具藏起来，让宝宝自己去寻找。但是因为宝宝的能力和耐力都有限，不要将人和物藏得让宝宝找不到，这样宝宝就会失去耐心、失去兴趣，最好是在玩的过程中露出一点小破绽。

培养解决问题的兴趣

此时宝宝的独立性格正处于发展阶段，父母可以利用玩具手机或者电话发出声音，然后做出打电话的样子，再让宝宝自己尝试；还可以利用电脑发出声音，引起宝宝的注意；也可以将宝宝最喜欢的玩具放在一起，让宝宝自己拿出来再放回去。

在游戏的过程中如果宝宝遇到了困难，父母不要立刻上去帮忙，在需要的时候提供一点点的帮助，这样才能够锻炼宝宝解决问题的能力。

培养宝宝模仿的兴趣

宝宝非常喜欢模仿大人的声音和动作，尤其是动物

的叫声。所以这时候父母可以多买一些关于动物的图书给宝宝看，有条件的可以将宝宝带到动物园去听各种动物的叫声，家里有宠物的，在保证安全的前提下，可以让宝宝适当地亲近宠物。等到宝宝学会了几种动物的叫声之后，宝宝会对模仿其他的事物产生浓厚的兴趣，开始去模仿其他声音。这对于发展宝宝的语言能力是很有帮助的。

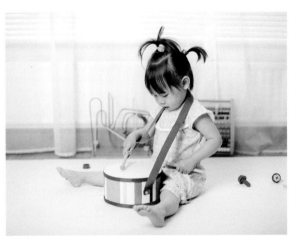

▲ 选择游戏时，家长要注重宝宝的智力培养和身体的协调能力，让宝宝自己动手、动脑。

❷利用宝宝的依恋心理进行教育

宝宝对父母的依恋期为6～18个月。在这段时间之内，父母可以利用宝宝对自己的心理依恋，对宝宝进行积极的抚养和正确的教育，这样不仅能提高教育的效率，还能为今后良好的亲子关系奠定坚实的基础。

建立良好的早期依恋关系

宝宝一旦和父母建立了良好的依恋关系，宝宝就会认为人和人之间是能够互相信任和互相帮助的。当宝宝长大之后，就能和周围的人建立健康良好的信任、互助的关系，用父母对宝宝的方式来对其他人，显示出自己友好的态度，让更多的人欢迎自己。

把握建立依恋关系的关键时期

在宝宝出生后的6～18个月之内，父母要和宝宝多进行亲密接触，哪怕只是很短的亲吻、拥抱，都会让宝宝感受到父母对自己的关爱。所以在这一段时期，即使工作再辛苦，也要尽量自己带孩子，如果进行隔代教育，就会错失良机。

如果宝宝有自己的需要，宝宝会用各种方法来吸引父母对自己的注意，例如哭闹、手势、咿咿呀呀的声音等，家长要及时对宝宝发出的这些信息给予积极回应。

❸让宝宝明白对与错

合理处理问题：在纠正宝宝行为的过程中，父母要首先判断宝宝的这种行为是否已经违反了社会的道德规范和习俗，然后再处理。

让宝宝学会自己解决问题：父母可以给宝宝安排一个固定的游戏时间，在宝宝遇到问题的时候，尝试着自己去解决。

表扬宝宝正确的行为：当宝宝做对了一件事之后，父母一定要表扬、鼓励，激励宝宝继续进行这种正确的行为。

❹宝宝为什么不听话

父母在养育宝宝的过程中都会有这样的感受，有时候宝宝非常乖巧可爱，但是有的时候又十分淘气，不听话，让人又爱又恨。在宝宝不听话的时候，有的父母一点办法也没有，只能通过打骂的方式来教育孩子。这种方法是非常错误的，要用好的方法来对付不听话的宝宝。宝宝不听话一般都有以下几点原因：

希望扩大活动空间

宝宝希望能扩大自己的活动空间，所以会不断地去尝试新的事物。这时候大多数的妈妈都会阻止宝宝的行动，这会让宝宝产生不满情绪，和妈妈对着干。

想参与更多活动

宝宝的自我意识也在不断地发展，开始自主积极地进行各种活动，什么事情都想参与，但是这种行为并不被妈妈的行为规范所认同，宝宝受到挫折之后就会产生挫败感，久而久之就会出现抵抗的行为。

好奇心

这个阶段的宝宝对什么事情都感兴趣，如果父母不能正确地理解这种行为，认为宝宝是在调皮和胡闹而限制宝宝的行为，宝宝就会表现出哭闹等不听话的行为。

其实上述原因都是因为宝宝内心的愿望不被父母认同，宝宝的情感需求得不到满足引起的，在宝宝"不听话"的时候，父母可从以下几点来进行教育。

宝宝不听话怎么办

订立规则：宝宝有时候不愿意和家长配合，是因为宝宝不知道什么能做，什么不能做。所以在孩子不听话的时候，父母应该告诉孩子这件事能不能做。在教育的过程中，父母的表情和语调一定要温和，不要让宝宝感觉你在责怪他，否则只会适得其反。

父母要做好榜样：有的时候宝宝知道父母的指令和规定，但是却不知道到底该怎么做，所以在宝宝的行为不符合规矩的时候，父母不要武断地认为宝宝就是不听话，而是要指导宝宝具体要怎么做，这样才能让宝宝更听话。

进行严肃的谈话：当宝宝不听话时，家长用打骂的方式进行教育时，很容易将自己的主观情绪带进来，让宝宝感到非常不舒服，产生心理上的恐惧，难以接受父母的教育方式，这样就达不到预期的效果。如果家长用严肃的谈话方式，就能让宝宝明白自己做的是不对的，这比打骂更有效。

纠正宝宝的行为：如果在宝宝刚开始不听话时不进行纠正，长大后宝宝会更不听话，所以，父母要及时纠正，避免影响宝宝以后的性格和成长。

❺ 日常训练宝宝的几种游戏

10个月的婴儿随意的运动和不随意的运动开始形成，运动发育进入一个令人惊异的阶段。眼睛和手的协调性逐步发展。能明确地表示自己的意愿，看见喜欢的东西，会爬过去拿或伸手要。这时的身体比半岁前更加灵活，对周围事物的兴趣浓厚，笑声也越来越多，越来越明朗，对周围世界的认识能力有很大提高。

10个月，多数宝宝开始注意自己和周围人与物的关系，有了自己的"小主意"。比如宝宝会做一些事情讨你的欢心，让你满意，以便得到你的称赞。如果你责备他，他就会伤心地哭；如果宝宝玩得正高兴，你去打搅宝宝，宝宝还会发脾气。

这个时候如果借助生活中的一些常见常用的物体或者玩具有目的地帮助他发展，对宝宝的生长发育有很大的促进作用。这时父母应该多和宝宝一起游戏玩耍，以下提供几种适合10个月大的宝宝玩的游戏。

常训练宝宝的手指

手指上的活动可以体现宝宝大脑的发育程度，因为大多数的手上活动都是通过大脑来指挥的。所以对宝宝手指的训练是必不可少的。

大脑中有很多细胞是专门用来处理手指的感觉和活动的，手上的动作越复杂、越精细、越熟练，与大脑皮层建立的联系就越多，就能让大脑更好地发育。所以经常锻炼手指，对于智力开发起着很重要的作用。

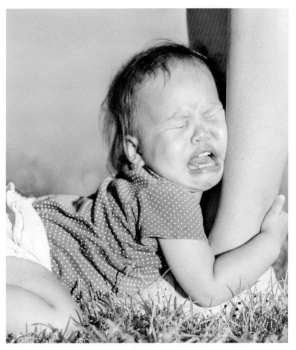

▲ 及早为宝宝定规则，让他明辨是非，知道对错，遇到不满时不撒泼。

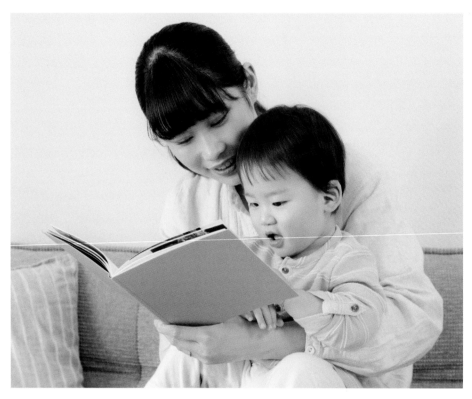

◀ 让宝宝可以有机会进行翻书活动，这样可以锻炼宝宝的手眼协调能力，激发出宝宝对书的兴趣。

指一指

在宝宝的语言能力和行为能力有所发展之后，就可以训练宝宝指物的能力。主要有2种方法，一种就是看图指物，另一种就是根据父母的指令指出相对应的物品。指一指的游戏可以随时进行。家长可以问"妈妈呢（爸爸呢）"，让孩子自己去指；也可以让他指出自己的玩具，如"汽车呢"；也可以让宝宝指其日常接触比较多、相对较熟悉的事物。

在平时的生活中随时都可以让宝宝指一指，这样不仅可以锻炼宝宝判断事物的能力，而且有助于训练其记忆力，促进其大脑发育。

玩球球

宝宝到10个月大的时候，手指已经非常灵活了，基本上能完成自己想要完成的任何事。与此同时，其手上的力量也逐渐增强，全身的肌肉也有所发展。这时候，就可以给宝宝玩一些难度较高的游戏了，如玩球球。

玩球球游戏，有助于训练宝宝的指上技能，如果能和全身运动结合起来，还能协调宝宝的平衡能力。

听一听

准备两个空箱子，将玩具放在里面，拿到宝宝身边摇出"咔咔、沙沙"的声音，引起宝宝的好奇心。如果宝宝伸手想拿箱子，就将整个箱子递给他。宝宝打开盖子看到玩具时，妈妈可以很高兴地说："里面有玩具啊！"同时，将玩具递给宝宝。接着，可以试着让他自己把玩具放入箱中。还可以让宝宝听闹钟、门铃、电话等声音，并且让宝宝寻找声音的来源。妈妈要边找边说："是什么声音?"找到时说："啊，原来是电话在响啊！"

跳一跳

在10个月之后，宝宝已经学会了爬行，之后还要学习站立和走路，所以父母要加强锻炼宝宝的腿部力量。"跳一跳"就是这样一种锻炼腿部肌肉的游戏。

在训练时，家长双手放在宝宝的腋下，让宝宝站在地上或者腿上，让宝宝跳动。每当宝宝完成一次，就可以拥抱宝宝或者亲吻宝宝，让宝宝知道自己做得很好，这样会激发他跳动的兴趣和信心，经常这样的训练，可以培养宝宝上下肢的平衡能力和协调性。

盖盖子

在进行游戏之前，父母可以准备很多大小不同的有盖子的塑料杯、玻璃杯等，并在一张白纸上写上"盖"字。

在游戏的时候，宝宝自己坐在地上，妈妈将不同的杯子放到宝宝的面前，先让宝宝观察自己揭盖子的动作，并做出喝水的样子，然后再盖上盖子，以此引起宝宝模仿的兴趣。然后妈妈指着杯子告诉宝宝让他自己去

盖盖子，在宝宝失败的时候，妈妈可以再次示范一遍，对宝宝多鼓励，直到宝宝知道杯子和盖子的联系之后，成功地将盖子盖好。等到宝宝完成之后，妈妈要表扬宝宝，然后将写有"盖"字的白纸拿给宝宝看，告诉宝宝这就是宝宝刚才玩的玩具，给宝宝留下最初的印象。

叫妈妈

宝宝到了8个月以后，语言能力就开始发展，但是发音还不是很清晰，这时候妈妈就可以有意识地教宝宝说"妈妈"。

在说话的时候，让宝宝看着自己的口型，在说完之后，就会发现宝宝会学着妈妈的口型来发音，虽然还听不清楚，但是只要坚持训练，过2个月，宝宝就可以清晰地叫"妈妈"了。

看物指图

在带宝宝进行看物指图训练的时候，父母一定要选择图像真实准确、线条比较简单、颜色鲜艳的图书或者图片，这样才符合宝宝的年龄阶段，吸引宝宝的兴趣。在选择图画的时候最好选择能和日常生活中的实物相对应的。例如一个杯子、一支牙刷、一条毛巾等。父母将所有的图片给宝宝看一遍，边看边告诉宝宝图片的名称，然后将杯子、牙刷、毛巾等实物放在宝宝手上，让宝宝在所有的图片中找出和手上物品相对应的图片来。

表7-4　适合10～12个月宝宝的玩具

10个月	小猫、小狗、小鸭等动物玩具，芭比娃娃等人物玩具，积木、干净的纸盒、小推车、画册，父母自己制作的布娃娃等玩具
11个月	蜡笔、积木、小汽车玩具、拨浪鼓、杯子、球类、玩具琴等玩具
12个月	可以放在水中的塑料玩具、喷水枪、电话、积木、可折叠玩具、不倒翁、套环等玩具，而且很多玩具并不一定只适合本月龄的宝宝玩耍，可以玩很长时间

宝宝常见问题或疾病

不少宝宝已经学会了独立行走，活动范围也越来越广，不过宝宝的抵抗力还比较弱，所以要注意预防传染病。满周岁的宝宝能吃的东西更多了，但宝宝肠胃娇嫩，再加上宝宝不会分辨食物的好坏，因此也常出现不少问题。

❶ 断奶后容易引起的疾病

营养不均衡

断奶的方法不当、饮食不规律、宝宝偏食、食物的摄入量不足等原因，常会导致宝宝营养不良。如果宝宝出现体重下降、逐渐变瘦、脸色不佳、皮肤缺少光泽、苍白、没有食欲、睡眠不佳等症状时，父母就要考虑宝宝是否营养不良了。一旦出现营养不良，会对宝宝的身体造成极大的危害，不仅会降低宝宝身体的免疫力和抵抗力，还会导致肠道的消化功能紊乱，导致宝宝感冒、腹泻的发生。如果不及时补充营养，宝宝就会越来越瘦弱，所以应该及时就医，进行针对性地治疗，帮助宝宝尽早恢复健康。

消化不良

宝宝断奶后消化不良是由父母的大意和懒惰所导致的。在断奶之后宝宝的肠胃要接受许多不同的食物，但是宝宝的消化功能还没有达到大人的程度，所以需要非常细致精心的照顾，但是妈妈这时候很容易产生松懈，在饮食上不注意定时定量，随便宝宝吃什么；也不注意餐具是否卫生，这样就会导致宝宝的消化不良。

宝宝发生消化功能不良之后，父母要及时地进行补救。消化功能不良需要花费很多时间来进行调理，会消耗宝宝很多体力。如果宝宝在夏季生病的话，父母就要格外细心。

缺乏维生素

如果宝宝缺少维生素，宝宝就不适合多吃富含碳水化合物的食品，应该多吃一些种类齐全、营养丰富的辅食，例如肉、鱼、牛乳、奶酪、鸡蛋、蔬菜和水果等。这些食品父母不要一下子全塞给宝宝，而应该尽量每天换一种花样，这样既能够保证营养，还能防止宝宝养成挑食、偏食的毛病。

❷ 宝宝牙齿容易出现的问题

10～12个月的宝宝一般都应该有几颗牙齿了，但也有父母发现，自己的宝宝都快1岁了，竟然还没有长牙。一般父母遇到这种情况就会担心：是不是宝宝的发育有问题，是不是缺钙导致的，有什么方法可以解决？

出牙慢

宝宝出牙慢的原因很复杂，主要由先天和后天两种因素导致的。遗传是宝宝出牙慢的一个很重要的原因，通常男孩的出牙会比女孩稍晚。从后天上来说，早产、疾病和外伤都会导致宝宝出牙慢。

通常宝宝出牙具有一定的时间和顺序的规律，一般在6个月左右开始出牙。因为宝宝个体的差异，出牙时间的早晚也会出现差异。有的宝宝在4个月的时候就已经开始出牙，到2.5～3岁之后牙齿才会完全出齐。只要宝宝是在4～12个月之间出牙都算正常。如果在12个月之后还没有出牙，只要宝宝的身体指标都正常，父母就不必要太担心，因为有的宝宝代谢缓慢，会在15个月的时候再出牙。

如果宝宝过了15个月还没开始出牙，就要引起父母的重视，尽早去医院检查。

磨牙

有的父母会惊奇地发现，自己的小宝宝在晚上睡觉的时候竟然会磨牙——他还没有长几颗牙齿呢！

引起宝宝磨牙的原因：肠道内有寄生虫，会加快肠道的蠕动，影响宝宝的睡眠并发出磨牙的声音。现今随着卫生习惯的改善，寄生虫已经不再是磨牙的主要原因了；宝宝在临睡前看紧张刺激的电视节目，或者父母经常打骂孩子都会让宝宝精神紧张，而导致磨牙。

预防宝宝磨牙的方法：父母要注意不要让宝宝在白天玩得太兴奋、太疲劳，尽量让宝宝玩得轻松愉快。在睡觉之前，不要让宝宝观看刺激的电视节目，避免宝宝的神经太过兴奋，影响睡眠。在睡觉之前，父母可以和宝宝交谈，给宝宝讲故事等，让宝宝释放白天紧张的情绪，让宝宝在情感上感觉到安全，这样对于纠正磨牙是很有帮助的。

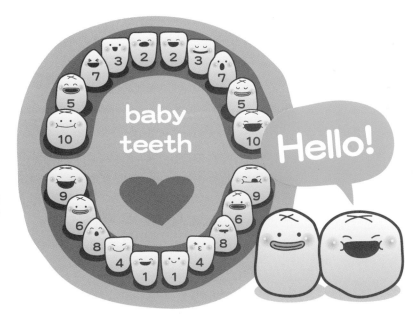

▶ 宝宝在 6 个月开始出牙，按照乳牙萌出顺序，到 2 岁半左右乳牙基本出齐，长齐 20 颗乳牙。

❸ 乳牙龋齿

龋齿是一种牙齿硬组织进行性病损，又称虫牙。若不及时治疗，牙冠会急速病变，形成龋洞，并导致牙齿的最终丧失。家长一旦发现孩子有龋齿，应及时治疗。

如何预防乳牙龋齿：

◎ 不要含着奶瓶睡觉。如果宝宝在喝奶的过程中睡着，没有咽下去的奶液会长时间浸在嘴中对乳牙有腐蚀作用，很容易造成龋齿。

◎ 睡前不要吃东西。睡觉之前可以喝水，但是不能吃东西，吃过东西之后要马上刷牙，否则会让食物残留在口腔中损坏乳牙。

◎ 养成正确刷牙的习惯。宝宝每天要刷牙2次，每次3分钟，这样可以帮助清洁口腔。

◎ 饭后要漱口，多喝白开水。宝宝要尽量少喝含有糖分的饮料，这样会损坏牙齿，还要控制宝宝少吃甜食，多吃蔬菜。

◎ 坚持每半年检查一次牙齿，定期进行口腔检查。发现有龋齿时，应该积极治疗。

❹ 八字脚

"八字脚"，即走路时两脚分开像"八字"，有"内八字"和"外八字"之分。孩子产生八字脚，一般与太早进行站立训练有关，当孩子缺钙或太早穿皮鞋的时候，也容易产生八字脚。需要说明的是，有的人可能认为八字脚只是不太雅观罢了，无妨大碍。这是一种错误的观点，除了影响姿态优美，八字脚还会比较容易坏鞋，容易走不稳，影响其运动能力。

八字脚的预防：

穿布鞋： 在宝宝刚学会走路的时候，尽量穿布鞋，避免增加脚的负担。

穿合适的鞋： 宝宝的鞋不宜过大，也不宜太小。因为宝宝的脚发育得很快，所以买大一号的即可。一旦发现挤脚就要马上更换。

在适宜的时候学走路： 不要让宝宝太早开始走路，同时让宝宝多吃富含蛋白质、钙和维生素D的食物，尽可能地多晒太阳。

❺ 宝宝总将玩具扔在地上

有些时候，父母会发现，即使是宝宝最心爱的玩具，他也会经常摔在地上。如果父母把玩具捡起来递给他，他会再摔，捡多少次，他就摔多少次，丝毫不会觉得厌倦。

其实宝宝喜欢将玩具扔在地上只是一种恶作剧的行为，算是他自己的一种游戏方式。父母捡起来再交给他，他会觉得非常有趣，家长不要表现得不耐烦，最好配合着他玩。等到宝宝再大一点，这种无缘无故摔玩具的习惯就会逐渐改善。

1岁的时候，宝宝的手部伸展肌肉还未发育成熟，不会主动将自己的玩具扔掉再去拿另外一件，通常都是无意识地滑掉的。次数多了之后，宝宝就会对此掉下去的玩具非常感兴趣。随着手上伸展肌肉的成熟，他可以随意地松手，可以有意识地将玩具扔下去，来观察玩具降落的地点。而且在玩具扔掉之后，大人将玩具捡起来的过程，就是宝宝和大人之间的一种游戏和交流。

❻ 体重超重

宝宝体重超重大多是后天形成的，饮食的不均衡，摄入的热量太多；缺少锻炼，脂肪得不到消耗；营养过剩以及父母不好的饮食习惯都会导致宝宝的体重超重。

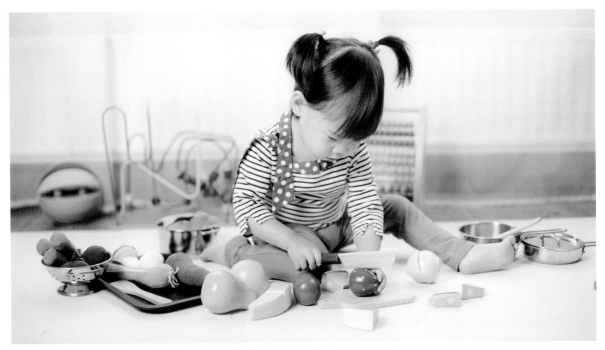

▲1 周岁的宝宝还不懂得自己收拾玩具，家长要及时整理好，让宝宝明白玩具应该摆放整齐。

对于这些胖宝宝们，可以改变他们的饮食习惯让他们的体重降下来。在进行饮食调理之前，父母要首先改变自己不良的饮食习惯，以免给宝宝带来不良影响。

饮食原则

◎严格控制热量的摄入。1岁以内的宝宝每天需要的热量为100千卡/千克。

◎控制三餐之间的比例，每餐的营养比例应为3：4：3。

◎适当地补充蛋白质。每1千克体重应补充1 ~ 2克蛋白质。

饮食注意事项

尽量自己做饭吃，少在外面吃，让宝宝感受到愉悦的进餐氛围。

◎吃饭定时定量，要有一定的规律。一定要重视早餐，保证吃饱吃好。切不可让宝宝养成挑食、暴饮暴食的坏习惯。

◎让宝宝吃健康的零食，少食或不食膨化食品、垃圾食品；并且养成喝白开水的好习惯。

◎饮食要尽量清淡，少加刺激性强的调味品，减少油的摄入量。

◎放慢吃饭的速度，细嚼慢咽有助于提高耐饥性。

◎保证每餐都有粥或汤来促进食物的消化，同时减少宝宝脂肪的摄入量。

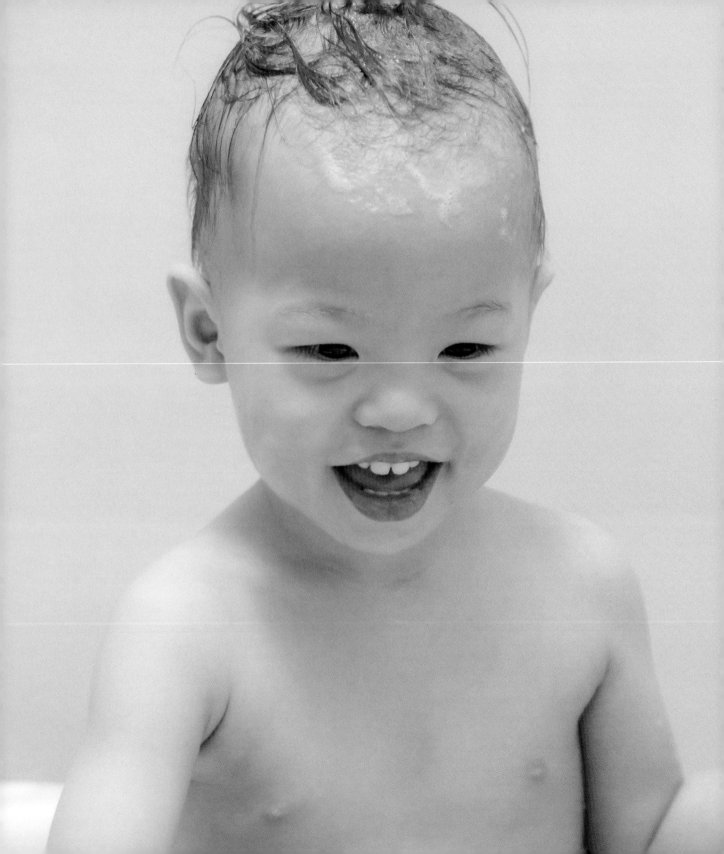

第八章

1~2岁宝宝的养育

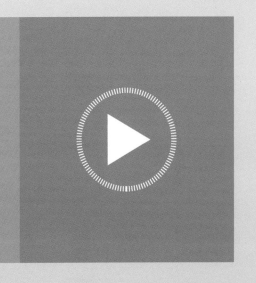

1~2岁的宝宝，身体在快速地生长，

这让父母感到高兴。

而伴随着这种喜悦，父母也要费心思照顾宝宝，

不仅要密切关注宝宝的身体变化，

也要及时了解宝宝的心理需求，

让宝宝身心全面健康地成长。

1~2岁宝宝发育特征

1周岁后，宝宝的生长速度开始减慢，直到少年期下一个生长高峰，他的身高和体重均稳定增加。这个阶段的宝宝"自我"意识已经萌发，对周围一切食物都很新奇，喜欢玩，很难安静下来，也许会将家里弄得乱糟糟的。爸爸妈妈要及时了解孩子的心理发育特征，做好应对。

❶ 宝宝的生长发育曲线

通常，宝宝的生长发育曲线主要考虑身高和体重两个方面，并通过多个数据综合后绘制而成。通过把宝宝的发育情况与曲线对照，父母们能够了解宝宝的成长是否处于正常范围。

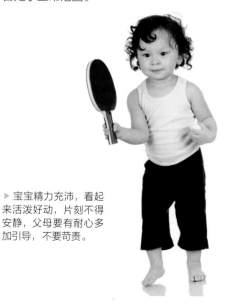

▶ 宝宝精力充沛，看起来活泼好动，片刻不得安静，父母要有耐心多加引导，不要苛责。

生长发育曲线有什么作用

婴儿的生长发育曲线图，可以清晰地反映出婴儿身体的各项生长发育指标，是判断儿童成长发育的重要参照标准之一。

不同宝宝的身高、体重情况，都能从曲线图上找到对应点。如果宝宝的实际身高或体重的数值稍稍超过生长发育曲线上的对应数值，说明宝宝在健康地成长。

相反，则表明宝宝的身体出现了某些异常情况。通过绘制并观察宝宝的生长发育曲线图，家长能及时发现与处理宝宝的某些异常情况，有效地避免因某些先天或遗传因素而导致的疾病。

怎样认识孩子生长发育曲线

制定出宝宝的生长发育曲线后，家长就需知道怎样认识这条曲线，可以尝试借鉴整体分析、具体分析两种辨别方式。

就整体分析而言，要看曲线的大体趋势和走向。以下面生长发育曲线图为例：

男孩 **身长/身高曲线图（0～5岁）**

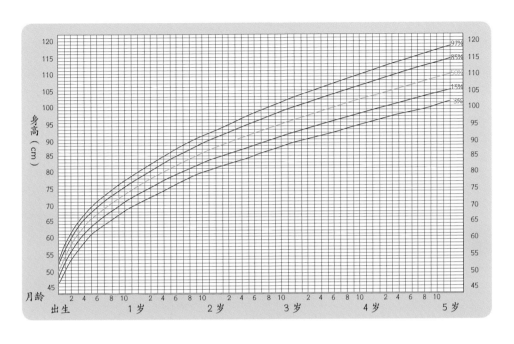

女孩 **身长/身高曲线图（0～5岁）**

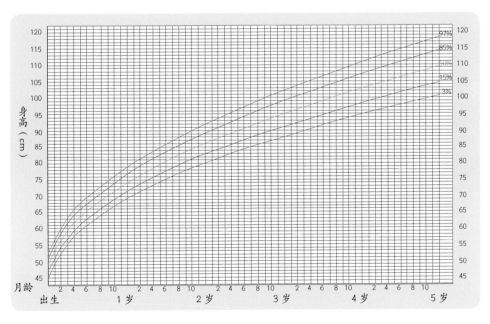

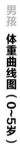

男孩 **体重曲线图（0~5岁）**

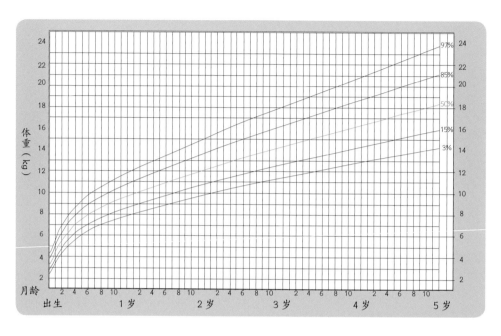

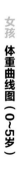

女孩 **体重曲线图（0~5岁）**

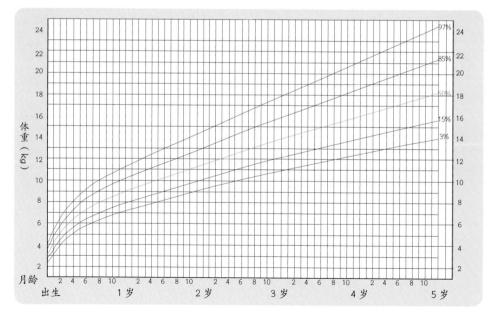

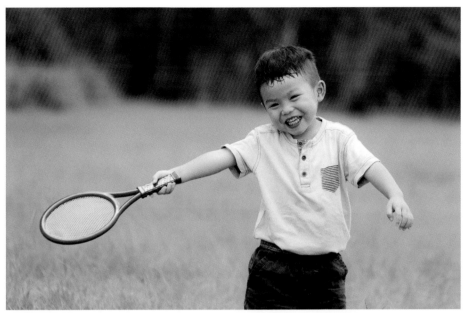

◀ 如果孩子的体格发育、智能发育正常，能吃能玩，家长就不必过于担心他的健康问题。

图中97%、85%、50%、15%、3%分别对应五条曲线。其中，97%线表示宝宝的生长发育情况超出最高值，即存在生长过快的情况；3%线意味着宝宝的生长发育情况低于最低值，即出现了发育迟缓的问题，这两种情况都需要家长予以重视。而中间的50%线则表明宝宝的生长发育曲线恰属于正常标准。不过，家长应注意，一定不要以平均值作为衡量宝宝指标的最低值。因为在任何情况下，都会有过半的宝宝的生长发育指标超过正常水平，而同时也会有近半数的宝宝的生长发育低于正常水平，恰恰属于正常水平的宝宝是极少的，大部分宝宝的生长发育情况会处于15%～85%线之间。只要宝宝在这个范围之间，宝宝的发育状况就是良好的。

在具体分析的时候，家长应具体分析宝宝生长发育的各项指标，其中比较主要的是身高、体重、头围三方面。对于身高，在每个人的一生中，身高都会有两个快速生长的时期，即婴儿期（1～2岁）和青春期。通常，就青春期而言，女孩多在9～11岁期间（而男孩则要晚两年），每年身高可以增加6～8厘米，一部分人也可以达到10～12厘米。

就低体重儿来说，其出生体重约为3500克，以后只要曲线在第10到第90个百分点这一正常范围之内的话，家长就不需要担心。如果宝宝未出现任何异常情况，曲线中的数值降低一格仍然是正常的，如果数值大于两格就应及时检查。

在分析头围时，家长应知道，通常宝宝出生时的头围为34～37厘米，满月后会增加1.5～2厘米。

家长还应知道完整的生长曲线图是由身高、体重和头围等多个因素共同组成的，因而在判断的时候，也要综合宝宝和家长（身高、体重）的具体情况而定，也可以请医生帮忙判断。

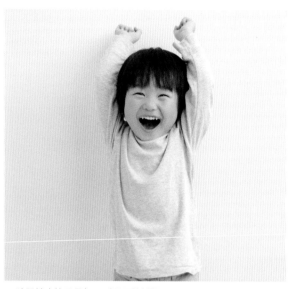

▲ 孩子健康快乐是每一对父母的希望。

❷ 影响宝宝生长发育的因素

父母都希望自己的宝宝能够健康成长，这就需要了解影响宝宝成长的各个因素。

影响宝宝发育的内部原因

◎ 遗传因素。能够决定遗传的物质基础是染色体的基因，这种染色体也是影响宝宝生长发育的重要根据。因而，爸爸妈妈的种族、身高、容貌等都会影响宝宝的生长发育。

◎ 性别因素。一般而言，男宝宝的体重、身高要大于女宝宝的体重、身高。而且，在体质发育上，男宝宝大多会超过女宝宝。

◎ 内分泌因素。如果宝宝的甲状腺功能不健全，其骨骼发育就会受到影响，长骨会逐渐停止生长。同时，宝宝个头偏矮小，智力的发育也受阻，加上垂体功能不强，很容易诱发垂体性侏儒症。

影响宝宝发育的外部原因

◎ 妈妈的身体状况。如果妈妈在妊娠的时候患有病毒性感染疾病、接受过X光照射或服用过某些药物、难产等都会损伤宝宝的发育。而且在哺乳期，如果妈妈营养不良、体质较差或生活工作习惯不当，宝宝的成长都会受到不利影响。

◎ 营养不良。宝宝在婴儿时期身体的变化很大，对营养的需求也很高，因而家长一定要及时为宝宝补充营养。在安排宝宝日常饮食的时候，家长应保证宝宝摄入足够的能量，均衡、合理地为宝宝补充碳水化合物、脂肪、蛋白质。同时，家长也要经常带宝宝到户外锻炼，以增强宝宝的免疫力，有助于促进宝宝的健康成长。

◎ 患有某种疾病。此外，家长也不要忽视各种常见疾病对宝宝生长发育的影响，如结核病、发热、腹泻、营养缺乏性疾病、内分泌疾病等。如果患有这些疾病，宝宝会出现食欲减退、精神不振等症状，其生长发育必然会受到阻碍。

❸ 孩子的社交行为

宝宝满一岁时，就会表现出社交的意识。例如，当宝宝在路上发现别的小宝宝时，他会用小手指一指小宝宝，也会把自己的食物送到小宝宝的嘴边。这时，家长可以及时地教育宝宝与小宝宝亲热地打招呼、道别等。

当然，宝宝的社交能力是需要家长的大力帮助的。比如，家长可以经常邀请别的宝宝来家里玩，如果有时间，最好也参加宝宝们的游戏。当宝宝们玩的时候，宝宝们常常会你推我一下，我碰你一下，这是他们社交中的正常现象，家长不要太在意。

如果宝宝不愿意别的宝宝拿他的玩具，家长也无须太过担心。当他们为了某一个玩具哭闹时，家长可以另外找一个新的玩具，借此转移宝宝们的注意力，这也非常有助于培养宝宝的情商。家长可以这样对宝宝说："宝宝，你瞧，你不给丽丽玩你的小狗，丽丽哭得多伤心啊，不如就让她玩一会儿吧，只是一小会儿。"这样，宝宝能够渐渐地学会观察别人的表情，有助于宝宝将来更好地与他人打交道。家长也应适当地教宝宝与伙伴们交换玩具，让宝宝觉得舍弃一种东西也不是什么很严重的事情，教会宝宝学会与他人分享自己的东西。

❹ 孩子发脾气时怎么办

宝宝火气最大的时候，家长不要试图让他停下来，可以让宝宝将心中的烦闷发泄出来。此时如果妈妈（或爸爸）也十分气愤，最好不要继续和宝宝理论，可以让爸爸（或妈妈）安抚宝宝的情绪。

家长不要盲目教训宝宝的不听话，而应掌握合适的技巧。也不要一直追问宝宝哭泣的原因，即使问了宝宝也说不出来。如果宝宝发脾气，家长就应帮助宝宝发泄出来。比如对宝宝说"妈妈知道你是因为没有吃到冰激凌而赌气，真的知道"之类的话，而且一定要让宝宝相信。假如宝宝还想打人摔东西，妈妈可以轻轻地抓住宝宝，用力要轻但行动要坚决，同时应多和宝宝交流，以放松宝宝紧张不安的心情。宝宝想打人的行为大多是因为想与家长亲密接触，担心家长不理睬自己。

有的时候，宝宝发脾气、苦恼是因为向家长施加压力，尤其是在商场之类的公共场合中。这个时候，家长一定不能向宝宝妥协，应尽量保持冷静的头脑，无论周围人如何看自己，也不要顺从他的意愿。

不过，宝宝的这种哭泣并不会坚持很久，通常3岁后，宝宝的哭闹脾气就会有很大的收敛。3岁以后，宝宝会用很多词语来表达自己心中的情感变化，与家长之间的交流也进入了一个新阶段，也就是进入依靠商讨来解决问题的阶段。

严格地讲，家长在宝宝很小的时候就要教导他养成良好的行为习惯。一般，很多家长都会有这样一种习惯，即大声呵斥宝宝的顽皮。而对宝宝表现比较好的行为容易忽视，这样是不正确的。家长应该极大地赞扬宝宝的好行为，同时，对宝宝不好的行为应耐心纠正，不应大吵大骂或打孩子。

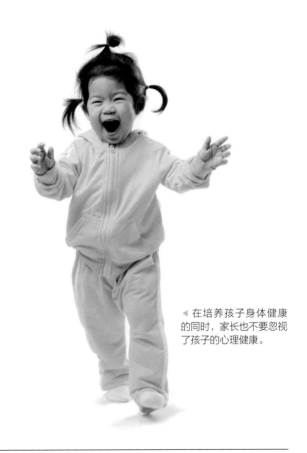

◀ 在培养孩子身体健康的同时，家长也不要忽视了孩子的心理健康。

二 宝宝的喂养

虽然宝宝的生长发育速度慢下来了，但仍然处于极速发育阶段，对各类营养素需求更全面和充分，饮食结构相较于之前会有很大的变化。饮食结构需要从以母乳为主逐渐过渡到以饭菜为主。这个过程无论对妈妈还是对宝宝，都是一个很大的考验，辅食添加需要更谨慎。

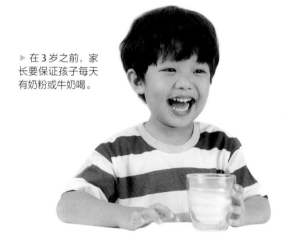

▶ 在 3 岁之前，家长要保证孩子每天有奶粉或牛奶喝。

❶ 1 ～ 2 岁宝宝的饮食

1～2岁的宝宝处在断奶时期，处于从以母乳为主向以普通喂养为主转变的时期，乳牙渐渐萌出，然而咀嚼能力仍然不够强，消化功能也十分薄弱，因而所吃的食物应该细小、碎、柔软、烂。为了宝宝的健康发育，妈妈应合理、均衡地安排宝宝的日常饮食。在宝宝的饮食中，食物种类应保持多样化，主食以谷类为主。

通常，上午应吃少量的高热量食物，下午应稍稍吃点水果，入睡前可以喝杯牛奶。此外，在喂宝宝吃饼干的时候，家长一定要准备一些温开水，以免噎着宝宝。

妈妈可以参照下列食谱，为宝宝准备每天的饮食。

表8-1　1～2岁宝宝1日食谱推荐

早餐	牛奶、鸡蛋粥、发糕、面条
加餐	牛奶或豆浆
午餐	猪肝泥、米饭，或者烂饭、冬瓜、肉米，或者细碎的油菜、肉末等
加餐	牛奶、苹果、饼干、豆沙酥饼、枣泥粥等
晚餐	猪肉、馄饨、萝卜汤、菠菜，或者什锦饭、白菜汤等

让孩子多喝水

婴幼儿处于成长发育的关键时期，体内的新陈代谢非常活跃，而肾的浓缩能力却十分微弱，排尿次数也非常多，因而需要大量的水分来维持身体所需。

要确保孩子饮食的均衡

幼儿时期的宝宝，乳牙渐渐萌出，咀嚼功能也逐渐增强了，身体处于快速发育的时期。因此，为了促进宝宝的健康成长，家长应为宝宝准备合理、均衡、营养丰富的饮食。

此时，宝宝的主食应以米饭、面食等谷类食物为主，为宝宝提供足够的热量。对于蛋白质的摄取，家长应让宝宝多吃瘦肉、蛋、乳类、鱼肉等食物。同时，家长还应让宝宝多吃各种新鲜蔬菜，以便为宝宝补充钙、铁等矿物质；还要让宝宝多吃水果，以补充各种维生素。

此阶段的宝宝每天的饮食中营养的需求量如下：

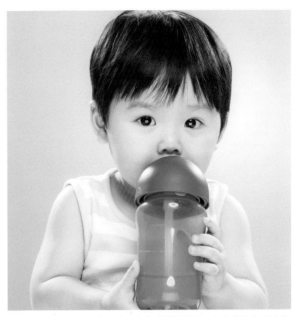

▲ 至于孩子每天该喝多少水，家长应根据天气、宝宝的饮食来决定。

表8-2 1～2岁宝宝每天营养需求量

热能	4620～5040千焦／千克	胡萝卜素	2～24毫克
蛋白质	35～40克	维生素B₁	7毫克
钙	600毫克	维生素B₂	6毫克
铁	10毫克	烟酸	7毫克
维生素A	1100～1300毫克	抗坏血酸	30～35毫克

宝宝每天大约需要吃主食100克，肉、奶、蛋、鱼等共100克，青菜为50～100克，水果约为50克，这样就可满足每天的营养所需。

如果肉、奶、蛋、鱼吃得较多些，相应地就可少吃一些豆制品；如果蔬菜吃得多一些，那么就可以少吃些水果。此时，宝宝本身的胃容量为200～300毫升，这在一定程度上限定了宝宝每次的进食量。通常，宝宝每天需要吃4～5餐，在两餐之间还可以适当吃些点心。

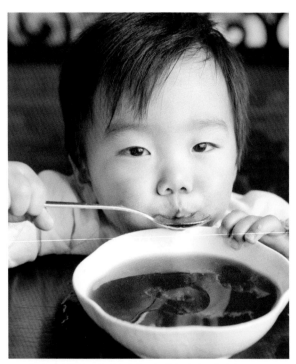

▲ 不能以果汁代替开水喂食宝宝，还是要让孩子多喝水。

❷ 学习了解宝宝饮食的喜好

在宝宝的成长过程中，家长应包容宝宝对食物产生的各种奇怪想法。现实生活中，不少宝宝会非常讨厌曾经喜欢的食物，而且常常有一套自己认为最好的食谱。

研究表明，这个阶段的宝宝已经具有很强的模仿能力。如果家长非常喜欢吃某种水果或蔬菜的话，宝宝也会变得十分喜欢这种水果或蔬菜。不过，家长也不要强迫宝宝吃他非常不愿意吃的食物（即使这个食物非常有营养），不要强制宝宝在吃饱后吃完剩下的食物。

对于宝宝一开始不喜欢的食物，家长也会惯性地认为宝宝以后不喜欢吃。如果宝宝连续多次吃这种食物后，那么宝宝就有可能就喜欢上了这种食物。

如果宝宝有挑食的不良习惯，家长应观察宝宝是否喝了过多的牛奶，或者在饭前吃了太多的零食。因此，家长应适当地控制宝宝对牛奶的摄入量，也不要让宝宝在饭前吃很多的零食。假如宝宝的确饿了，家长可以稍稍将吃饭的时间提前一点。

❸ 纠正孩子边吃边玩的坏习惯

有些宝宝食欲很好，却有一边吃东西一边玩耍的习惯，常常不愿意坐下来好好吃饭。其实，这是因为宝宝生性好动，一旦见到能够吸引自己注意力和兴趣的东西，就会想办法碰这个东西。可见，在宝宝吃饭时，家长既要为宝宝创造一个良好的就餐氛围，又不能把足以引起宝宝兴趣的东西放在饭桌周围。

当宝宝真正饿的时候，宝宝应该会安安静静地坐下来吃饭。如果宝宝不肯安静地吃饭，可能宝宝并不饿，或有其他原因（生病等）。

❹ 食品烹饪原则

1岁多的宝宝消化器官还有待进一步地发育，咀嚼能力不强，加之此时宝宝体内的各种消化酶的活力以及消化液的分泌量都十分缺乏，吸收能力也不强。因此，家长应充分考虑宝宝的消化吸收能力，在食物烹饪上下足功夫。

保证饭菜遵循软、烂、碎的原则：家长应适当喂宝宝面汤、馄饨，且面食应以发面为最佳；吃鱼时，家长应先把鱼刺挑出，然后把鱼肉切成末状或丁状；吃肉时，应进行加工并剁碎，然后做成小丸子；吃花生、核桃时，应做成泥状或酱。

应选择恰当的烹饪方式：为了留住食物含有的营养素，家长应谨慎对待烹饪方式。比如，对于蔬菜，应选择新鲜蔬菜，蔬菜不要在水中泡得太久，蔬菜要先洗后切，这样能有效防止一部分维生素的流失。胡萝卜应先用油炒一会儿再食用。

膳食应制作得精致、小巧且有花样：通过视觉、味觉、嗅觉等感官，宝宝大脑的食物中枢神经也能感受到饭菜的精致与花样，产生一种反射性刺激，从而更加想吃饭。这样一来，宝宝也就有可能吸收充足的营养，更加健康地成长。

❺ 宝宝应适当添加的食物

为了宝宝身体的正常发育，一些强壮骨骼、预防龋齿的食物，妈妈们应该适当给宝宝添加。

多让孩子吃强壮骨骼类食物

如果宝宝体内钙质不足，宝宝就会发育缓慢、情绪波动大、头发干枯、皮肤黯淡无光。如果宝宝吃糖过多，不仅会影响宝宝对钙质的吸收，还会导致宝宝的骨骼变软，妨碍宝宝骨骼的正常发育。所以，为了保证宝宝骨骼的健康发育，家长不要让宝宝吃太多的糖，而应让宝宝多吃富含钙质的食物，如干虾、紫菜、裙带菜、银鱼等。

为了更好地补充钙质，家长每天可以给宝宝喝两杯鲜牛奶，或者让宝宝吃奶酪等奶制品。此外，家长也可让宝宝多吃鸡蛋、豆腐、海藻类食物、绿叶蔬菜等。

不过，食物中的钙质不容易被人体吸收，家长可以为宝宝补充适量的维生素C、维生素D或者优质蛋白质，这样能够促进宝宝对钙质的吸收。

有助于孩子长高的食物

每个家长都希望自己的宝宝能够长得较高，有些食物能对宝宝的身高起到很好的促进作用，家长一定不要错过这些食物。

牛奶：牛奶中含有丰富的钙质，而这种钙是宝宝骨骼生长所需的营养物质之一。而且，在生长发育阶段，宝宝也比较容易吸收钙质。每天可以给宝宝喝3杯牛奶，如果宝宝不喜欢喝牛奶，可以用酸奶来代替。

鸡蛋：鸡蛋中的蛋清含有丰富的蛋白质，对宝宝的发育具有非常重要的作用。

黑豆：大豆是富含蛋白质的食物，其中黑豆中蛋白质的含量最高，有助于宝宝的健康发育。

沙丁鱼：沙丁鱼中含有丰富的蛋白质和钙质，且极易被宝宝吸收，能够很好地促进宝宝身体的发育与成长。

菠菜：菠菜中富含铁和钙，不过很多孩子不喜欢吃菠菜，妈妈不要做成凉拌菜，可以切成细丝炒饭，或者加在紫菜包饭里面喂宝宝。如果宝宝确实不喜欢菠菜，妈妈可以用莴苣来取代菠菜。

胡萝卜：胡萝卜含有丰富的维生素A，能促进皮肤、骨骼、牙齿、毛发的健康生长。

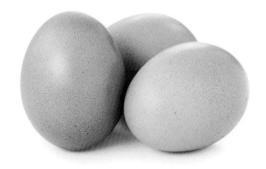

▲ 家长也不要担心鸡蛋中的胆固醇对宝宝不好，每天吃1～2个鸡蛋会对宝宝的成长发育非常有益。

❻ 宝宝应少吃或不吃的食物

在宝宝的成长发育期，为了保证他的健康，有些食物须尽量少摄入。

少给孩子吃甜食和油炸食品

为了保证宝宝饮食的健康，家长还应避免宝宝摄入太多的高热量食物。差不多每个宝宝都喜欢吃甜食和油炸食物，不过这些食物并没有多少营养，而且还会使宝宝的食欲降低。因而，家长尽量不要给宝宝吃甜食和油炸食物。不过偶尔吃一次还是可以的。

在日常生活中，家长应做宝宝的榜样，自己要多吃健康食物，少吃或不吃不健康的食物。这样，宝宝也会受到家长潜移默化的影响，慢慢地养成良好的饮食习惯。

慎给宝宝吃果冻

大多数的果冻都是用海藻酸钠、明胶、琼脂、少量的甜味剂和酸味剂、人工合成香精、人工着色剂等物质制成的。尽管这些物质取自于海藻和陆生植物，但经过了各种工艺加工之后，原有的各种维生素以及无机盐等营养成分就丢失了。

可见，果冻并不像各种新鲜水果那样富含多种维生素、矿物质以及其他营养物质，反而会对胃肠以及内分泌系统产生非常不好的影响。

所以，家长应避免给宝宝吃果冻，否则很容易导致宝宝出现食欲减退、内分泌功能紊乱、消化能力降低等情况。

不要让宝宝多喝冷饮

通常，冷饮的温度要比人体胃部的温度低20～30℃。冷饮进入胃部后，胃黏膜受到极大的刺激，黏膜内的血管也随之收缩，进一步导致胃内分泌系统的紊乱，从而降低了胃部的消化能力、免疫能力、杀菌能力。而且，处于幼儿时期的宝宝的胃黏膜十分柔嫩，极易诱发冷食性胃炎，并伴有腹胀、呕吐、恶心、消化不良等症状。如果冷饮不卫生，还会导致宝宝染上细菌性胃肠疾病。

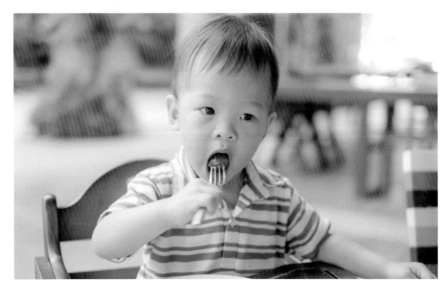

◀ 如果孩子挑食，家长要尊重宝宝的喜好，但同时要在每顿餐中都能让他尝试不同种类的食物。

不要给宝宝吃含人工色素的食物

目前，很多儿童食品都是五颜六色的。实际上，这些颜色有很多是通过化学作用合成的，添加了不少人工合成色素。人工色素尽管不会威胁人体健康，却可能诱发很多过敏症。

而且，不少人工色素还会影响宝宝的神经介质，对冲动传导构成刺激，进而可能会诱导宝宝出现多动症。按照我国相关规定，婴幼儿食品中禁止使用人工色素。

我国明确规定婴幼儿食品中严禁使用任何人工合成色素，因为孩子的肝脏解毒和代谢功能都比较脆弱，如果食用过多的人工合成色素，会加重肝脏及肠胃负担，干扰体内正常代谢。因此，给孩子买食品的时候要留意食品标签上的成分表，不买含人工色素的食品。

宝宝能喝饮料吗

现在，很多人都喜欢喝饮料，而这些饮料却不适合宝宝饮用。以可乐为例，每瓶可乐中含有50～80毫克的咖啡因。这种咖啡因能够使人的中枢神经变得兴奋起来，而过多地饮用（超过1000毫克）则很容易使人出现躁动不安、头晕、眼花、呕吐、恶心、耳鸣等不适症状。而且，宝宝对这种咖啡因十分敏感，一旦饮用不当就会出现中毒情况。因此，家长应避免让宝宝喝饮料。

幼儿不宜吃的食物

此时，宝宝不适宜吃的食物主要有以下几种：

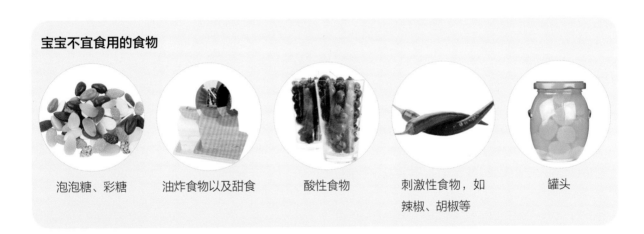

宝宝不宜食用的食物

| 泡泡糖、彩糖 | 油炸食物以及甜食 | 酸性食物 | 刺激性食物，如辣椒、胡椒等 | 罐头 |

其中，过多地让宝宝吃油炸食品或甜食，不仅会影响宝宝的食欲，也可能导致宝宝出现肥胖和龋齿。这里所说的酸性食物，主要指各种酸性的肉、蛋、糖类食物，它们进入人体后，经过新陈代谢而使人体的血液呈现酸性，严重影响人的智力发育。如果宝宝长时间吃这类物质，很容易患上孤独症。而泡泡糖中富含的增塑剂能够产生一定的不良反应，不宜给宝宝食用。此外，罐头食品中含有的各种添加剂十分不利于宝宝的成长，也不宜给宝宝食用。

宝宝的日常起居护理

1~2岁的孩子，活动能力很强，好奇心也很强，总喜欢攀高爬低，到处乱跑，这就容易出现跌伤、碰伤、烫伤等情况，家长要做好孩子的安全教育工作。同时，孩子的智能提高了，对外界一切事物都感兴趣，也更敏感，父母应当教孩子逐步适应外界的各种环境，帮孩子建立一些良好的生活习惯。

① 做好安全工作

1岁多的宝宝对各种物品的安全性还没有准确的鉴别力，这就需要家长多加留意。在照顾宝宝的时候，家长首先应检查一下环境的安全情况，及时清理有可能威胁宝宝安全的物品。

◎ 把一切不能让宝宝碰的贵重东西拿走，并放在宝宝无法够得着的地方。

◎ 对于居室里的各种装饰物，家长应尽量不要把类似于玻璃的器皿放在宝宝能看得见、够得着的地方。

◎ 把诸多的电源插头用绝缘胶布遮住，或者放在宝宝无法摸到的地方。

◎ 不要把水壶、热水瓶放在宝宝可以碰到的地方。用物品把暖气管、暖气片盖好。

◎ 对于家里的各种药品、洗涤用品等物品，家长一定把它们收拾好，千万不要让宝宝摸到。

◎ 不要将易燃易爆的物品放在家中，居室内的地面应保持干净、清洁。

◎ 及时处理室内外剥落的油漆，以免宝宝误食。并将厨房中的用具、各种针线用具收起来，避免宝宝受伤害。

◎ 如果居室中有地毯，家长应确保地毯紧紧地固定在地面上，以免宝宝滑倒。

◎ 将那些已经坏掉、有尖角、零件松动的玩具处理掉。

◎ 经常检查家里的煤气是否安全，检查家里的家具是否坚固。

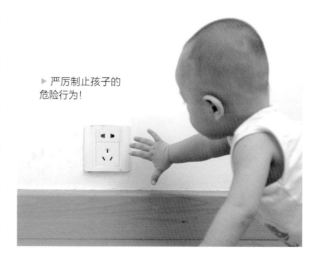

▶ 严厉制止孩子的危险行为！

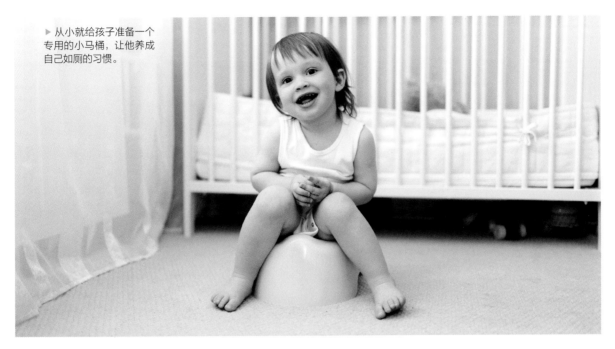

▶ 从小就给孩子准备一个专用的小马桶，让他养成自己如厕的习惯。

❷ 如厕习惯的培养

何时训练宝宝大小便习惯

宝宝一岁半左右，就已经知道自己在大便还是小便。此时，如果宝宝没有穿满裆裤，宝宝有可能会托着自己的屁股看自己大小便。但是，让宝宝清楚地知道自己要上厕所，并有效地在上厕所之前控制住大小便，这需要家长对宝宝进行一年或更长时间的训练。

宝宝排便信号

◎宝宝用各种表情或语言告诉妈妈，自己要大小便。

◎每次午睡醒来后，宝宝想喝水；或者每隔2个小时，宝宝就要喝水。

◎宝宝很显然地表示出，自己非常不喜欢某一块或脏或湿的尿布。

◎宝宝能听懂一些简单的命令，或者掌握了一些简单的厕所用语。

◎宝宝会很高兴地坐在排便器具上，而且知道这是便器。

◎宝宝已经能走到便器旁边，坐好，脱下内裤，排便后自己穿好衣服。

男宝宝如厕训练

在教男宝宝的时候，可以先教宝宝学会坐立，然后再教宝宝学会站立。通常，大小便会一起排出来，因而在最初的时候，家长可以先让宝宝在大小便的时候都坐着，这样他就会渐渐地懂得大小便都应在便器里进行。通过这种办法，宝宝也会改掉因小便能够四处溅的乐趣而干扰注意力，也能渐渐地学会在想要家长注意的时候集中注意力熟练小便的基本程序。

女宝宝如厕训练

在训练过程中，妈妈要对女宝宝进行模仿训练。自然，教女宝宝如厕的任务就落到了妈妈的肩上。女宝宝比较喜欢坐便盆，尤其是形状精致的便盆上方便。在教女宝宝如厕的同时，妈妈还要教她学会掌握擦屁股的正确方式，尤其是宝宝大便后要教宝宝从前向后擦，以免诱发宝宝尿路感染。在教女宝宝如厕的时候，妈妈一定要记住不要给她穿过于复杂的衣裤，以免造成宝宝脱解困难。

❸ 教孩子控制大小便

教孩子控制大便

一般宝宝学会控制小便之前就已经学会控制大便了。假如宝宝在每天的相同时间内大便，那么妈妈可以在宝宝大便之前除掉他的尿布。

妈妈最好在确定宝宝要大便的时候，才将宝宝放到便器上。如果宝宝不喜欢到便器上，妈妈可以放一块尿布垫着。如果宝宝随后对便器产生了兴趣，妈妈应马上拿出便器，脱下宝宝的裤子，让宝宝坐在便器上。这时，妈妈还应知道宝宝需要集中注意力，因而不要一直和宝宝聊天。假如宝宝坐了几分钟后产生了疲劳，妈妈应抱起宝宝。如果宝宝已经排出了大便的话，妈妈不要忘了及时地赞扬几句。

在宝宝大便后，妈妈应及时给宝宝擦干净屁股。同时，妈妈一定不要忘了让宝宝养成便后洗手的习惯。不过，也有的宝宝非常害怕冲洗便器。如果是这样的情况，妈妈应在宝宝洗手离开后再冲洗便器。

教孩子控制小便

教宝宝学会控制小便，这是一个循序渐进的过程，家长一定不要急于求成。如果宝宝能够在膀胱内憋住一定量的尿液，而不是自然而然地排空，则意味着家长的努力已经成功。如果宝宝能在很长的时间内保持尿布干爽，如午睡后尿布依然干爽，这就表明宝宝已经渐渐地学会了如何控制小便。

每次宝宝睡觉前，家长鼓励宝宝上厕所排便一次。假如宝宝很乖地做到了，家长一定要赞扬宝宝。假如宝宝十分不情愿上厕所，家长也无须过多地担心，以后慢慢地教宝宝。

❹ 夜间怎样处理孩子的大小便

一旦宝宝在夜间排便了，妈妈也要不慌不忙地予以处理。在处理的时候，如果宝宝没有醒，妈妈也尽量不要把宝宝吵醒，用干净的湿巾将宝宝的屁股擦干净，然后给宝宝换上干净的尿布（或纸尿裤），以便宝宝安心地继续睡觉。

在清理的时候，万一宝宝哭闹但还是没有彻底清醒的迹象，妈妈要赶紧给宝宝擦干净，然后轻轻地哄着宝宝入眠。

但是，在处理完以后，妈妈也不要放松，还应观察宝宝大便的形状。妈妈要看看宝宝是否出现了腹泻的症状，如果有，应及时调整宝宝的饮食，如果没有，应合理地调整宝宝排便的时间。

宝宝尿床了怎么办

◎ 妈妈应想想自己是否太早地训练宝宝排便了，假如不确定是不是过早，可以咨询专业医生。

◎ 如果宝宝突然出现尿床，那么宝宝很可能被某些事情困扰。当然，也可能是因为泌尿系统感染或出现了寄生虫。如果妈妈不能确定原因，应及时咨询医生。

◎ 妈妈一定不要责骂宝宝，因为宝宝也不是故意的。这时，妈妈的处事态度越冷静，事情也就越容易解决，而责骂、羞辱的话语则会让事情变得更糟。同时，在每天下午5点以后，妈妈应控制宝宝的饮水量，不过在白天应保证宝宝摄入充足的水分。

◎ 平时，妈妈可以在床上放一个床罩，以备不时之需。而且，在手头最好准备新的干净的床单、睡衣，这样可以及时地处理宝宝尿床等情况的发生。

◎ 每次入睡前，妈妈应让宝宝排一次小便。

❺ 训练孩子自己穿衣服

当宝宝1岁时，宝宝的学习能力会变得很强，家长应试着教宝宝自己穿衣服了。在学习穿衣服的过程中，宝宝的小手也能得到很好的锻炼，每次受到家长的鼓励后也能产生无比的成就感。不过，穿衣服也不是宝宝一两天就能学会的，因此家长要有足够的耐心来帮助宝宝学习穿衣服。

教宝宝穿衣服

当宝宝刚刚开始学习穿衣服的时候，妈妈要手把手地教宝宝，并且应从简单的衣服教起。妈妈可以一边帮宝宝拿衣服，一边帮宝宝把手伸进衣袖里。而且，在穿的时候，可以告诉宝宝"伸右手""换左手"，并让宝宝按照指令来做。这样，宝宝就会认为是自己完成整个穿衣服的动作，渐渐地增强了自信。等到宝宝长大一些后，妈妈就可以只是在旁边指导了。

妈妈每次帮宝宝穿完衣服后，妈妈应及时表扬宝宝，并用拥抱和亲吻作为奖励，这样宝宝会感觉学习穿衣服是一件很愉快的事。

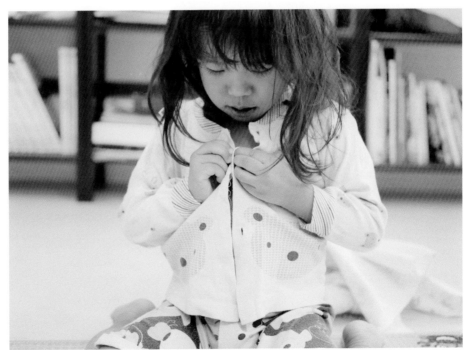

▶ 如果孩子自我意识觉醒，要求自己穿、脱衣服，家长要鼓励他、协助他完成自己穿衣。

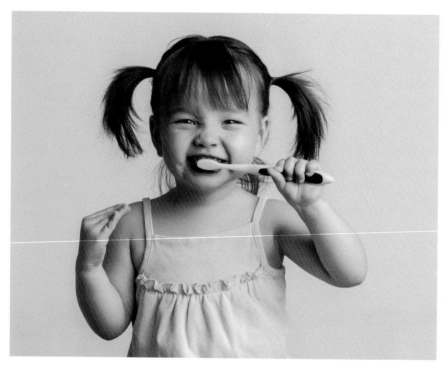

◀ 如果孩子刷牙时磨磨蹭蹭，家长不要着急，要多加引导，让孩子爱上刷牙。

提高宝宝穿衣服的兴趣

妈妈可经常与宝宝进行穿衣比赛，在比赛的时候，爸爸妈妈可以都参与其中。每天早晨起床的时候，爸爸妈妈可以有意地装着找不到衣袖，或者把袜子穿歪，不过要时不时提醒宝宝"宝宝，我马上就穿好了"，让宝宝看到后边笑边加快穿衣服的速度。家长可以适当地让宝宝多赢几次，这样宝宝就会对穿衣服产生无比的兴趣。

还可以以游戏的方式进行。在教宝宝把胳膊伸进衣袖的时候，妈妈可以说"哎呀，妈妈看不到宝宝的手了"，"宝宝，你找到妈妈的手了没"，"哦，妈妈看到了，宝宝的手在这儿"，然后可以亲吻宝宝的手，并说"宝宝，现在我们换另一只手"，接着玩刚才的藏猫猫游戏。这样的游戏会让宝宝对穿衣产生兴趣。

❻ 宝宝牙齿的护理

在日常生活中，妈妈应及时为宝宝刷牙，以保证宝宝牙齿的健康。如果宝宝不愿意妈妈为自己刷牙，那么妈妈可以教宝宝学习刷牙。

尽管教宝宝学习刷牙不是一件容易的事情，但为了宝宝的健康，家长一定要坚持教导。每天吃完晚饭后，家长就可以教宝宝学习刷牙，而睡前教宝宝刷牙效果会更好。

在训练的时候，家长一定要让宝宝掌握正确的刷牙方式，不要教宝宝用拉锯式的横刷法。因为这种横式刷牙方法不仅不能将牙垢清洗干净，还会对宝宝牙齿中最柔弱的牙颈部产生伤害。家长应教宝宝沿着牙缝自上而下、然后自下而上地竖刷牙。

❼ 哪些坏习惯会损害宝宝牙齿

在宝宝出牙期间，家长还应及时纠正宝宝的一些不良习惯。

舔牙齿、吐舌头： 在换牙期间，有的宝宝会用舌头舔尚未固定的乳牙、新生恒牙，养成了伸舌头的不良习惯。如果宝宝经常用舌头舔上前牙、下前牙，则容易导致上下前牙之间出现局部缝隙，致使上颌与下颌向前挪位，从而使双颌向前突起而畸形。

喜欢用一边咀嚼东西： 在乳牙发育的后期，随着乳牙的逐渐脱落，宝宝某一侧牙齿的正常咀嚼功能也会受到影响，很容易出现偏侧咀嚼的坏习惯。偏侧咀嚼容易导致宝宝的牙弓向咀嚼一边旋转，而另一边则会出现发育异常的情况，进而使下颌也偏向咀嚼一侧，导致宝宝两边脸型不对称。

用嘴呼吸： 宝宝如果患有鼻炎、下鼻甲肿大等疾病，因鼻子不通畅，就会养成用嘴呼吸的不良习惯。经常用嘴呼吸，会使宝宝的舌头和下颌向后退，并使上颌向前突，上牙牙弓变得狭窄，牙齿参差不齐。在表面看来，宝宝的牙齿外露，上唇又短又厚，上前牙向外突出。

乱咬东西： 不少宝宝爱咬手指甲、衣服边角，或者吮吸奶嘴，这些坏习惯也会影响宝宝牙齿的健康。在咬这些东西的时候，宝宝的牙齿会短暂地固定在某一特定位置，容易导致上牙和下压之间产生缝隙。久而久之，宝宝的牙齿就会出现局部畸形的情况。

错误的睡觉习惯： 在睡觉的时候，一些宝宝喜欢把手肘、拳头或手掌枕在脸下，或者偏向于用手托着腮睡，这些不良习惯都会阻碍宝宝颌面部的健康发育。

刷牙时用力不当： 刷牙时用力太大，会导致宝宝牙齿表面釉质与牙本质之间的柔弱部分受到过度的磨损，引发牙齿过敏，产生龋齿，严重时还会导致牙龈萎缩。

❽ 怎样让宝宝长一口好牙

让宝宝长一口健康牙齿，是每个家长的心愿。因而，在宝宝长牙的关键时期，家长应密切注意宝宝的牙齿，努力让宝宝拥有一副漂亮、健康的牙齿。

注意做好宝宝牙齿的日常保健工作： 最重要的保健当然是口腔检查了，在宝宝出第一颗牙之后的六个月内，妈妈应带宝宝到医院做口腔检查，以后每半年定期做一次口腔检查。当宝宝出牙后，妈妈可以为宝宝准备安全可靠的磨牙胶环、磨牙食物或有助于磨牙的玩具等。

经常保持宝宝的口腔卫生： 不少宝宝很小的时候就有龋齿，这也是家长容易忽略的事情。如果宝宝的口腔不小心感染了细菌，如家长喂宝宝吃饭或喝水时，宝宝很可能就会染上龋齿。因此，为了避免宝宝口腔感染，家长尽量不要嘴对嘴地喂宝宝吃饭或喝水。

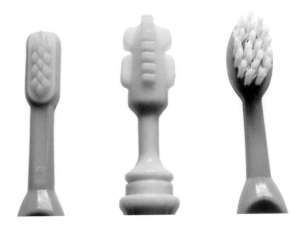

▲ 宝宝的牙刷一定要小，刷毛要软，确保牙刷能够接触到宝宝的每个牙齿、每个角落。

合理安排宝宝的饮食：妈妈要合理安排宝宝的日常饮食。在1～3岁时，宝宝的牙齿从前面的切牙直至后面的磨牙渐渐地长成，不过咀嚼功能仍然很弱，因而妈妈应为宝宝准备软、小的食物。无论什么时候，合理均衡的膳食习惯都有助于宝宝牙齿的健康发育。

❾ 怎样保证让孩子长高

每个家长都希望自己的宝宝健康地长高，因此在日常生活中应注意为宝宝补充充足的营养。

补充充分的蛋白质

蛋白质是人维持生命所必需的元素之一，人体骨细胞的生长、肌肉以及脏器的发育都不能没有蛋白质。所

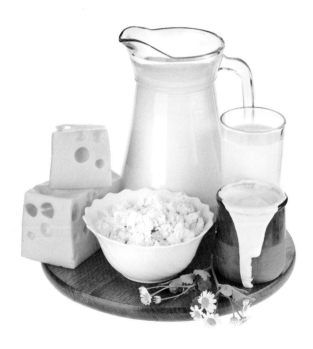

▲ 多给孩子喝牛奶、吃奶制品，营养更全面。

以，家长应及时为宝宝补充蛋白质，而且人体生长发育得越快，就越需要补充足够的蛋白质。富含蛋白质的食物主要有豆制品、禽蛋、鱼、虾、花生、瘦肉等。在5～10个月时，宝宝应适量地吃些鸡蛋，因为鸡蛋中富含人体所必需的优质蛋白质、维生素、脂肪、无机盐、糖类等营养成分，而且也比较容易被人体消化、吸收。

补充维生素和膳食纤维

维生素是维持人体基本需要的营养素之一，其中维生素A、B族维生素、维生素C是人体所必需的营养元素。富含维生素和膳食纤维的食物主要有动物的肝和肾、鸡蛋、蔬菜等。而且，蔬菜中还富含大量的矿物质，因而家长要让宝宝多吃蔬菜。

补充矿物质

矿物质，同样也是宝宝生长发育中不可缺少的营养要素。人能否长高，主要取决于骨骼的生长发育，其中又以下肢长骨的生长和身高的联系最为紧密。简言之，如果长骨生长发育得很好，那么人体就能长高。而骨骼中的主要成分是钙和磷，因此，当宝宝5～10个月时，家长要多给宝宝喝牛奶，吃豆制品、海带、虾、排骨、紫菜、骨头汤等富含钙和磷的食物。此外，家长还要经常带宝宝到户外晒太阳，接受阳光照射，有助于宝宝体内维生素D的合成，促进宝宝对钙质和磷的吸收，进而有助于宝宝骨骼的健康发育。

表8-3　促进宝宝长高的营养素和食物

蛋白质	豆制品、禽蛋、鱼、虾、花生、瘦肉
维生素和膳食纤维	动物的肝和肾、鸡蛋、蔬菜
矿物质	牛奶、豆制品、海带、虾、排骨、紫菜、骨头汤

⑩ 宝宝私处的清洁与护理

对宝宝私处的清洁与护理，家长应做到以下几点：

男宝宝的私处清洁与护理

肛门擦拭干净：当宝宝大便后，家长首先将毛巾蘸些温水（38～40℃），然后再轻轻地擦拭掉肛门附近的脏物。

扶直阴茎：家长轻柔地用手将宝宝的阴茎扶直，接着擦拭阴茎根部以及污垢较多的地方。在擦拭的过程中，家长用力要轻，也可将毛巾折成小小的方块，并用折叠的周边横着给宝宝擦拭。

保持阴囊褶皱处的清洁：男宝宝阴囊表层的褶皱里也是容易藏污纳垢的地方，因而家长在清洗时也不要忽视这一点。家长可以先将褶皱处拉开，然后轻轻擦拭阴囊表面。清洗后，家长不要先给宝宝换上尿布，应等宝宝的生殖器完全晾干后再换上洁净的尿布。

女宝宝私处的清洁与护理

第一步：先轻轻地分开宝宝的阴唇，然后用温开水清洗。不要过度刺激阴部，否则会导致宝宝性早熟。

第二步：用蘸了清水的棉签自上而下地擦拭宝宝的阴部，然后用温开水多次冲洗。

第三步：用洁净的棉质毛巾擦拭干净，待其完全晾干后，再给宝宝换上干净的尿布。

怎样保护男宝宝的小鸡鸡

在日常生活中，家长应从以下几个方面精心地呵护男宝宝的生殖器：

及时给男宝宝穿满裆裤：宝宝穿开裆裤时，阴茎就会长期裸露在外面，不仅极易被猫、狗等宠物咬伤，也很容易被开水烫伤等。而及时地穿上满裆裤后，男宝宝的小鸡鸡裸露在外面的机会就减少了，发生这些意外的概率也降低了。

经常保持小鸡鸡的清洁：男宝宝的阴茎会产生一种称为包皮垢的分泌物，这种分泌物堆积太久就会导致包皮结石，引发瘙痒。因此，家长应坚持每天为宝宝清洗阴茎。在宝宝大小便之后，家长也应仔细清洗宝宝的私处，保持宝宝生殖器的洁净。

及时帮宝宝改掉玩阴茎的坏习惯：家长若发现宝宝玩弄生殖器，应及时予以纠正。纠正的时候，家长不要大骂宝宝，应及早给宝宝穿满裆裤，并且经常保持宝宝小鸡鸡的清洁。

⑪ 怎样改善宝宝的不良睡眠习惯

不少宝宝有晚睡、开灯睡、含乳头睡等不良的睡眠习惯，这些对宝宝以后的成长都是极为不利的。因而，家长应采取措施及时纠正宝宝的不良睡眠习惯。

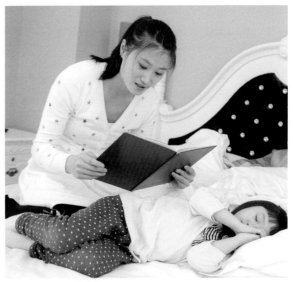

▲ 家长要为孩子创造一个愉悦的睡觉氛围，如可以给他讲故事、将灯光调得柔和些等等。

宝宝的身体状况

睡前认真检查一下宝宝的身体状况，如抚摸宝宝的额头、手、脚，以及查看一下尿布。临睡前，家长不要与宝宝做运动量大、容易兴奋的游戏，也不要讲很可怕的故事，以便让宝宝以平稳的情绪进入梦乡。入睡前，家长不要给宝宝吃油腻、不容易消化的食品。宝宝吃东西后，体内血液会集中到胃部，导致宝宝难以入睡。家长让宝宝在此时入睡，不仅使宝宝难以消化食物，还会导致宝宝出现腹部不舒适的情况。

对于怕黑的宝宝，家长可以在卧室内留一盏灯，抱着宝宝，陪宝宝入睡，以便使宝宝养成轻松入睡的习惯。

宝宝睡大床好还是睡小床好

在宝宝1～3岁期间，妈妈可以随时把宝宝从小床上搬到一张合适的大床上睡觉。当然，家长也不要太急，可以等到宝宝非常想睡在大床上再进行安排。如果宝宝已经慢慢能够爬出小床，但没有要到大床上的意思，家长可以把小床铺得更低一些。同时，家长还应检查一下，并确定宝宝不会把玩具当作爬出小床的工具。如果宝宝已经能够轻轻松松地从小床中爬出来，或者因长大而不适合在小床上时，家长就应考虑为宝宝换大床了。最好在训练宝宝排便之前就让宝宝搬到大床上睡。

家长要允许宝宝选择一些他自己喜欢的物品放在大床上。还可以把大床放在曾经放小床的地方，这样宝宝能找到自己熟悉的感觉。

如果宝宝渐渐地适应了待在大床上，家长要及时给予表扬和鼓励。

⑫训练孩子独自睡觉

现在，很多家长为让宝宝学会独自睡觉而苦恼。其实，与宝宝分开睡是一次心灵的"断奶"，或许会比真正的断奶还难。但是，等宝宝渐渐长大以后，家长应适时地让宝宝学着独自睡觉。

如何让宝宝有个好的睡眠环境

为宝宝营造一个舒适、温馨的环境：在布置宝宝的房间的时候，家长应发挥宝宝的主动性与想象力，让宝宝参与到房间的布局中，为宝宝准备一个他自己喜欢的小房间。这样，宝宝就会认为自己长大了，拥有了一个小天地。更重要的是，这为宝宝营造了独自睡觉的氛围。

让宝宝带着快乐的心情入眠：在决定与宝宝分床睡觉的时候，家长应为宝宝制造好心情，特别是每晚睡觉之前，可以给宝宝讲故事（不要讲恐怖故事）、笑话，以便放松宝宝紧张的心情。而且，家长还可以与宝宝一起欣赏舒缓的音乐，不要听节奏太快的音乐。

给宝宝找个替代物：家长可以为宝宝准备一个替代物。比如，可以让宝宝抱着他喜欢的玩具娃娃入睡。这样过一段时间之后，家长就可以在宝宝睡觉的时候拿走替代物。不过，这是一个逐渐适应的过程，家长一定不要急于求成，要按照宝宝的反应一步步地进行。

打通宝宝与家长之间的门：在训练宝宝独自睡觉的时候，家长可以打开宝宝与自己的房门，保持空间交流。当两个房门都打开后，这两个空间也连通了起来，这样宝宝会觉得自己还是和家长在同一个房间里睡觉，只是不在同一张床上。

孩子非要和父母睡怎么办

有的宝宝半夜醒来后会爬到家长的床上，虽然家长很喜欢和宝宝一起睡，但也要给夫妻双方留一定的空间，对宝宝进行一些限制。比如，家长可以规定宝宝不要在凌晨两三点前爬到爸爸妈妈的床上。而且，家里的床要大到能适应三个人睡觉。家长可以在床边安放一张小床，并告诉宝宝要安安静静地走过来。

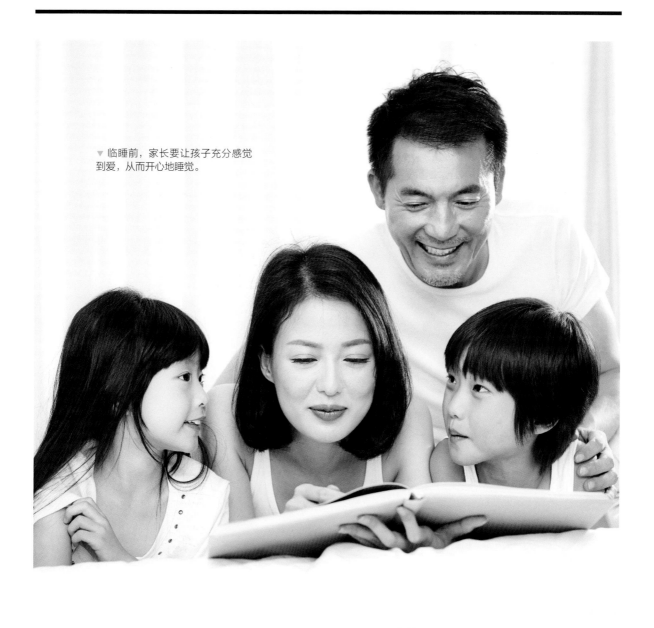

▼ 临睡前，家长要让孩子充分感觉到爱，从而开心地睡觉。

关注宝宝早期教育

这个年龄段的孩子，都能明显地表现他们各自不同的个性，孩子的喜恶也越来越明显。爸爸妈妈要通过立规矩等方式引导孩子，让孩子明白哪些是可以做的，哪些是不可以做的，不能一味地宠溺，避免孩子养成不良习惯。

❶ 几种先进的教育方法

教育方法的正确与否，对孩子的成长往往能起到至关重要的作用。目前，比较常用的教育方法有交谈、阅读、训练、实习作业、实验等。而且，家长应按照学习内容的不同来制定相应的教育方法。目前，对宝宝进行思想品德教育的方式，主要有劝说、家长示范、奖罚制等。

劝说

指家长将事实和道理都明明白白地告诉宝宝，对宝宝谆谆教导，使宝宝的心灵受到启发。家长要想使自己的话具有说服力，就应懂得宝宝的脾气和品性，了解宝宝的心理需求。而且，家长应细声细语地与宝宝讲话，不要严肃地吼宝宝。

示范

指家长应严于律己，用自己的实际行动来影响宝宝，教育宝宝为人正直、忠诚。而那些整天叨叨、不注重自己言行的父母，不仅会影响宝宝好的品性的形成，也会破坏家长在宝宝心中的美好形象。

奖惩

一个合格的家长，应懂得何时奖励以及何时惩罚孩子。而且，如果要奖励宝宝，家长应以口头称赞和眼神表扬为主，主要赞赏宝宝成长的过程。不过，家长的赞扬不要太过频繁，也不要夸夸而谈。

家长应尽量减少惩罚宝宝的次数，只有在劝说不见效的情况下才使用惩罚。同时，家长一定不要把惩罚作为解决问题的重要途径。

❷ 树立起家长的威信

在教育宝宝的过程中，家长的威信也是不可或缺的一项内容。为了树立威信，家长可以这样做：

正确的威信

要以心平气和的态度对待宝宝，千万不能把打骂作为树立威信的手段。如果要求宝宝做一件事，家长就一定要宝宝做到，不能放纵宝宝半途而废。如果宝宝一次没做好，家长应让宝宝明白为何没有成功，并鼓励宝宝坚持做到很好。因此，爸爸妈妈中最好一位拥有家长的威严，另一位则较为和善。

在生活中，家长应严格注意自己在宝宝面前的形象。只有这样，宝宝才会以家长为荣，会敬佩家长。一个没有能力、经常说脏话、是非不分的家长，是无法让宝宝尊敬的。

家长的威信应以"一致"为原则

家长的威信应以"一致"为原则，也就是说，家长在教育宝宝的事情上要保持一致。尤其是当着宝宝的面，家长更应保持一致。如果一人说好，另一人说不好；或者两个人彼此抱怨，这样都会降低家长在宝宝心中的威信。在教育宝宝的时候，夫妻双方应相互了解，统一方法。发生某些突发情况后，如果夫妻一方已经做了决定，即便这个决定是错误的，那么另一方也不要当着宝宝的面据理力争。此时，另一方应适当地倾听宝宝的意见，并说明家长的意愿，让宝宝能理解家长的心情。

不要对宝宝过多地许愿

家长不要对宝宝过多地许愿，而一旦许愿就要兑现承诺。不少家长为了让宝宝做某件事，就会许下愿望，但过后则忘得一干二净，这样不仅让宝宝有上当的感觉，也降低了家长在宝宝心中的威信。

总之，家长要不断地完善和充实自己，让自己成为宝宝最信任、最依赖的亲人。

❸ 要常给孩子讲故事

家长应经常给1岁多的宝宝讲故事，因为宝宝已经非常喜欢听爸爸妈妈讲故事了。但宝宝还不能长时间地集中注意力，而且宝宝的注意力极易受到外界干扰，宝宝的兴趣也会因他的需求而发生改变。因而，家长不要认为宝宝不爱听故事而放弃讲故事。

给宝宝讲故事时，家长不要只是简单地讲，可以一边拿着道具（如动物玩具）或图画书，一边指着故事中主角的形象给宝宝看。这样一来，宝宝不仅能够听懂故事，也容易集中注意力。

此外，家长还应知道，宝宝喜欢听家长重复讲的故事。因而，家长并不需要每天讲不同的故事。同样的故事，同样的主人公，同样的讲述语调，能让宝宝觉得十分亲切。而且，随着家长重复地对宝宝讲故事，宝宝的记忆力与理解力也逐渐有了很大的提高。

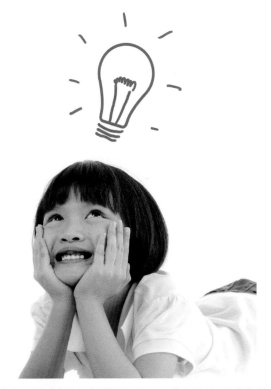

▲ 给孩子讲故事能扩充孩子的词汇量，还促进孩子阅读和写作能力，并养成爱思考的习惯。

❹ 训练宝宝称呼人

家长应训练宝宝在无意识的基础上，学会有意识地称呼周围的人。当家长下班回家后，宝宝很可能会要家长抱着。这时，家长应抓住机会，告诉宝宝"叫妈妈（或爸爸），妈妈（爸爸）就会抱宝宝"，而且在宝宝发出"妈妈（或爸爸）"的声音后，妈妈（或爸爸）再抱宝宝。此外，当宝宝想要某种玩具时，妈妈（或爸爸）可以对宝宝说"叫妈妈（或爸爸），才可以玩"。此时，由于非常想要这种玩具，宝宝就会发出"妈妈（或爸爸）"的声音。尽管现在宝宝发出的这个声音有可能也是无意识的，但久而久之，宝宝就会记住面对的是妈妈或爸爸。当宝宝需要帮助时，宝宝就会自然而然地喊妈妈或爸爸。

当宝宝能够有意识称呼人时，家长应试着让宝宝分清各种称呼指的是谁，避免宝宝见到任何人都喊妈妈或爸爸。有客人来访时是训练宝宝分清称呼的较好时机。

❺ 培养孩子的注意力

通常，1岁多的宝宝能够集中注意力的时间为5分钟左右，2岁的宝宝集中注意力的时间为7分钟左右，家长就可以根据这个规律有意识地训练孩子的注意力。

不要盲目干预宝宝的游戏时间

当宝宝自己玩耍的时候，家长不要过度地干预宝宝的游戏时间，不要轻易地制止或打扰，以便让宝宝有足够的时间和机会来培养专心致志的习惯。

合适的环境

当然，生活环境的好坏也是影响宝宝注意力的一个重要因素。家长应为宝宝提供合适的生活和游戏环境，若环境过于吵闹或干扰因素太多，宝宝都不能很好地专心于身边的事物。

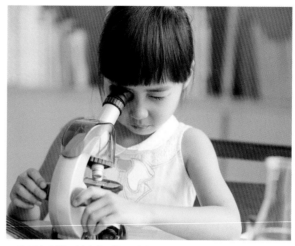

▲ 孩子专心做一件事的时候，家长不要打扰他。

培养宝宝的兴趣

俗话说，兴趣是最好的老师，让宝宝对某一事物产生兴趣，非常有助于培养宝宝的注意力。因而，家长要多多注意对宝宝的兴趣培养，并把兴趣作为培养宝宝集中注意力的一种手段。

❻ 培养孩子的记忆力

在生活中，家长应尽量让宝宝的生活变得丰富多彩起来。宝宝有了生活经历才会有记忆，这也是为什么有的宝宝年纪虽小，却"见多识广"，也容易记住、叙述所见所闻。为了丰富宝宝的生活，爸爸妈妈可以给宝宝玩有声音、色彩繁多且能动的玩具，可以让宝宝欣赏动听的音乐、学唱儿歌，经常带宝宝到公园、动物园等场所游玩，也是不错的选择。这些事情都会在宝宝的脑海中留下很深的印象，且能够保持很久的时间。

研究表明，有规律的作息制度能够帮助宝宝在大脑中建立时间概念，防止宝宝的大脑中形成混乱的时空概念。当然，这种习惯的养成是需要时间的。在刚刚开始的时候，妈妈可以边安排宝宝的事情，边告诉宝宝："宝贝，现在12点半了，是午饭时间，宝贝应该吃饭了。"在午睡的时候，妈妈可以说"宝贝，1点半了，到了宝贝午休的时间了"等。

❼ 将孩子带到小朋友圈中

在婴幼儿时期，宝宝的语言和活动能力都有了较大的提高，交往能力也有所提高，渐渐地不愿意待在家里，这时是培养宝宝与其他小朋友交往的大好时机。这时，家长应常常带宝宝出去玩，让宝宝有机会接触其他小朋友。

此时，很多宝宝爱玩"过家家"的游戏，喜欢在游戏中洗菜、摆放东西等。而且，宝宝愿意听从比自己大一点的孩子，也愿意做个帮手。通过与其他小朋友交往，宝宝既锻炼了生活能力，也学会了如何关心他人、爱护他人、互相谦让，这样也使宝宝在将来能够更好地适应社会。

❽ "人生的第一反抗期"

宝宝满周岁后，活动能力有了较大提高，活动范围也逐渐扩大了，对周围的一切都十分好奇，总是想摆脱家长的束缚。稍微不开心，宝宝就会乱摔东西、发脾气。宝宝有时会有些无理取闹，不再乖乖地听话，经常反对家长，表现得十分自我与独立。这一切都表明，宝宝越来越有自我意识了，是宝宝心理发展的一个阶段，即"人生的第一反抗期"。

在此期间，家长不要采用十分强硬的处事态度。家长应明白，宝宝的反抗行为也是促使宝宝能力发展的心理动力。因而，家长应学会利用这一时机，适当地鼓励宝宝好的举动，这样不仅有助于宝宝养成良好的自我意

识，也能锻炼宝宝的动作能力。

家长要合理地对待宝宝的反抗期。对于宝宝的反抗行为，家长既不能无原则地顺从，也不能过于禁止。无原则地顺从容易让宝宝形成任性的性格，而严厉的禁止则会导致宝宝缺乏自立能力以及形成自卑心理。

家长应因势利导，帮助宝宝度过这个反抗期。当宝宝想自己学走路的时候，家长应避免搀扶宝宝，不过可以在旁边保护宝宝。宝宝想自己穿衣服、吃饭时，家长可以从旁指导，这样有助于宝宝心理的健康发展。总之，家长不要烦躁，应耐心、宽容地对待宝宝，促使宝宝平稳地度过这个时期。

❾ 纠正孩子的嫉妒心理和任性行为

孩子的嫉妒

在1.5～2岁期间，宝宝容易表现出很强的嫉妒心。最初，宝宝看见妈妈关注别的宝宝时，就会用各种方式攻击别的孩子以发泄心中的嫉妒。比如，如果妈妈抱别的孩子时，宝宝就会走过去，敲他的头、挠他的脚，用尽一切办法将那个孩子赶走。

纠正宝宝的嫉妒心理的方法

第一步：假如附近有年龄更小的宝宝，家长可以带着宝宝去串门。

第二步：在串门时，家长可以让宝宝抚摸小宝宝柔软的小手，同时让宝宝知道小宝宝会笑、会哭，以后还会和宝宝一起玩耍。

第三步：家长还可以让宝宝把自己的玩具让给小宝宝玩。

如果宝宝听话地做到了这些，家长一定要适时地夸奖宝宝（如"宝宝真乖"之类的话）。

第四步：离开时，家长应试着让宝宝跟小宝宝说再见。

第五步：家长也可以在一两天后再次拜访。

这样不仅能够培养宝宝的爱心，也能适当地纠正宝宝的嫉妒心。

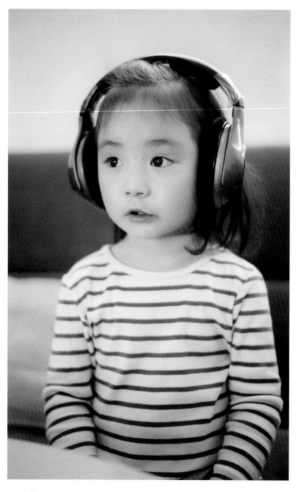

▲ 培养孩子听音乐的习惯，可以让孩子学会认真听、静下心。

宝宝任性怎么办

尽管宝宝的性格与先天因素有关，最关键的还是家长的后天培养。适当的关爱与恰当的引导，有助于宝宝健全性格的形成。反之，家长一味地宠溺与纵容宝宝，则很容易使宝宝养成任性的不良习惯。

在日常生活中，家长应循序渐进地对宝宝进行教育，使宝宝养成健全的性格。家长应认真对待宝宝的每个需求，满足宝宝的合理要求。同时，家长还应该用恰当的方式劝说宝宝放弃不合理的要求。时间一久，宝宝就懂得哪些要求应该，哪些要求不应该。如果能够坚持这么做，宝宝就会懂得忍耐的道理。而有的家长一看见宝宝哭闹、任性，就不知所措，并马上答应了宝宝的要求，这样很容易使宝宝变得越来越任性。

⑩ 常让宝宝听儿歌

家长应经常让宝宝听儿歌，以便锻炼宝宝的听觉、语言中枢神经，进而培养宝宝学说话的渴望，从而促进宝宝语言能力的发展。

在宝宝小的时候，妈妈经常让宝宝听儿歌，对宝宝的成长有非常重要的作用。

儿歌能够促进宝宝语言能力的发展。因为儿歌朗朗上口，且合辙押韵，宝宝不仅爱听，也非常容易跟着妈妈学。通过学儿歌，也能增加宝宝的知识量，使宝宝学会怎样使用形象语言来描述自己的所见所闻，如动物和事物的特征。

儿歌不但短小精悍，非常便于宝宝记忆，而且宝宝一学就会，这极大地增强了宝宝的自信心，也有助于锻炼宝宝的记忆力。儿歌的节奏感比较强，宝宝通过说儿歌能感受语言节奏，这有利于宝宝语言能力的发展与提高。

五 宝宝常见问题或疾病

由于生活环境、生活习惯等的不同，1周岁之后，孩子的身心发育到开始出现差异化。例如，长期饮食结构不合理的孩子，可能出现维生素缺乏症、佝偻病等情况，爸爸妈妈要密切关注孩子的身心发展，预防异常或疾病。

❶ 维生素缺乏症

宝宝的饮食属于家长喂什么吃什么的被动饮食，一旦家长饮食结构安排不当，宝宝就会出现各种维生素缺乏症，如维生素A、B族维生素、维生素C、维生素D缺乏症。

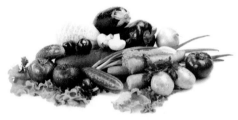

▲ 新鲜蔬菜、水果中含有较多 B 族维生素、维生素 C。

表8-4 维生素缺乏症及其应对措施

缺乏的营养素	症状	弥补措施
维生素A	角膜干燥且容易软化、皮肤干燥且脱屑、夜盲症	家长应适当为宝宝补充维生素A
维生素B₁	容易出现腹泻、心脏肥大、声音嘶哑、犯困、溢奶、精神不振等情况，也极易诱发脚气病	家长应多给宝宝吃蔬菜、蛋、肉等食物，还应多给宝宝吃粗粮，应尽量少喂精细米面
维生素B₂	会诱发皮炎、口角炎	
维生素B₆	会诱发痉挛	
维生素C	容易诱发牙龈出血与肿胀、手脚关节肿痛与麻痹，甚至会出现假性瘫痪	家长可以让宝宝适当吃些维生素C或富含维生素C的水果和蔬菜
维生素D	容易患佝偻病	家长应合理安排宝宝的日常饮食，保证宝宝摄入充足的维生素D

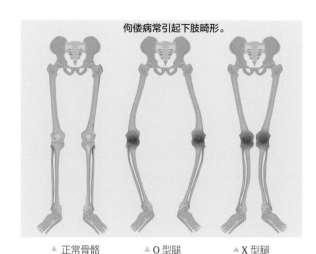

佝偻病常引起下肢畸形。

▲ 正常骨骼　　▲ O型腿　　▲ X型腿

❷ 佝偻病

幼儿佝偻病，多发于不足2岁的宝宝，大多是因为宝宝体内缺乏维生素D而引发全身性的钙代谢、磷代谢状况异常，从而导致宝宝骨骼发生变化。

在出现了佝偻病以后，家长要谨防宝宝病情加重。宝宝患有佝偻病以后，骨骼容易变形，导致长时间不能行走或站立，而且病情会越来越重。因此，在宝宝行走或站立的时候，家长应及时地用手扶住宝宝的腋下，这样能很好地支撑起宝宝的身体，有助于维持宝宝身体的平衡性，也减少了意外的发生。

对于因维生素D缺乏而出现佝偻病的宝宝，家长可以适当地给宝宝服用维生素D。症状较轻者，可以每天服用0.5万~1万单位维生素D；重度佝偻病患儿每天口服2万单位维生素D，1个月以后可以改为预防量，即每天口服400单位维生素D。而对于一些出现消化不良、肺炎或肝胆病的患儿，应实施突击疗法，即注射维生素D。

在服用维生素D的同时，家长也要适当地让宝宝进行户外锻炼。此时，家长可以经常带宝宝到户外晒晒太阳。这是因为阳光中的紫外线照射皮肤后，能够产生一种内源性的维生素D3。不过，宝宝也不能过多地晒太阳，每天坚持1~2个小时即可。在夏季，家长可以在每天清晨或傍晚的时候带宝宝出去接受阳光的照射，或接受树荫下的折射光。在冬季，家长可以打开卧室的窗子，让宝宝晒太阳。在让宝宝接受阳光照射时，家长应尽量暴露宝宝的皮肤，但应避免对流风直接吹到宝宝身上，以防着凉、感冒。

表8-5　佝偻病不同时期的症状表现

初期症状	神经兴奋性增强，表现为焦躁不安、不容易入睡、容易被惊醒、夜里啼哭、出汗多、枕秃等
激化期	头部：颅骨软化，摸起来有摸着乒乓球的感觉；方形颅、臀形颅；囟门较大且闭合延迟；乳牙萌出缓慢
	胸部：软骨串珠状、肋下缘向外翻、肋软沟出现、鸡胸、漏斗胸
	四肢：宝宝学会走路时，出现O型腿或X型腿，长骨容易骨折
	脊柱：脊柱后凸或侧弯畸形，骨盆畸形
恢复期	体征改善
后遗症期	重症患儿遗留骨骼畸形

❸ 异食癖

异食癖，多发于幼儿时期，指宝宝在吃东西时渐渐地养成特别喜爱某一种食物的癖好，并且对某种不宜食用的东西表现出无法控制的吞食、咀嚼。

通常患有异食癖的幼儿大多喜欢吞食火柴、毛线、土块、砂石、纸张、纽扣、煤渣、头发、肥皂等物品，也会将较大的物品放在嘴里舔。异食癖的临床表现主要有食欲不振、面色苍白、营养不良、肚子痛、浑身无力等。

据研究表明，异食癖多与缺乏铁和锌、患有肠内寄生虫病、生活习惯不良等因素有关。

预防异食癖的方法：

◎ 在日常生活中，家长应及时为宝宝补充铁和锌。

◎ 父母要按时带宝宝到医院做健康检查。

◎ 应多关心宝宝，不要责骂异食癖患儿。

◎ 应培养宝宝养成良好的饮食习惯（如不偏食、挑食等）与生活习惯（饭前洗手、便后洗手等）。

❹ 多动症

小儿多动症，指一种以行动障碍为主要表现的儿童病症。

当宝宝患有多动症以后，宝宝会变得行为异常，脾气古怪、倔强，喜欢冒险。而且，宝宝的情绪起伏较大，极易生气，经常因为很小的事情打人、扔东西。而且，很容易养成一些不良习惯，如抠鼻子、吮吸手指等。

在做事的时候，做事粗心，不能善始善终，比较容易冲动，喜欢打扰别人，常常撒谎。而且，宝宝的认知能力、绘画能力都非常差，常常会混淆左右方向。

目前，比较有效的治疗方法是，在医生指导下进行行为治疗和药物治疗两种。

行为治疗：在治疗的过程中，家长应遵循循序渐进的原则，不可急于求成。对于宝宝的某些错误举动，家长不要直接大声地呵斥，而应循循善诱，耐心地给宝宝讲道理。

药物治疗：在宝宝身体允许的情况下，家长可以遵照医生的指导适当给宝宝服用一些药物。

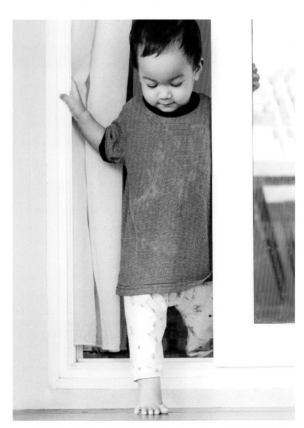

▲ 有的宝宝好动只是单纯的因为精力充沛，对外面的世界特别感兴趣，不一定是多动症。